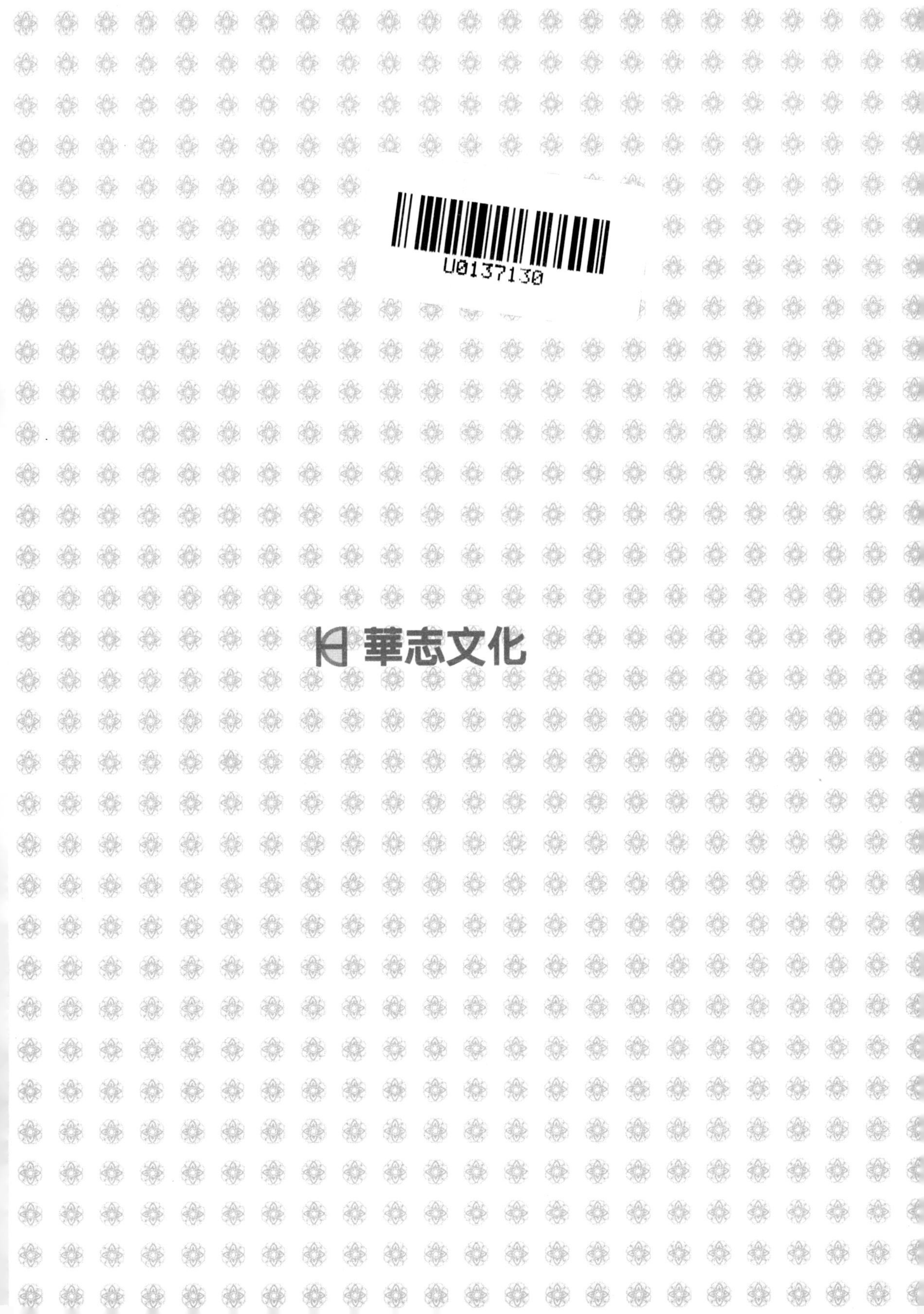

U0137130
華志文化

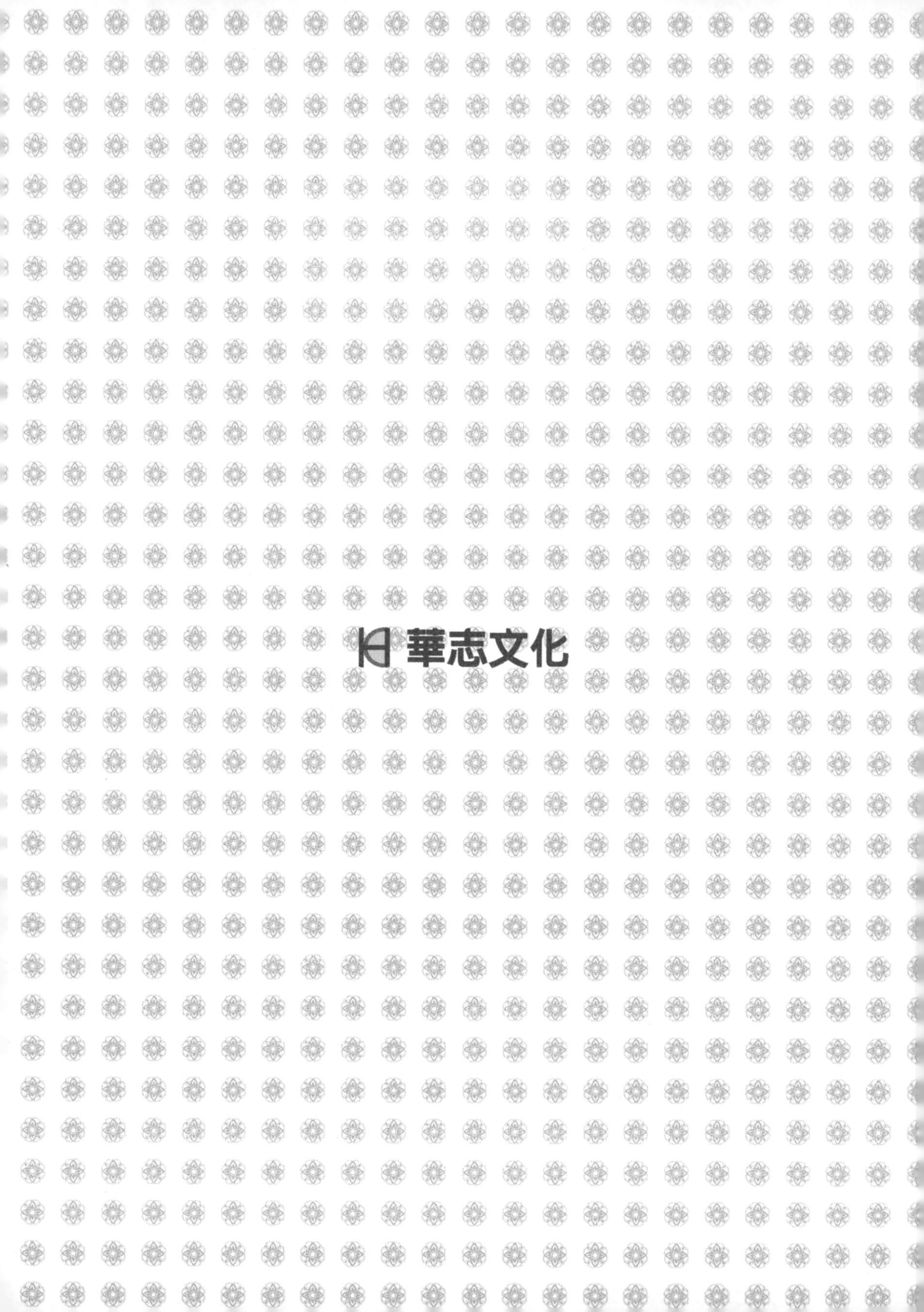
華志文化

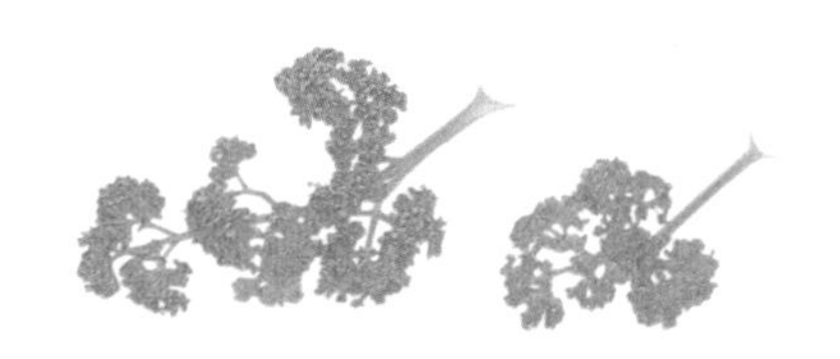

怎樣吃最長壽

延緩衰老，先要吃對，後要吃好

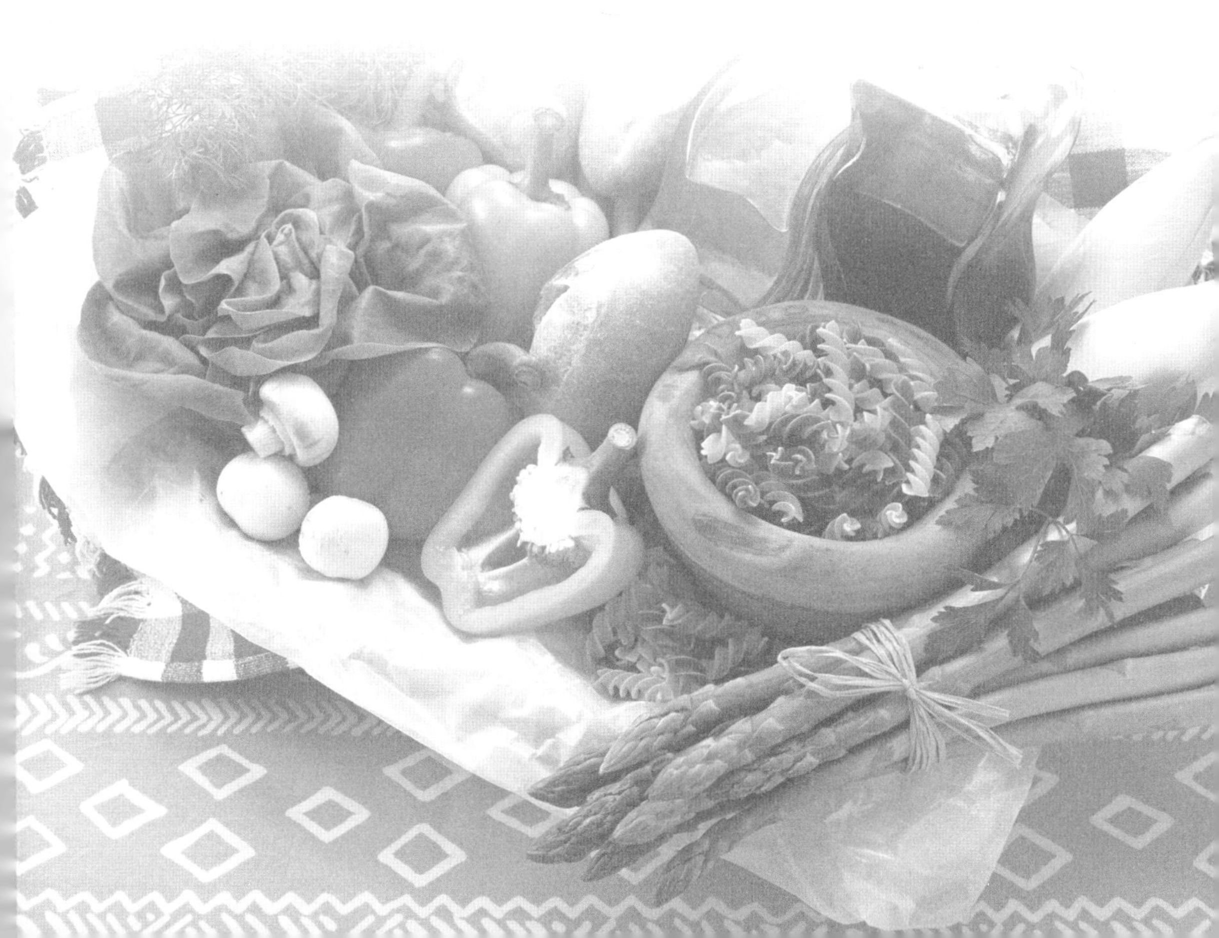

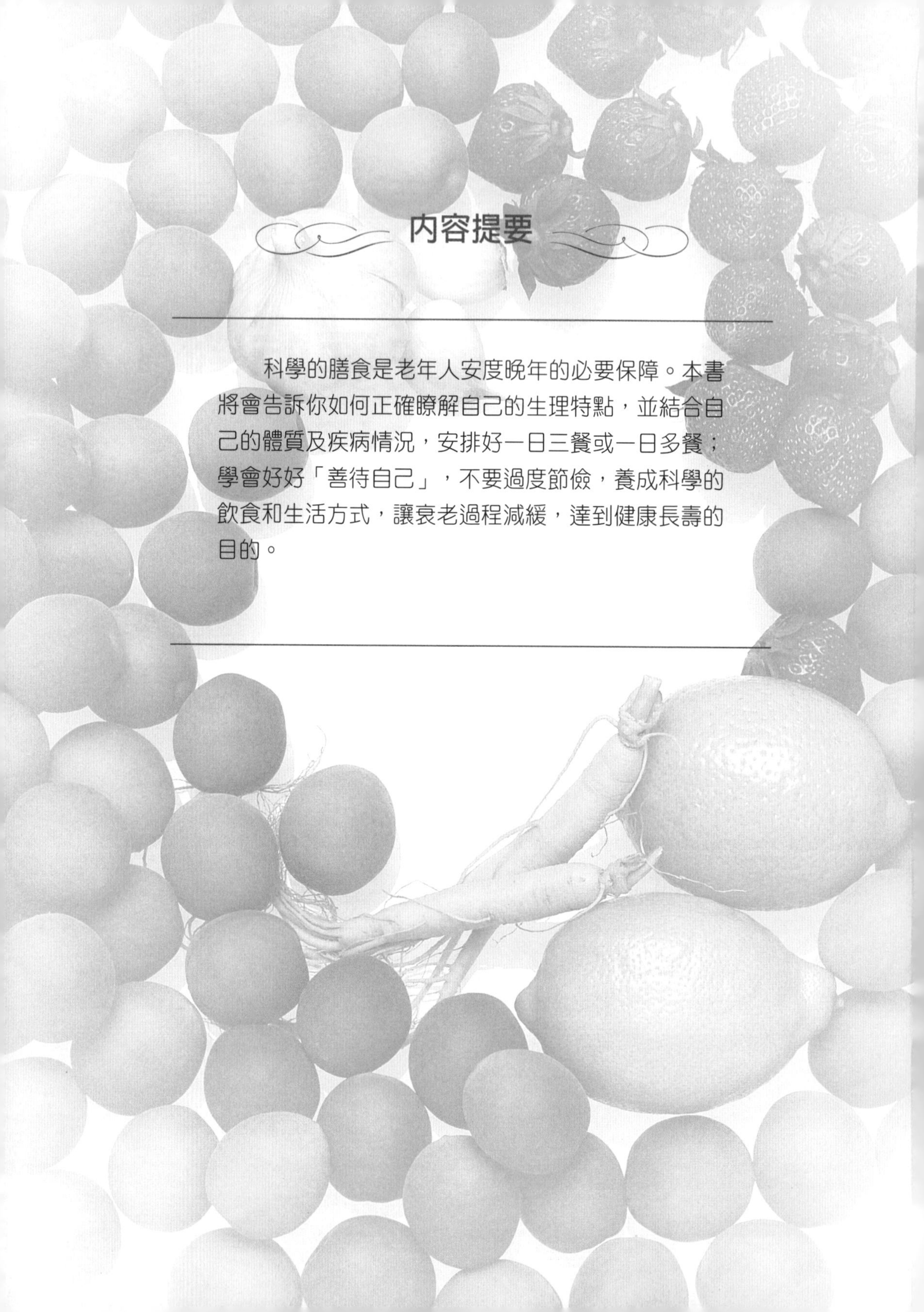

内容提要

科學的膳食是老年人安度晚年的必要保障。本書將會告訴你如何正確瞭解自己的生理特點，並結合自己的體質及疾病情況，安排好一日三餐或一日多餐；學會好好「善待自己」，不要過度節儉，養成科學的飲食和生活方式，讓衰老過程減緩，達到健康長壽的目的。

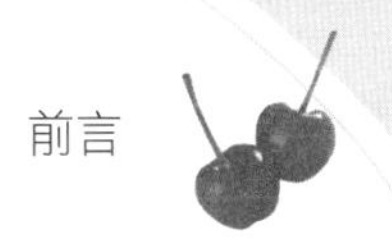

前言

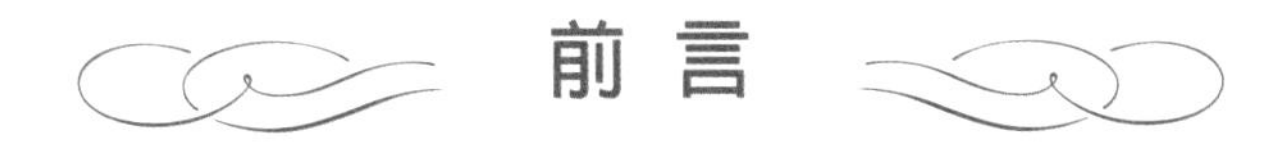

隨著經濟的高速發展、科學技術的進步以及醫學事業的發達，人民的生活品質、醫療衛生水準及疾病控制等諸多方面都得到了極大改善，人們的壽命越來越長。

根據聯合國制定的標準，一個地區的 60 歲以上人口佔總人口的 10% 或 65 歲以上人口佔總人口的 7%，該地區就可以稱為「老年型社會」。按此標準，近年來人類壽命幾乎增長了許多，這個事實告訴我們，客觀條件的改善能延長壽命，其中也包括科學的生活方式能夠延緩人們的衰老過程。

人與一切生物一樣，經過生長發育期後都會逐步走向衰老。當人體發育成熟後，隨著年齡的增加，各種器官的生理功能都會逐漸下降。如果能根據老年人的特點攝取適量的能量和營養素則會有利於健康長壽。

編寫這本書的目的就是想告訴老年朋友：雖然衰老是自然規律，但是，如果你能掌握科學的飲食和生活方式，就可以延緩衰老過程。既不會營養過剩，也不能營養缺乏；既不要肥胖，也不能消瘦。

此外，老年人更容易得動脈硬化、冠心病、糖尿病、痛風病等慢性疾病，這些疾病的發生、發展均與不當飲食有很大關係，本書將告訴你應該注意些什麼，如何吃才有利於疾病的康復。

本書按一個一個專題介紹，雖然每個題目都只講一個重點內容，但也會涉及一些其他相關內容。考慮到有的讀者不一定會對每一篇文章都閱讀，或把不同文章中的相關內容連起來一起理解，所以本書在介紹不同專題時會將有關內容重複提一下，因此在不同文章中出現一些相似的說法就不足為奇了。對於這樣的寫作安排，希望廣大讀者能善加利用。

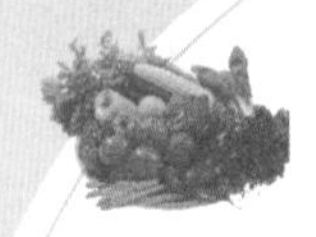

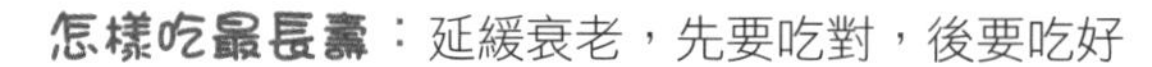

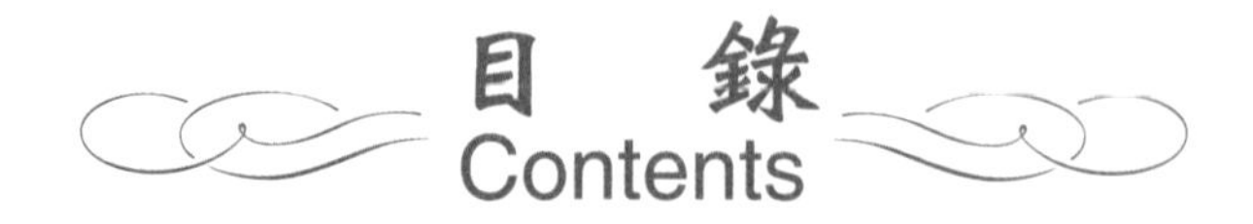

目錄 Contents

第一篇　長壽有祕訣

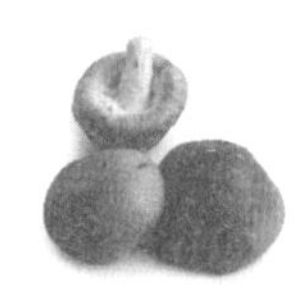

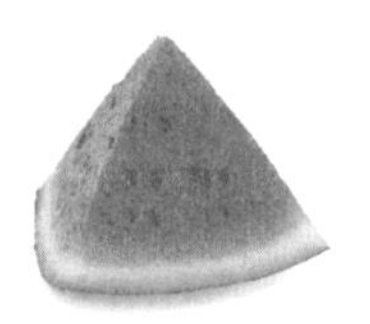

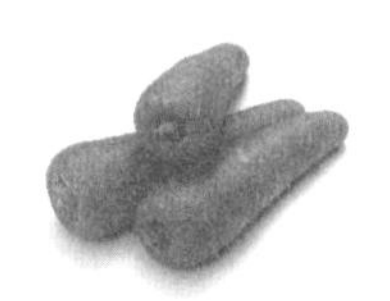

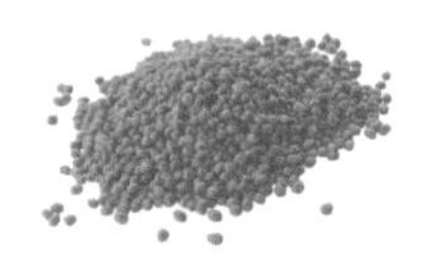

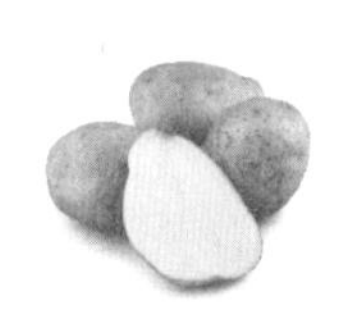

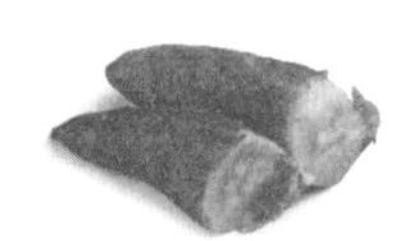

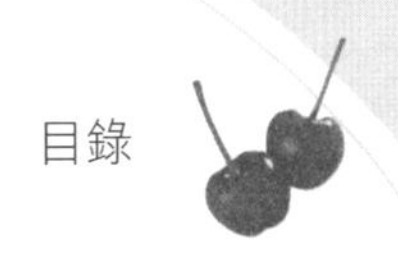

第二篇　健康食物細細數

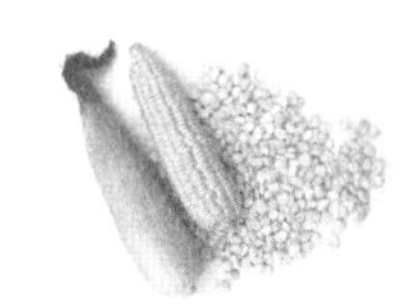

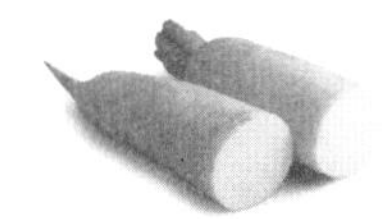

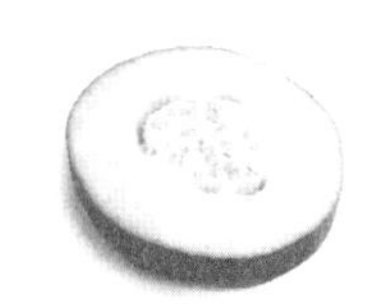

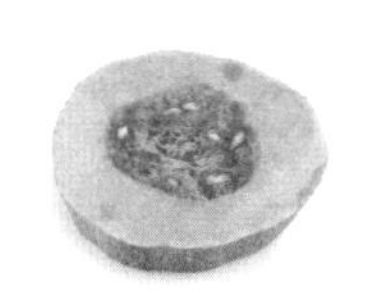

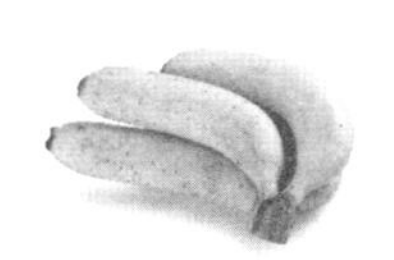

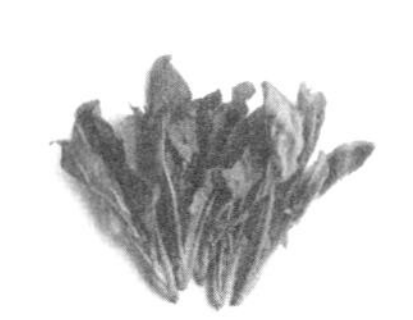

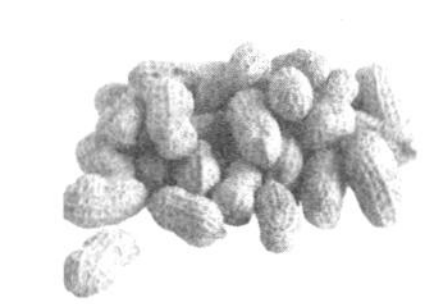

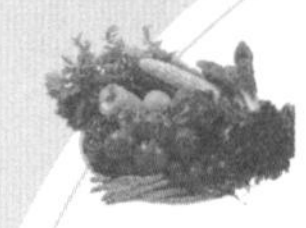

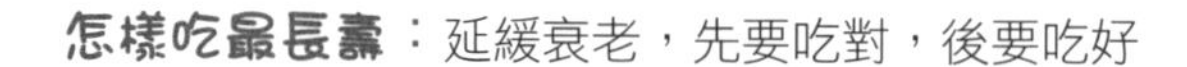

第三篇　飲食中應注意事項

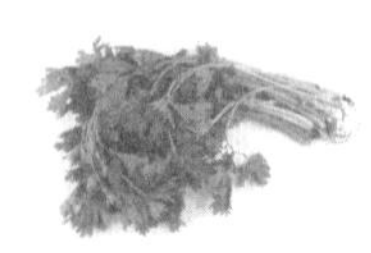

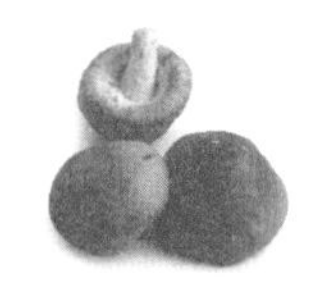

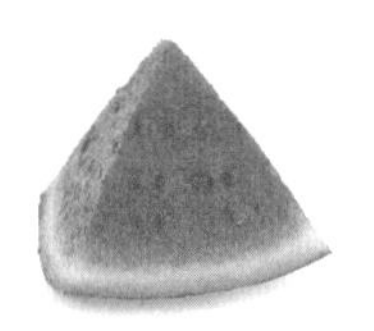

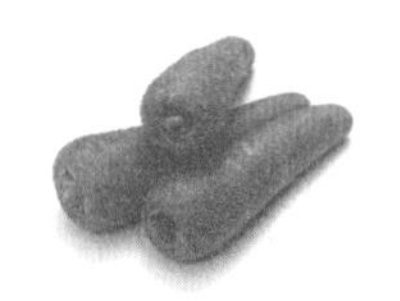

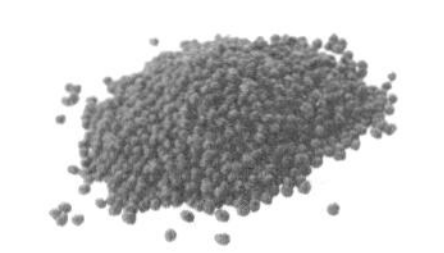

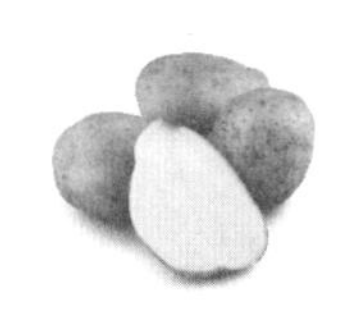

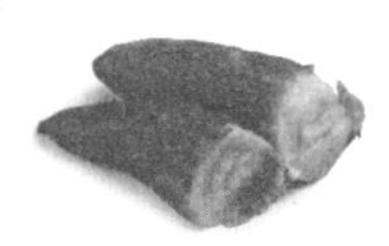

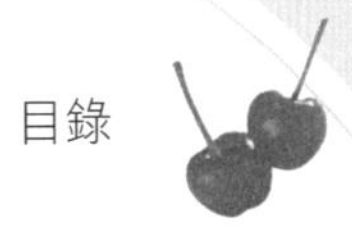

第四篇　老年病患者的食物

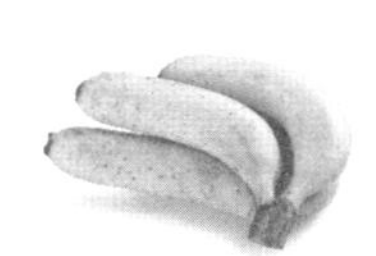

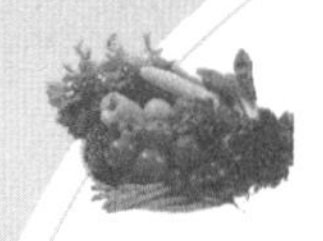

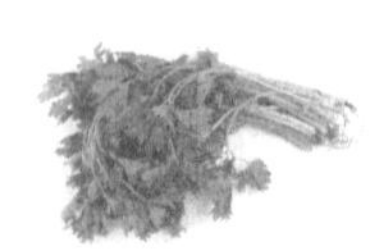

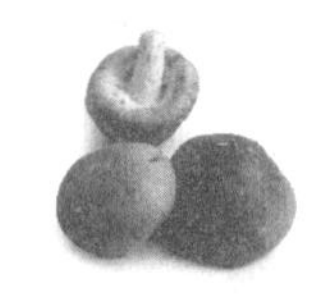

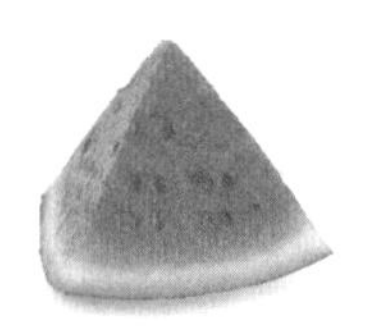

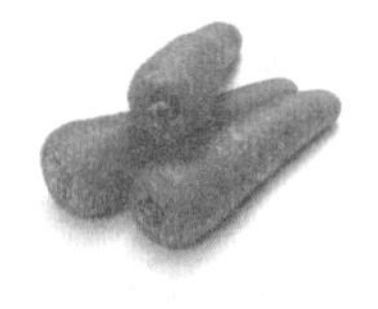

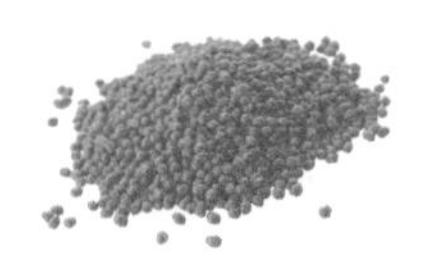

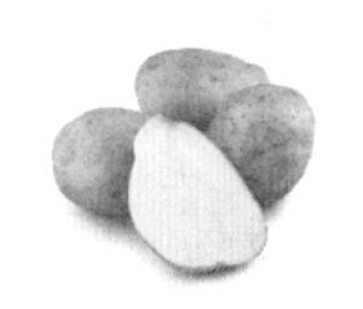

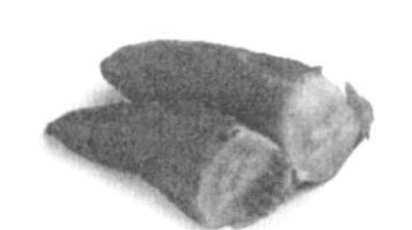

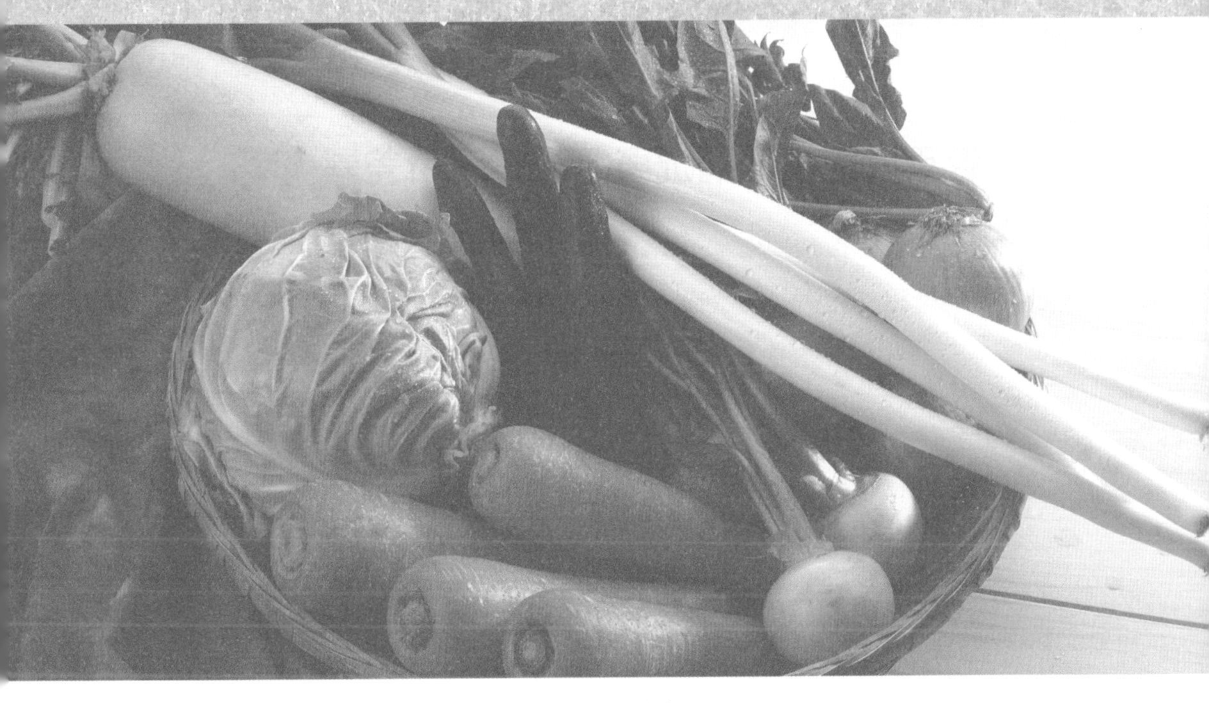

第一篇

長壽有祕訣

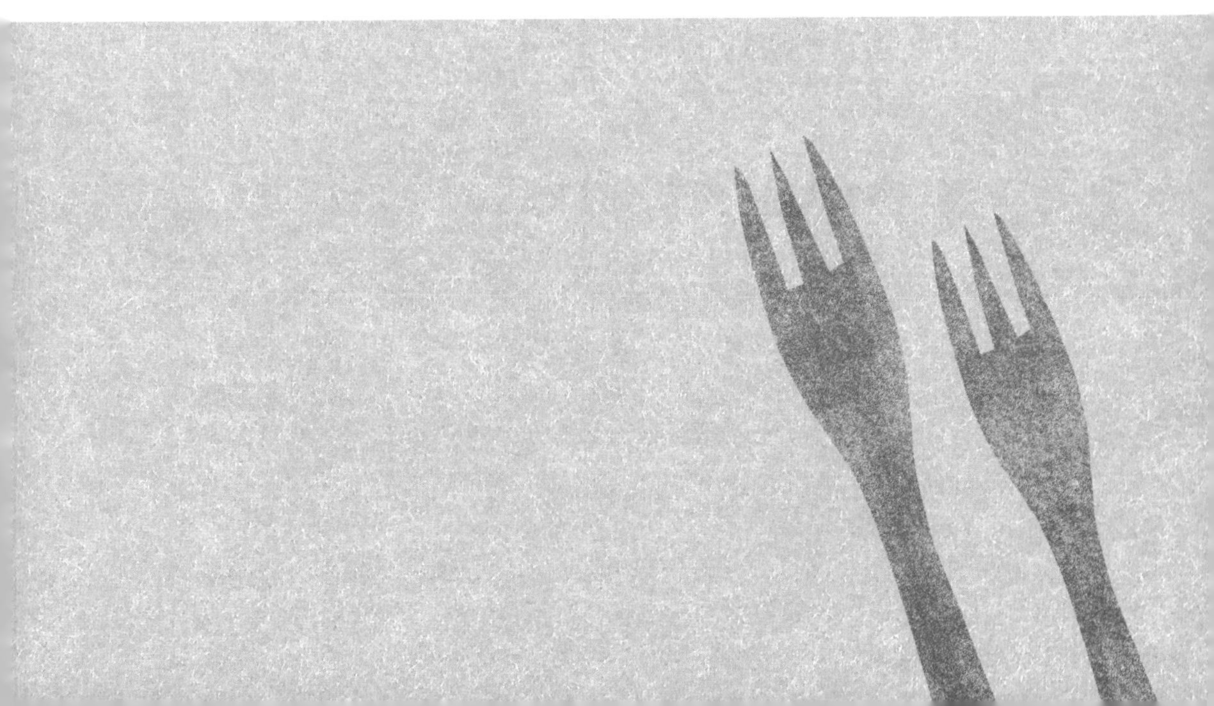

1. 老年人的生理情況與年輕時有所差異

生老病死是自然規律，不可抗拒，但是可以藉由我們的科學養生來延緩衰老進程。人與一切生物一樣，從出生後都會經生長發育期而逐步走向衰老。衰老是一個不可逆的過程，各重要器官的功能會變差，皺紋和白髮只是衰老的早期表象，實際上，人體許多器官在我們外表變老之前，其功能就已開始漸漸退化。

首先是我們的神經細胞，出生時的數量約為 1,000 億個，但從 20 歲起開始就逐年減少，到了 40 歲開始，神經細胞的數量以每天 10,000 個的速度遞減。老年人的腦組織因動脈硬化，血管彈性降低，血液的黏稠度增高等因素使腦血流量減少，腦細胞陷於相對缺血、缺氧的狀態，引起腦細胞能量代謝障礙，腦組織細胞數目進一步減少，50 歲時約比中年時減少 20%，70 歲以後在此基礎上再減少 20 ～ 30%。腦組織體積縮小，導致神經系統功能降低，主要表現為記憶力減退，情緒不穩，思考能力減退，注意力不集中等智慧改變、神態變化及運動功能障礙等。

由於神經及生理功能的下降，老年人對變化的外界環境適應能力不如年輕人，主要表現為「自我穩定調節」範圍變窄，如體溫、血糖及代謝水準都只能在很小的範圍內波動，所以抵禦外界不良刺激的能力會降低。

例如在休息時，年輕人與老年人的體溫一樣都是 37℃，但是老年人保溫及抗寒能量比年輕人差很多；中年人剛穿毛衣，老年人就要穿棉襖了。

老年人的內分泌細胞趨向萎縮，甲狀腺素等激素分泌減少，這些變化促使衰老進程加快。雌激素分泌減少對女性的影響更明顯，會因神經和血管功能紊亂而出現明顯的更年期綜合症的症狀；胰島素分泌功能下降，導致高血糖及糖尿病發生，正常老年人的空腹血糖指數與年輕人是一樣的，但進食糖類食品後，老年人血糖指數升高後要恢復到正常標準

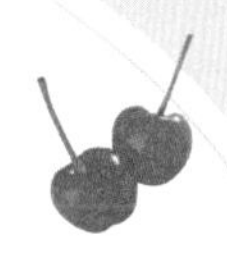

需較長時間。

隨著身體的日益變老，血管逐漸失去彈性，動脈也可能變硬或者容易阻塞，脂肪在冠狀動脈中堆積，形成心臟供血不足，造成心絞痛、心肌梗塞等心臟病發作的機率大增，也使心臟向全身輸送血液的效率降低。

從 20 歲起肺活量開始緩慢下降，到了 40 歲，也由於控制呼吸的肌肉和胸腔彈性降低，逐漸變得僵硬起來，使得肺的運行趨於困難，同時還因呼氣之後殘留在肺裡的空氣增多，送到全身的氧氣相對減少，所以有的人稍稍活動就容易氣喘吁吁。30 歲時，普通男性每次呼吸約會吸入 946CC 空氣，而到了 70 歲，這一數字降至 473CC。

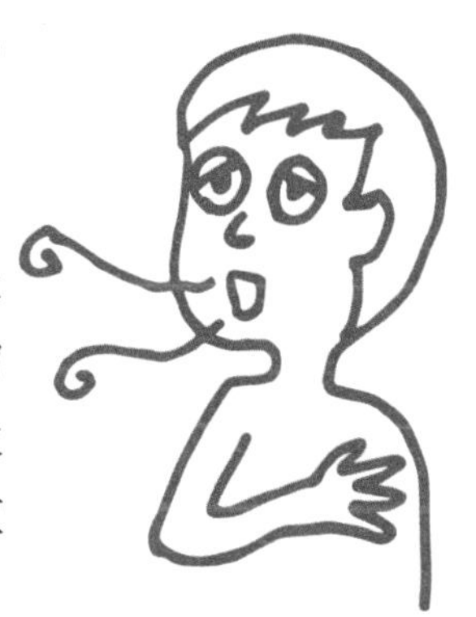

老年人的感官器官會退化，出生時舌頭上大約有一萬個味蕾，老了之後這個數字可能要減半。舌頭上的味蕾減少，嗅覺也會減退，對食品的色香味感覺變差，所以對食品的甜、鹹等味道的反應遲鈍，這也是老年人常抱怨食品質量「今不如昔」的原因。

老年人的牙齦萎縮，牙齒脫落或假牙裝得不好，影響了咀嚼和消化吸收。

老年人的胃壁肌肉萎縮，胃酸分泌減少，胃腸蠕動變慢，消化液分泌減少，加上老年人的腸道黏膜的表面積及絨毛高度也隨年齡的增加而減少，導致各種營養素消化吸收率降低。

據某項調查顯示，有的老年人在進食 6 小時後，胃中的食物還沒有排空（一般人約 4 小時排空），致使食物在胃中發酵，氣體進入腸腔後感到腹脹；又由於消化不完全，吸收不充分，所以更容易出現營養不良，老年人若不能從膳食中獲得足夠的各種營養素，尤其是微量營養素，就很容易得營養缺乏症。

隨著我們年齡增加，胃、肝、胰臟、小腸的消化液流動也開始變慢，加上老年人的直腸肌肉萎縮，張力減退，食物殘渣在大腸中透過緩慢，發生便祕的機率增大。

腸內益生菌的數量在我們步入 55 歲後開始大幅減少，結果是人體消化功能下降，腸道疾病風險增大。

因老年人的肝細胞減少，所以解毒功能也下降，最明顯的自我感覺是老年人對乙醇（酒精）的分解能力下降而出現飲酒量減少。

人到中年後，膀胱的容量也會減小，例如 30 歲時膀胱約能容納 500CC 尿液，到了 70 歲時只能容納 250CC，故而使上廁所的次數更為頻繁。又由於肌肉的伸縮性下降，使得膀胱中的尿液不能徹底排空，易導致尿道感染。

前列腺常隨年齡而增大，50 歲以上的半數男子有良性前列腺增生，導致排小便變得困難，小便次數增多。

25 歲前，骨密度一直在增加，但是，35 歲骨質開始流失，進入自然老化過程。停經後女性的骨質流失更快，容易導致骨質疏鬆。老年人骨骼中的鈣含量不斷減少，致使脊柱彎曲，骨質變脆，容易骨折。骨骼大小和密度的縮減，椎骨中間的骨骼會萎縮，可能導致身高降低，80 歲的時候身高會比年輕時減少約 5 公分。

30 歲以後，肌肉衰竭速度大於生長速度。過了 40 歲，人們的肌肉開始以每年 0.5% 到 2% 的速度減少。經常鍛鍊可能有助於預防肌肉老化。骨骼肌肉和韌帶萎縮，彈性變差，所以老年人的拉力、握力及體力變差，加上神經反射功能下降，故而老年人的步態不穩而緩慢，並容易跌倒。

隨著年齡的增加，眼部肌肉變得越來越無力，眼睛的聚焦能力開始下降。老年人的眼睛在明視條件下，視野與年輕人差不多，但在光線較

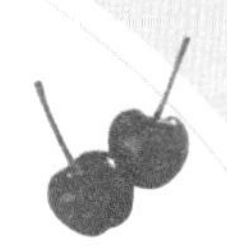

暗的情況下，由於老年人的晶狀體調節能力減弱，故而會看不清楚，加上老年人的晶狀體常有渾濁，出現老年性白內障，更使視力不佳，對食品的色澤感受也變差。

老年人的聽力在低頻域與年輕人相差不大，但在高頻域則會隨著年齡的增加越來越不敏感，所以老年人之間講話常是大聲的。

年輕的時候，人們的頭髮被毛囊中的黑色素細胞產生的色素染黑了，隨著年齡的增長，黑色素細胞活躍性逐漸降低，產生的色素也隨之減少，頭髮顏色退去，長出來的就是白頭髮。老年人由於毛囊收縮，所以新長的頭髮都比先前的細，最後剩下的全是小得多的毛囊和細細的短樁，沒法從表皮長出來，導致頭髮越來越少，以致變成禿頭。

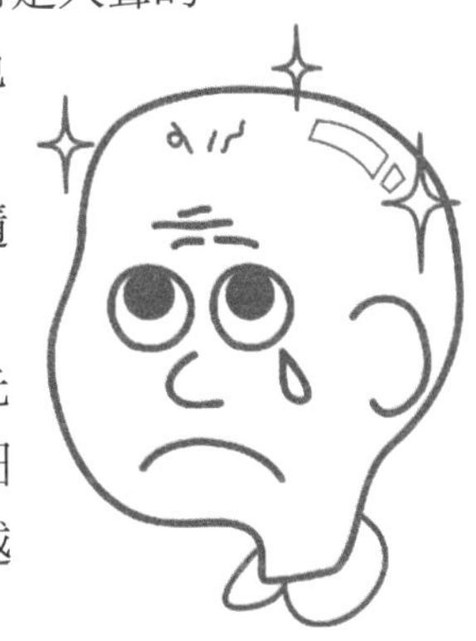

老年人的皮膚脫水，皮脂腺萎縮而變得乾燥，鬆弛，皺紋增多，彈性變差，並有色素沉澱。隨著年齡的增長，老年人的基礎代謝會逐漸降低，體能消耗逐年減少，所以老年人所需要的能量較中壯年時少，如果年歲大的人仍然維持以前的進食量，那麼很容易因營養過剩而肥胖，這也是過了中年，許多人的腹部會隆起，體重明顯增加的原因。

老年人身體內的蛋白質合成減少，而脂肪組織和纖維化組織不斷增加，各個器官的重量會不斷減輕，所以各種生理功能都趨減退，並容易患貧血等多種老年性疾病。

免疫功能的降低，使老年人容易受到各種致病微生物的感染，對致癌物更敏感。

老年人退休以後，其中的大多數人參加社會活動減少，體力消耗降低，久而久之，反應趨於不靈活，各種動作變慢。

綜上所述，老年人的各項生理功能都會下降，所以需要得到比青壯年時更多的呵護，老年人也要學會好好地「善待自己」，不要過度節儉，養成科學的飲食和生活方式，讓衰老過程變慢，達到健康長壽的目的。

2. 要根據老年人的生理特點提供飲食

現代人民的生活條件和醫療衛生條件越來越好，人們的壽命也越來越長，各國老齡人口將越來越多。社會各界都從各方面關懷老年人的生活和健康，其中也包括他們的飲食。而怎樣的飲食才是正確的呢？

(1) 老年人吃東西的特殊要求

給老年人吃的食品比常人更應該注重新鮮和具有好的色、香、味、形，讓老年人喜歡入口，以增進其食欲。

盡量為老年人提供可口的飯菜，宜熟爛酥嫩，不要讓老人吃太硬的、不容易消化的食物。有的需根據老年人的實際情況，切細切碎。

多吃高蛋白質、高膳食纖維、低脂肪的食品；多吃蔬菜、水果，能防止營養過剩而致的肥胖、脹氣和便祕；多喝水還有利於有毒廢物的排出。

少食多餐可以減輕老年人胃腸道的負擔，延緩消化道功能減退速度，也有利於食物消化吸收。

老年人容易發生便祕，主要應透過改善生活習慣和膳食來解決，盡量不要用瀉藥，以免養成對瀉藥的依賴性，並影響營養素的吸收。

(2) 老年人應攝取的能量和營養素

① 能量

由於老年人所需的能量低於中年人，所以吃進去的能量應相應減少，根據不同年齡和體力活動情況應攝取的能量是：

男性：

60～70歲輕體力活動的老年人，每天宜攝取2,200千卡，中體力活動（如慢跑、跳舞等）的宜略增加為2,500千卡。

70～80歲輕體力活動的為1,800千卡，中體力活動的2,000千卡。

80歲以上為1,600千卡。

女性：

60～70歲輕體力活動的老年人，每天宜攝取1,900千卡，中體力活動的為2,100千卡。

70～80歲輕體力活動的為1,600千卡，中體力活動的是1,800千卡；80歲以上為1,400千卡。

說明：每克脂肪可產生能量9千卡，每克碳水化合物及蛋白質產生的能量各為4千卡，1千卡＝4.19千焦耳。

老年人攝取的能量是否適當，可以從其體重是否在「正常」的範圍內來衡量，並據此來確定是否需要增減攝取的能量。參考的正常體重如下頁所示：

男性：

身高為160公分的老年人，適宜體重最好在51～61公斤；身高為165公分的適宜體重是54～65公斤；身高為170公分的體重最好在57～69公斤；身高為175公分的適宜體重是61～73公斤。

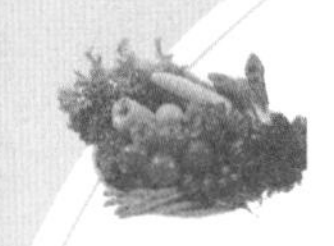

女性：

身高為155公分的女性，其體重最好在48～55公斤；身高為160公分的體重宜在51～58公斤；身高為165公分的體重最好在53～61公斤；身高為170公分的體重最好在57～65公斤。

② 蛋白質

蛋白質除了可以供應能量外，它的主要功能是構成人體細胞組織的「建築材料」，並是構成酶、激素和抗體的成分；它能調節滲透壓，如果血清蛋白太低時，水分會滲入組織中引起水腫。

每天每人大約有3.5%的蛋白質需要更新，從理論上計算，如果是60公斤體重的人，大約每天需要更新22克蛋白質，如果每天攝取的蛋白質少於22克，就會出現肌肉萎縮、水腫、免疫力下降，並因缺少蛋白質而使腸黏膜和消化液分泌減少而出現消化不良、慢性腹瀉等。

由於攝取的蛋白質並不是都能夠被人體消化吸收的，所以還需考慮蛋白質的品質及消化利用率。在實行中，蛋白質的攝取量應該是每公斤體重1～1.5克，即60公斤體重的人宜攝取蛋白質60～90克。因老年人胃腸功能比青壯年差，因此攝取的蛋白質質量應比較好，宜多吃魚、雞、牛奶、瘦肉、豆製品等優質蛋白質。

蛋白質是由胺基酸組成，即胺基酸是蛋白質基本組成單位。與人體組成有關的蛋白質有20多種胺基酸，其中有9種是人體不能自行合成或合成速度不能滿足自己需求的胺基酸，這些必須從食品中獲取的胺基酸被稱為「必需胺基酸」。

如果某種食品的蛋白質中含有的必需胺基酸種類健全，數量充足，比例適當，就稱為「完全蛋白質」，我們常吃的奶類中的酪蛋白、乳清蛋白；蛋類中的卵清蛋白及卵黃磷蛋白；肉類中的肌紅蛋白和肌溶蛋白；

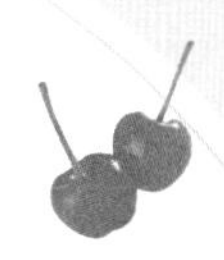

大豆蛋白等即屬於此類。有的蛋白質中雖然含有必需胺基酸，但是含量很少或比例不合適的被稱為不完全蛋白質，例如動物膠質蛋白、豌豆豆蛋白、玉米膠蛋白等。由於大多數食物中的胺基酸組成不能完全符合人體的需要，所以應吃多種食品，讓各種食物中的必需胺基酸互相補充，取長補短，達到較好的必需胺基酸比例。

老年人如果缺少優質蛋白質容易加快肌肉萎縮，並使活動的協調能力降低，所以容易跌倒。據美國的一份研究證實，正常的蛋白質攝取者比低蛋白質者發生髖骨骨折危險機率減少31%。

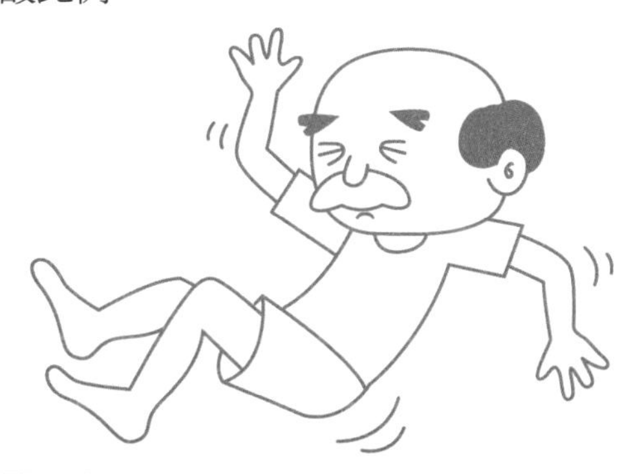

③ 脂肪

脂肪是人體的必須營養素，但是有的老年人不敢吃含脂肪的食品，其實是不正確的。這是因為脂肪能維持細胞膜和腦神經的正常功能；供應固醇類物質，成為合成維生素D和多種激素的原料；促進脂溶性維生素的吸收；提供必需脂肪酸等；體內的脂肪大多存在於皮下和腹腔的空隙等部位，對維持體溫，保護臟器有非常重要的作用；維生素A、D、E、K是脂溶性維生素，必須依靠脂肪才能吸收。

但脂肪也不能攝取太多，否則易誘發多種老年性疾病，如高血脂、動脈硬化等。老年人每天攝取的脂肪總量以50克為宜，若是肥胖及超重者則應減少一些，其中食用油不要超過30克，最好保持在25克左右。

脂肪是產生能量最多的營養素，每克可以產生9千卡的能量，是蛋白質、碳水化合物的2倍多。當人體饑餓時會先動用人體儲存的脂肪產生能量，以減少蛋白質的消耗。

沒有脂肪的菜餚不能引起人們的食欲，所以食物中的脂肪對改善食物的感官性狀有重要作用。

脂肪分為飽和脂肪酸和不飽和脂肪酸兩大類。其中，不飽和脂肪酸又分為順式不飽和脂肪酸和反式不飽和脂肪酸。

各種脂肪酸有不同的作用，所以不要專吃同一類的脂肪。例如吃太多的豬油、奶油等飽和脂肪酸及含膽固醇高的動物內臟、魚卵等容易加重動脈硬化（也不要過分限制膽固醇的攝取，否則會造成貧血，抵抗力降低）；而人體需要的必需脂肪酸都屬於不飽和脂肪酸（大多數植物油含較多的不飽和脂肪酸），所以不能不吃，但也不要攝取太多的不飽和脂肪酸，因為它容易產生的脂質過氧化物——脂褐質，使細胞功能減退，「老人斑」增加等。

動物中的海產魚，因其含的脂肪酸是老年人容易利用的不飽和脂肪酸，其中的 ω-3 脂肪酸對防治高血脂、動脈硬化有一定的作用，所以應適當多吃。

每天攝取的脂肪中不飽和脂肪酸宜佔 2/3，飽和脂肪酸佔 1/3，而膽固醇不應超過 300 毫克，如果是高膽固醇血症者應少於 200 毫克。

④ 碳水化合物

從糧食中攝取的能量應佔總能量的 60 ～ 70%，由於老年人的胃腸功能減退，所以應該選擇容易消化的食物，以利於消化吸收。但是食物也不宜過於精細，應注重粗細搭配。在主食中應有適量粗糧，例如穀類中的玉米、小米、黑米、高粱、燕麥、蕎麥、麥麩；各種豆類，如黃豆（由於老人的咀嚼功能較差，可吃豆漿、豆腐、豆腐乾等豆製品）、紅豆、綠豆、豌豆等；番薯、馬鈴薯等薯類。應避免食用太多的食糖和果糖，以免引起食欲不佳及其他副作用。

粗糧的特點是含膳食纖維較白米、高筋麵粉為多，由於老年人的胃腸黏膜細胞數量減少，消化功能減弱，腸肌肉的緊張性降低，所以容易引起便祕，粗糧中的膳食纖維有利於大便變軟，緩解便祕。膳食纖維可

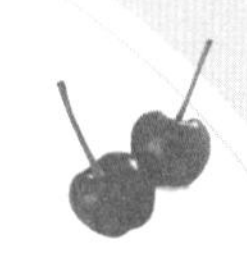

降低血液中低密度膽固醇和三酸甘油脂（甘油三脂）的濃度，還可增加食物在胃裡的停留時間，延遲飯後葡萄糖吸收的速度，防止餐後血糖快速升高；膳食纖維能縮短糞便在腸道中停留時間，從而減少了糞便中氨、吲哚及細菌毒素對腸道的不良刺激；膳食纖維還對血糖、血脂代謝、腸道菌群都能產生改善作用，這些功能對老年人特別有益；粗糧中還富含維生素 B_1、B_2、B_6、泛酸、菸酸等維生素，它們參與碳水化合物、蛋白質、脂肪的代謝，還可提高人體的消化功能、增進食欲及維持神經系統的正常功能。

粗糧一般都含有較多的鈣、鉀和類胡蘿蔔素、蘆丁等多種有益於人體健康的植物化學物質；又因粗糧本身能提供的能量少，所以有利於控制體重，避免肥胖。

許多醫學研究還證實，膳食纖維有助於預防胃癌、腸癌、乳癌、潰瘍性腸炎、心腦血管疾病、糖尿病、癌症等多種疾病，所以吃適量粗糧比細糧有更好的保健作用。但也不是越多越好，因太多的粗糧會因抑制碳水化合物、脂肪、蛋白質、脂溶性維生素和礦物質的吸收，導致營養不良，又由於膳食纖維會抑制胰酶的活性，影響食物在小腸內消化吸收，增加腸道產氣而引起腹脹，所以每天粗糧恰當的攝取量以 50 ～ 100 克為宜。

⑤ 維生素

老年性的許多疾病都與維生素缺乏有關，特別是蔬菜、水果吃得較少的人容易缺乏維生素 A、B_2、E 和 C。老年人每天宜攝取的維生素量是：維生素 A 800 微克視黃醇當量，維生素 D 10 微克，維生素 E 14 毫克，維生素 C 100 毫克，維生素 B_1 1.3 毫克，維生素 B_2 1.4 毫克，維生素 B_6 1.5 毫克，維生素 B_{12} 2.4 毫克，葉酸 400 微克，尼克酸 13 毫克。

⑥ 礦物質

各種礦物質有不同的生理作用，所以不能偏廢。老年人對各種礦物質的每天適宜攝取量為：鈣 1,000 毫克，鉀 2,000 毫克，鎂 350 毫克，鐵 15 毫克，碘 150 微克，鋅 11.5 毫克，硒 50 微克，鉻 50 微克。

⑦ 水

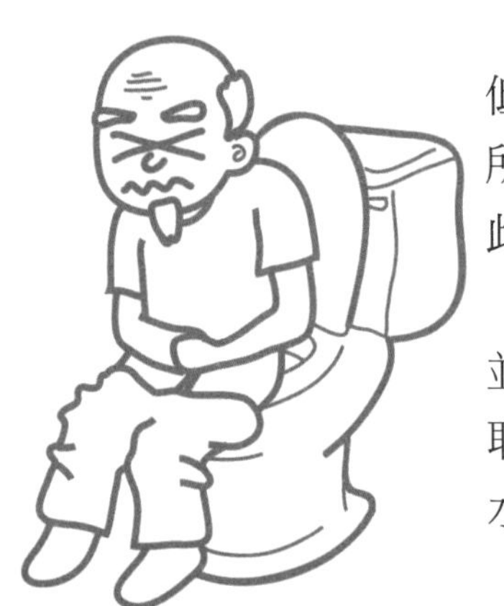

老年人的腸道黏膜分泌腸液的能力降低，加上結腸和直腸肌肉呈不斷萎縮趨勢，所以大便較乾燥，排便的功能也較差，因此需攝取足夠的水分，以利排便。

適量的水也有利於腎臟的排泄功能，並可預防結石的形成。老年人每天水的攝取量以 2,000CC 左右為佳（包括食品中的水分）。

透過上述介紹可見，為了延緩衰老，保護老年人的健康，老年人應注意均衡飲食，平衡膳食：攝取足量的優質蛋白質，適當量的穀類、薯類、魚、海產品、牛奶、菌藻類、蔬菜水果；限制脂肪，特別是畜禽動物脂肪。

恰當的膳食攝取量大致為：每人每天平均攝取穀類、薯類及雜糧 250 ～ 400 克，蔬菜 300 ～ 500 克，水果 200 ～ 400 克，畜禽肉類 50 ～ 75 克，魚蝦類 50 ～ 100 克，蛋類 25 ～ 50 克，奶類 300 克，豆類 30 ～ 50 克，油脂 25 ～ 30 克，鹽 6 克，水 1,200CC。

同時應參加與自己身體情況相適應的活動，有規律的生活，保持良好的心態，有病則應恰當的治療。

⑧ 非必需營養素

從食物中除了攝取上述必需營養素外，老年人宜多吃一些有利於健康的「非必需營養素」，它們雖然不屬於五大類營養素，但對人體有很好的保健作用。（如下表）

表一、有利於降低老年人常見病的「非必需營養素」食品舉例

疾病	有益的蔬菜和水果	相關的「非必需營養素」
某些癌症	葡萄、櫻桃、草莓、茄子	花青素
	番茄、西瓜、南瓜	番茄紅素
	茶葉	茶多酚、茶嘌呤鹼
	香菇、黑木耳、銀耳、茯苓	多糖
	大蒜、洋蔥、韭菜	硫化丙烯
	花椰菜	異氰酸鹽
	優酪乳	益生菌
冠心病	草莓、蘋果、菠菜、青木瓜	類黃酮
	南瓜、洋蔥、芒果	
	綠色蔬菜	葉綠素
高血脂	燕麥、各種蔬菜和水果	膳食纖維
記憶力差	大豆、蛋類	磷脂
骨質疏鬆	大豆	異黃酮
視網膜黃斑	玉米、菠菜、甘藍菜	葉黃素

3. 良好的飲食習慣有利於延緩衰老

長期以來，人們都以為應多吃雞、鴨、魚、肉等「營養食品」，多吃補品可以長壽，但實際情況不是如此。歷代的皇帝雖然養尊處優，吃的是山珍海味，各種補品，但是壽命大多不長。

實際上限制飲食是增加壽命的有效措施之一。所謂限食是指在維持基本營養的前提下減少食量，其本質是減少能量的攝取。對老鼠、魚類、靈長類等許多動物實驗都證實，限食可以增壽。讓老鼠攝取低能量的食物，壽命可以從原來的 3 歲延長到 4 歲，其間記憶力增強，神經功能和形態方面都「年輕化」，患老年性疾病減少。所以不要吃得太多，控制飲食量，有助於長壽。雖然實驗的對象是鼠、猴子，但是可以推論到同樣是哺乳動物的人。

國際上把每 10 萬人中有 7 名百歲老人的地方稱為「長壽地區」，中國廣西巴馬瑤族自治縣只有 24 萬人口，現有百歲健康老人 76 人，即平均 10 萬人中有 31.7 個百歲老人，是上述標準 4.5 倍，是世界上第一長壽縣。

根據調查，這些長壽壽星的共同特點是每天攝取的能量在 1,400 ～ 1,500 千卡，是老年人合理營養範圍的下限，他們的食品主要是玉米糁子粥、豆類、新鮮蔬菜及少量鹽，說明限制飲食可以延長壽命，當地沒有肥胖和老年性癡呆病人。巴馬地處山坡，出門都需爬山，生活需要打柴、耕種，百歲老人也不例外，一名 109 歲老人還經常放牛、打柴、摘玉米或織布。下列飲食行為對老年人健康長壽是有益的。

(1) 饑飽適度

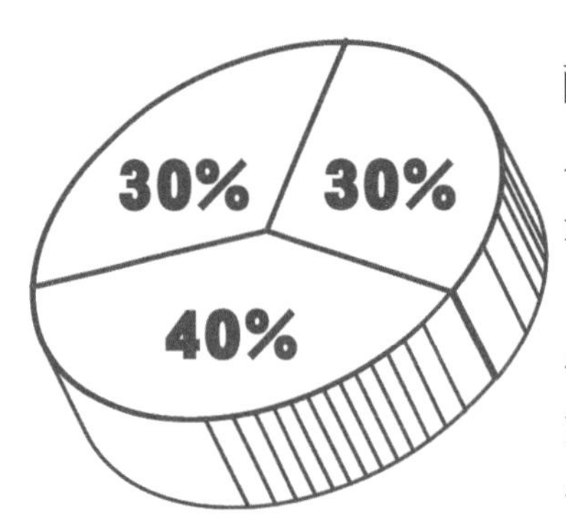

正常人的一日三餐的熱能最好的分配是 30%，40% 和 30%，現在不少老年人不重視早餐是很錯誤的。正確的安排是早餐吃好，午餐吃飽，晚餐吃少。

一般人每餐之間的間隔宜為 4 ～ 5 小時，但是老年人內分泌功能及生理調節功能較差，消化酶分泌減少，糖元儲備降低，即對血糖的耐受性降低，所以在饑餓時容易發生低血糖，吃得太飽時又可能血糖偏高，並增加了心臟

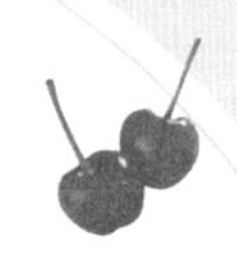

的負擔，因此應該遵照多餐少食的原則。老年人最好除了一日三餐外再增加 2 次副餐，每餐以七分飽為宜，但總量不應超過。早餐、中餐宜有一定量的蛋白質，晚餐以碳水化合物及蔬菜為主，以利晚間能很好地休息和睡眠。

(2) 主食不宜太精細

老年人宜多吃小米、糙米、番薯、玉米、燕麥等含有較多維生素 B_1 和膳食纖維的主食，以保持消化液的分泌和良好的食欲。粗細搭配更有利於消化吸收。

尤其是現在的老年人生活條件越來越好，主食吃得越來越少，且是經過精加工的主食，導致維生素 B_1、維生素 B_6、菸酸、泛酸、膳食纖維和鈣、鉀等一些礦物質攝取不夠，容易引起便祕、血脂增高、高血壓、糖尿病等一些慢性病。

適量吃一些雜糧或全麥食品，將有利於預防老年性疾病的發生。粗糧及全麥食品的餐後血糖指數較低，可以延緩糖的吸收，有利於血糖的控制，並可減少腸道中膽固醇的吸收，促進膽汁分泌，降低膽固醇指數。

粗糧主要包括穀類中的玉米、小米、黑米、高粱、燕麥、蕎麥、麥麩及黃豆、紅豆、綠豆、豌豆等豆類和番薯、馬鈴薯等薯類。粗糧中還富含維生素 B_1、維生素 B_2、維生素 B_6、菸酸、泛酸等維生素，它們參與碳水化合物、蛋白質、脂肪的代謝，還可提高人體的消化功能、增進食欲及維持神經系統的正常功能。粗糧一般都含有較多的鈣、鉀和蘆丁、類胡蘿蔔素等多種有益於人體的植物化學物質。又因粗糧本身能提供的能量少，所以有利於控制體重，避免肥胖；粗糧含有豐富的膳食纖維，有利於促使消化系統正常運行；

它可降低血液中低密度膽固醇（壞膽固醇）和三酸甘油（甘油三脂）的濃度；增加食物在胃裡的停留時間，延遲飯後葡萄糖吸收的速度，防止餐後血糖快速升高；膳食纖維能增加腸蠕動，預防老年性便祕的作用，

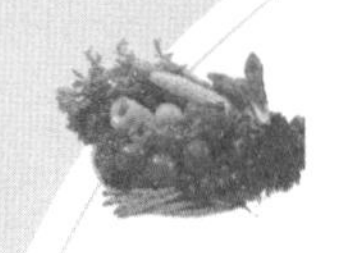

又由於縮短了糞便在腸道中停留時間，可減少了糞便中氨、酚、吲哚及細菌毒素對腸道的不良刺激，有助於預防胃癌、腸癌、乳癌、潰瘍性腸炎、心腦血管疾病、糖尿病、癌症等多種疾病。

每天以攝取粗糧 50 ～ 100 克為宜，因太多的粗糧會因抑制碳水化合物、脂肪、蛋白質、脂溶性維生素和礦物質的吸收，導致營養不良，又由於膳食纖維會抑制胰酶的活性，影響食物在小腸內消化吸收，增加腸道產氣而引起腹脹，所以吃粗糧也不是越多越好。

（3）正確烹調加工

由於老年人的味覺敏感性降低，消化腺分泌減少，胃腸運動減弱，牙齒咀嚼功能差，有的老人還有吞嚥障礙，所以應為不同情況的老年人將食物加工成適合他們食用的食品。例如選擇鮮嫩的蔬菜，將肉做成肉糜，加工成品質好，味美，煮爛柔軟，容易咀嚼、消化的食品，盡量不要吃油膩、煙燻、醃製、煎、烤、炸的食品，因為用這些方法烹調的食物不但不易消化，而且會產生很多致癌物。有人研究得出這樣的結論：食物加熱到 200℃以上即會產生大量致癌物及自由基，而燒烤、煎炸、煙燻的溫度會高達 600℃，而在水中燒煮最高也不會超過 100℃，所以用煮、燉、涮的烹調方法更有利於健康。

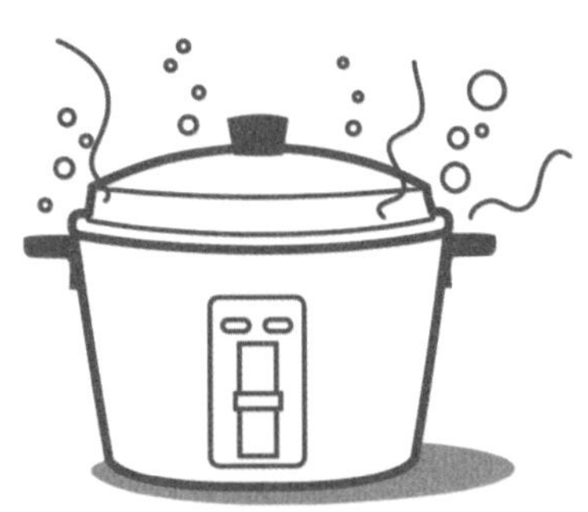

① 清淡、少油、少鹽

太油、太鹹、太甜都不利於老年人的健康，會使老年人發胖、血脂升高，加重動脈硬化，血壓升高，影響心腦血管功能等。老年人攝取的不飽和脂肪酸應該多於飽和脂肪酸，因此不宜多吃豬油、奶油、肥肉，可以相對多地吃魚類、禽類、瘦肉。攝取含有較多膳食纖維的蔬菜和水果、薯類、豆類。每天攝取的食鹽應控制在 6 克以下，絕對不要超過

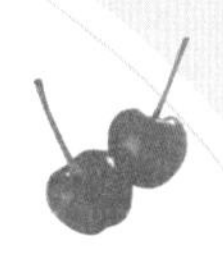

10 克。

② 新鮮、衛生

因為食品本身含的營養是細菌繁殖的極好條件，而不新鮮的食品細菌多，所以這類食品更容易腐敗變質，從而引起拉肚子等疾病。不新鮮的食品會產生更多的有毒物質，例如蔬菜中的營養素是隨新鮮程度的下降而減少，而有毒的亞硝酸鹽會不斷增加，特別是綠色蔬菜中的硝酸鹽，會在自身酶或細菌的硝酸還原酶的作用下轉化成亞硝酸鹽。亞硝酸鹽可使人體血液中能運送氧氣的正常血紅蛋白轉變成不能攜帶氧氣的高鐵血紅蛋白，導致人體因缺氧而影響正常生理功能，出現一些中毒症狀。

如果成人一次吃進 0.3 ～ 0.5 克亞硝酸鹽就會出現中毒症狀，若超過 3 克可以致死。綠色蔬菜在 30℃室內放 24 小時，亞硝酸鹽增加幾十倍，達 276 毫克／ 1000 克，超過規定的蔬菜中亞硝酸鹽含量不超過 4 毫克／ 1000 克的 69 倍，維生素 C 的含量接近 0；腐爛的蔬菜含亞硝酸鹽達 3,840 毫克／ 1000 克，超過標準 960 倍。

新鮮蔬菜燒好後應趁新鮮吃，否則，硝酸鹽也可還原成亞硝酸鹽。飯菜應燒熟煮透，燒熟煮透不但使口味更好，且高溫有殺菌作用，對扁豆、豆漿等食物中含有的毒素有破壞作用。食用油容易發生酸敗，產生有毒的過氧化物，破壞正常的新陳代謝，促使人體衰老，還有促癌作用。

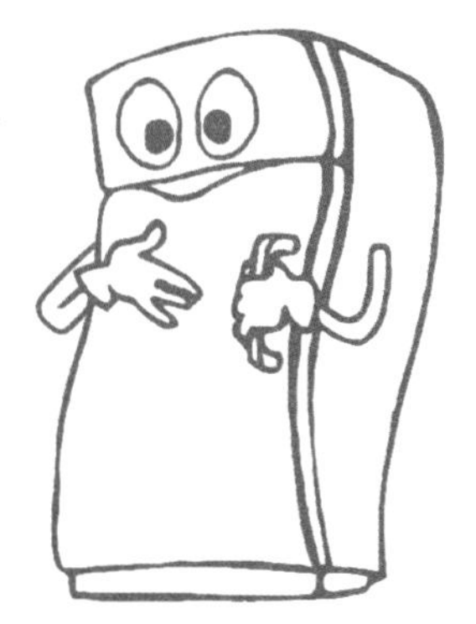

各種食品都應防止交叉污染，避免日曬，低溫儲存，趁新鮮吃，不要待到接近到期日時才吃它。

（4）戒菸

香菸中含有超過 1,200 種化學物質，其中明確對人體有危害作用的

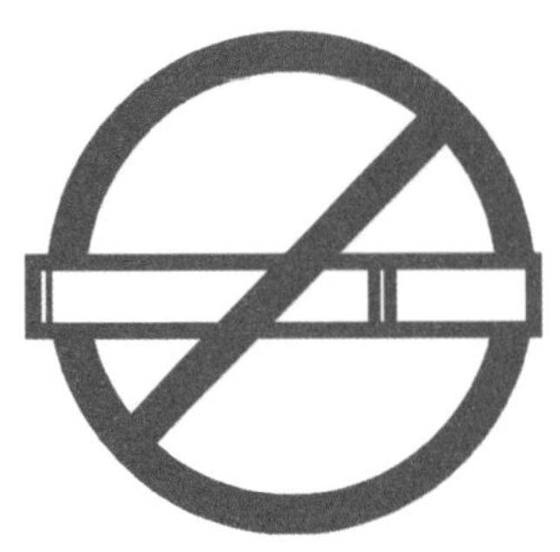

就有焦油、尼古丁、一氧化碳及致癌物質等130多種。焦油會引發支氣管炎、肺炎及肺氣腫，又可誘發肺癌；尼古丁會使人上癮，使血壓升高、心跳加快並加重心臟負擔，增加患心臟病的危險；一氧化碳阻止氧氣的運送，使人缺氧而致活動力下降，加速衰老過程；多種致癌物質可導致多種癌症發生。

世界衛生組織的一項研究證實，如果抽菸趨勢得不到遏制，到2030年，全世界每年由於抽菸誘發疾病而死亡的人數將高達1,000萬。戒菸的好處很多，主要表現在：增壽。因為冠心病、卒中（腦中風）、肺癌和肺部其他疾病等20多種危及健康和生命的疾病與抽菸都有著密切的關係；而尼古丁等有害物質會刺激大腦，發生血管痙攣性收縮，加速腦血管硬化，致使大腦功能早衰，且抽菸數量越大，患彌散性大腦皮質萎縮的可能就越大，導致智慧衰退、老年性癡呆；戒菸可消除了對家人及周圍人群吸二手菸的危害。

（5）少酒

大量研究證實，大量飲酒的人群，他們的口腔癌、喉癌、食道癌、肝癌、腸癌、肺癌以及婦女的乳癌是高發性者。據加拿大的一份研究報導，大量飲用啤酒和烈性酒的人患食道癌的機率比普通人高7倍，患肝癌的機率是一般人的9倍，患結腸癌的機率增加80%，患肺癌的機率增加50%，而喝葡萄酒的人患癌症的機率沒有顯著提高。不論是什麼酒都含乙醇，還可能有甲醇、醛類、氰化物、雜醇油、鉛、亞硝胺、黃麴毒素等有毒物質，它們對人體都有一定的毒性。

為了健康，最好不飲酒或少量喝酒，對於沒有飲酒習慣的人則不一定要學著喝酒。中國人有「無酒不成席」的習慣，但是應適量，並養成相互不強制勸酒的習慣，以免過量飲酒，做到絕不酗酒。

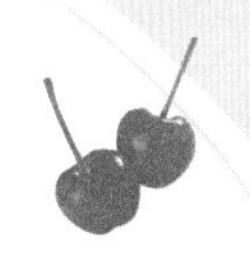

有人作的研究證實，每天喝的量若以乙醇計不超過 20CC 時對絕大多數人是不會產生明顯危害的，或許還有一些好處，但是不要超過 25CC。根據 25CC 乙醇量折算，喝含 4% 乙醇的啤酒就應控制在 650CC 內，含 10% 乙醇的紅酒只能喝 250CC，如果是 40 度的白酒，那麼不要超過 65CC。要喝品質可靠的酒，最好是喝葡萄酒，對於來源不明產品的酒絕不入口，更不要貪圖便宜購買劣質酒。

(6) 喝茶

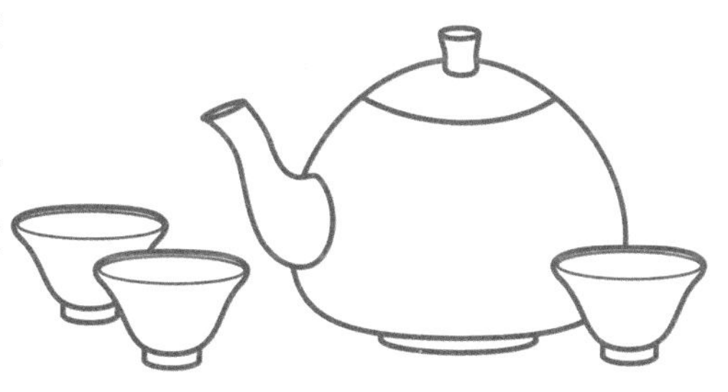

茶為中老年人的最佳飲料。茶葉中含有蛋白質、脂肪、多種維生素和微量元素，還含有茶多酚、咖啡鹼等近 300 種保健成分，具有調節生理功能，發揮多方面的保健和藥理作用：茶有促進新陳代謝，維持心臟、血管、胃腸等器官正常功能的作用；飲茶能延緩細胞衰老，使人延年益壽；茶還具有延緩和防止血管內膜脂質斑塊形成，有防止動脈硬化、高血壓和心肌梗塞、腦血栓的作用；茶多酚能清除機體過量的自由基，抑制和殺滅病原菌；茶有提神、消除疲勞、使人精神振奮，增強思維和記憶能力，抗菌等作用；對預防老年性白內障也有一定作用。但是不要喝濃茶，以減少鞣酸的攝取，對防止貧血有好處。

(7) 清除自由基

自由基是人體逐漸或加速走向衰老，導致癌症、心血管疾病、糖尿病發生的重要原因，而食物中的硒、β-胡蘿蔔素、維生素 E 及維生素 C 等具有抗自由基作用，可以多選用富含這些營養素的食物。維生素不足是老年人發病多的原因之一，胡蘿蔔素有助於清除過氧化物，提高免疲力，延緩白內障的發生；維生素 C、葉酸有防治血管硬化功能；維生素 E 有抗氧化作用，能減少體內過氧化物，降低血清膽固醇濃度。而上述營養素大多存在於蔬菜、水果、堅果中，特別是深顏色的蔬菜還含有更多的黃酮類成分，比淺色蔬菜具有更強的抗氧化能力，有人研究認為每餐的菜餚中，蔬菜應佔 2/3 以上，葷菜佔 1/3 以下。

（8）控制體重

每天攝取恰當的能量，進行適度的運動，保持適當的體重，不但能保持健康，也有利於延緩衰老。掌握「標準體重」的方法是根據自己的身高，計算出合適的體重。

常用的體重評價方法是「體重指數」（男女都一樣）：

體重指數（BMI）＝體重（公斤）÷ 身高^2（公尺^2）

體重指數（BMI）的評價標準是 18.5 ～ 24.0 為正常範圍；24.0 ～ 28.0 為超重，大於 28.0 為肥胖，而 15.0 ～ 18.5 為體重過低，低於 15.0 為消瘦，體重太高及太低都會對老年人的健康產生許多不利影響。

另一種是根據不同性別的評價方法：

老年男性體重估計正常值（公斤）＝〔身高（公分）－100〕×0.9
老年女性體重估計正常值（公斤）＝〔身高（公分）－105〕×0.92

評價方法是：正常體重是不超過正常值的 ±5% 範圍，若超過 10% 為超重，超過 20% 屬肥胖。超重或肥胖容易使高血脂、高血壓、冠心病及腦血管疾病發病率增加；低於 10% 為低體重，低於 20% 屬消瘦。

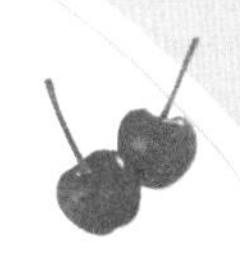

4. 少吃催人衰老的食品

衰老是自然規律，人到了中年以後，會逐漸出現皮膚彈性變差，皺紋增多，頭髮變稀，聽力、視力減退，記憶力下降，對外界反應遲鈍，免疫力降低等衰老症狀，並會出現動脈硬化、高血壓、糖尿病、腫瘤等「老年病」。雖然造成早衰的原因很多，但有些是與平時飲食習慣不當，其中包括攝取具有催人衰老的食品太多有關。

(1) 變質食品

食品富含營養，且含有水分，只要有適當的溫度，細菌就可能繁殖，腐敗變質的食品中常含有細菌分泌的毒素和食品腐敗產物，會干擾人體的新陳代謝，影響人體組織的正常功能。例如，腐爛水果中的展青黴素會使神經麻痹，還是腎功能衰竭的誘發因素，促人早衰。有些黴變食品產生的毒素甚至有致癌作用，例如黃麴毒素、雜色黃麴毒素、棒麯黴毒素、紅色青黴毒素、β-伏馬菌素、赫麯黴素等就屬於此類。

做好食品保藏，避免發生變質。盡量吃新鮮、質好的食品，不吃黴變食品，特別是黴變的花生、玉米、甘蔗等毒性很強的食物更是不應該吃的。可以用下列方法挑選品質好的花生、玉米和甘蔗。

❶花生：最好購買外表顏色正常，有殼的長生果，其完整的外殼和內衣有防止黴菌生長的作用，所以這種花生基本上不會含黃麴毒素；經過調查，色澤異常及不完整的花生顆粒常會含有黃麴毒素。

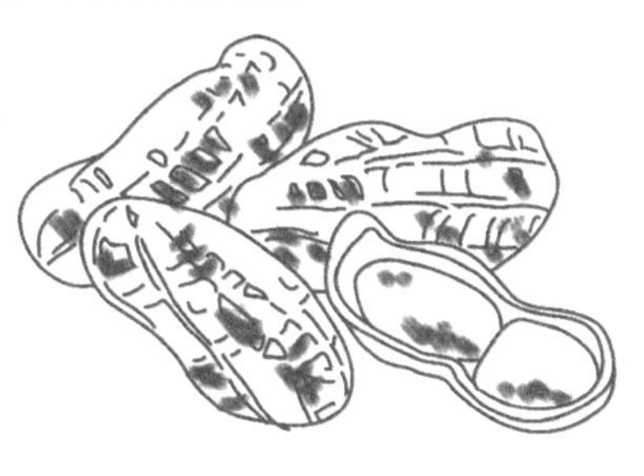

❷玉米：品質好的玉米有正常的顏色和光澤；將一些玉米粒放在手掌上哈一口熱氣，立即嗅其氣味，應沒有黴味和不良異味；用牙齒咬碎玉米粒時有清脆的聲音，口感微甜，無不良滋味，這種玉米也不含黃

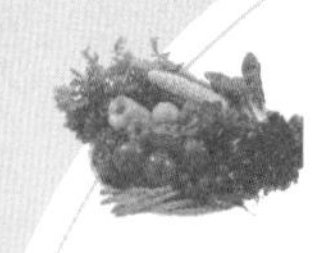

麴毒素。不符合上述條件的玉米品質常靠不住。

❸**甘蔗：**外觀無光澤，兩端長毛或有酒糟味及酸黴味的甘蔗千萬不要買。切開後看剖面，如果有紅黃色、棕褐色或有青黑色斑點、斑塊的，就證實這根甘蔗已經變質，有的甘蔗看上去很好，但吃起來有苦味的，也不能再吃。因為它們都可能已被黴菌污染，產生毒性極強的3-硝基丙酸的毒素，可引起人體急性中毒。

(2) 酸敗食品

油脂及含脂肪高的食品（如鹹肉、火腿、餅乾、魚乾等）放久後，尤其是受陽光照射，或受熱後很易被氧化，產生醛類、酮類等過氧化脂質等毒物，出現酸敗的「油耗」味（又稱哈辣味）。這些過氧化脂質會破壞油脂中的必需脂肪酸、脂溶性維生素，損壞人體酶系統，促人衰老。不要等到上述食品有味後才吃，若有比較明顯的酸敗味則應毫不猶豫地扔掉。火腿、臘肉、鹹肉等食品應在低溫下保存，但是不能低於0℃，因為含鹽和脂肪高的食品在凍結的情況下更易酸敗變質。

(3) 醃製品

在醃製蔬菜、魚、肉、雞等食品時，會產生亞硝酸鹽，其中也包括為使肉色好看，防止肉毒桿菌生長，人工添加的亞硝酸鹽。亞硝酸鹽易與蛋白質降解時產生的二級胺發生反應，生成亞硝胺，亞硝胺不僅可致人早衰，還是一種致癌物。肉製品中硝酸鹽和亞硝酸鹽的用量應嚴格按國家衛生標準的規定，不可多加；勿食大量剛醃不久的蔬菜，應吃至少待醃製15天以上，最好超過20天的鹹菜。亞硝酸鹽及亞硝胺不會因加熱燒煮而減少。醃菜時春秋季用鹽15～20%，冬季10%以上，可以減少亞硝酸鹽的生成量。

鹹魚、鹹肉並不是「好食品」，偶爾少量吃一些無妨，但不應常吃，每天不要超過100克。

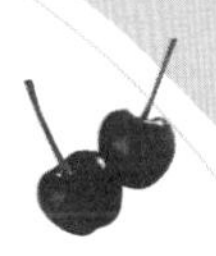

（4）酒類

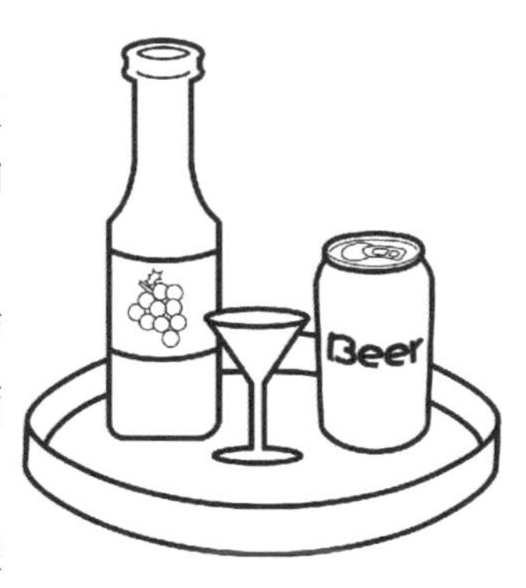

飲高度酒或大量低度酒，會使肝臟受損、腫大，神經系統遭受損傷，還可導致男性性功能減退，精子畸形；女子月經不調，排卵不規律，性欲減退等早衰症狀。

最好不要喝高度酒，可以適量喝一點葡萄酒或啤酒。若以酒精計，男性一天的飲酒量不要超過 25 克，即葡萄酒、黃酒 250CC，啤酒 650CC，50 度白酒 50CC；女性每天攝取酒精不超過 15 克，即葡萄酒、黃酒 150CC，啤酒 450CC，高度白酒 30CC。

（5）油炸、煙燻、燒烤食品

製作這類食品需經高溫處理，營養素損失很多，特別是維生素被大量破壞。炸里脊肉的維生素 B_1 和維生素 B_2 分別損失 43% 和 38%，炸油條時麵粉中的維生素 B_1 全部被破壞，維生素 B_2 受損約 50%，經常食用缺少維生素的食物，會影響人體的正常代謝，加快衰老過程。

在高溫環境中，尤其是在燒焦、烤焦時，蛋白質、脂肪會轉變成致癌的苯並芘等多環芳烴化合物和雜環胺類化合物；澱粉燒焦會產生致癌的丙烯酸胺；在煙燻食品時，食品會與煙直接接觸，使致癌物吸附在食品上，並隨存放時間的延長而深入食品內部。若經常食用含致癌物的食物，不但會誘發癌症，還會致人早老。

有人把油炸、煙燻、燒烤食品稱為「垃圾食品」，這種說法並不完全正確，因為它們畢竟有很好的色、香、味，能給予人們美好的享受，同時脂肪、蛋白質、碳水化合物畢竟是人類的必需營養素，只不過是吃得多了才對人體健康產生不良影響。

因此我們應該提倡「避害興利」，建議你不要常吃，一次吃少量，

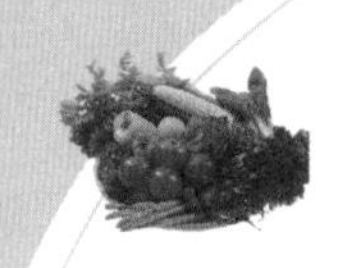

同時應多吃蔬菜或水果；因高溫油炸、燒烤中產生的致癌物苯並芘等，在口腔唾液酶的作用，被部分分解，且接觸的時間越長，分解毒物的效果越好，所以吃這類食品時應「細嚼慢嚥」，不要「狼吞虎嚥」。

（6）含鋁食品

太多的鋁可破壞神經細胞內遺傳物質 DNA 的功能，還可使神經傳導阻滯，引起智力下降、記憶力減退，易患癡呆症。油條及煎餅、含膨鬆劑的食品在製作時會特意添加明礬（硫酸鋁），含鋁食品不會因加熱而被破壞，所以應盡量少吃。

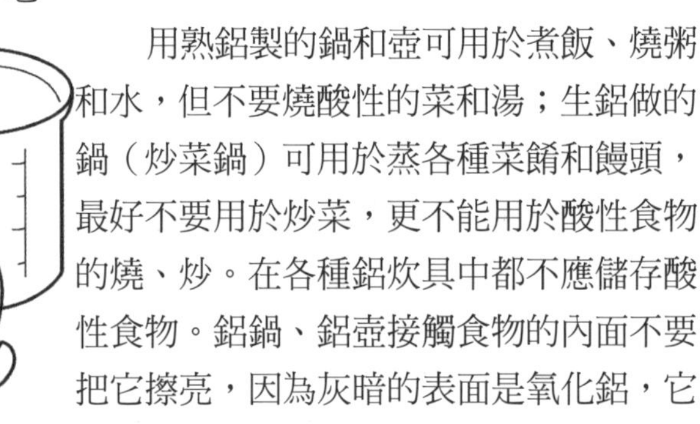

用熟鋁製的鍋和壺可用於煮飯、燒粥和水，但不要燒酸性的菜和湯；生鋁做的鍋（炒菜鍋）可用於蒸各種菜餚和饅頭，最好不要用於炒菜，更不能用於酸性食物的燒、炒。在各種鋁炊具中都不應儲存酸性食物。鋁鍋、鋁壺接觸食物的內面不要把它擦亮，因為灰暗的表面是氧化鋁，它有很好的防止鋁溶出的作用，有的家庭「太講衛生」，在擦亮外面的同時，把內面的天然「保護層」破壞了，曝露出的是金屬鋁，這樣做對人體有害無益。炒菜最好用鐵鍋，煮飯以不鏽鋼鍋或鋁合金鍋為好。

（7）被重金屬污染的食品

陶瓷上的彩色釉中含鉛、鎘等重金屬；錫酒壺、鍍鋅鐵皮做的酒壺及盛器放置食品，也可使其中的鉛向食品中轉移；用深井水煮水用的水壺中常會結垢，其水垢含有較多的砷、鎘、鉛等重金屬，會溶於飲水中；非食品原料（包括非食品添加劑）中常含高鉛，可引起人體造血、神經、消化、泌尿系統疾病及退行性病變，使人衰老。

應購買正規工廠生產的食品，以免吃進使用非食品原料生產的偽劣食品；不使用內面有花飾的陶瓷、塑膠餐具盛裝食品。

5. 哪些營養素可以幫助延緩衰老？

人到了中年以後就會逐漸出現聽力、視力減退，記憶力下降，動作及對外界的反應變得遲鈍，免疫力降低等衰老症狀，並會出現動脈硬化、高血壓、糖尿病、腫瘤等「老年病」。衰老雖然是自然規律，但是如果採取一定的措施就可以延緩衰老過程和速度。常用的方法是常鍛鍊體能、保持好心情和良好的飲食習慣等。

在我們的普通食品中存在許多具有延緩衰老作用的成分，其中維生素C、維生素E、胡蘿蔔素和微量元素硒、活性多糖等的抗氧化作用最顯著，不妨常吃，尤其是中老年人群。

(1) 維生素C

維生素C是一種水溶性維生素，它有很強的抗氧化作用，能有效清除活性氧自由基，對導致突變和癌變的損傷有保護作用。富含維生素C的食物如下（含量單位都是「毫克/100克」）。

富含維生素C的水果及含量：

梨2585、酸棗1170、鮮棗243、黑加侖181、奇異果62、山楂53、柑橘35、金橘35、柿子30。

富含維生素C的蔬菜及含量：

紅辣椒144、青辣椒90、花椰菜83、芥藍76、白蘿蔔77、豌豆苗67、苦瓜56、蓮藕44、菠菜39、綠莧菜47、紅莧菜30。

富含維生素C的野菜：

野莧菜153、魚腥草70、番薯葉56、香椿40。

(2) 維生素E

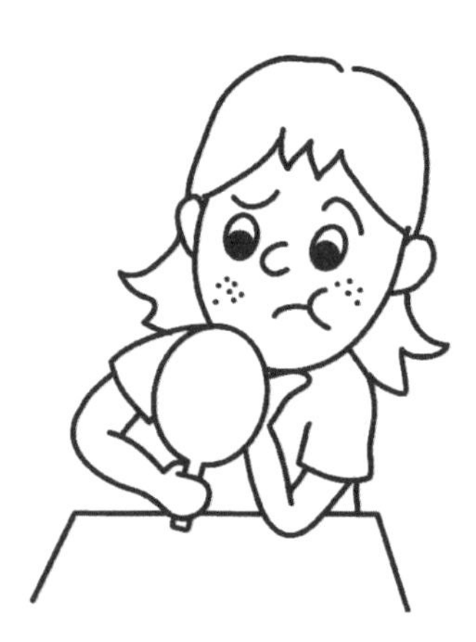

維生素E是一種有很強抗氧化作用的脂溶性維生素，它能阻斷脂質的過氧化作用，從而防止自由基對細胞的破壞，減緩衰老過程，並可增強免疫力，有預防動脈硬化、腫瘤等作用。

維生素E在堅果和植物油中比較多。當人體缺乏維生素E的時候，在體表和內臟都可能出現脂褐質（老年斑），皮膚彈性下降，皺褶增加。腦細胞中的脂褐質會使記憶力降低，是導致老年性癡呆發生的誘因。富含維生素E的食物介紹如下（含量單位都是「毫克/100克」）。

富含維生素E的堅果：

葵瓜子仁79.1、山核桃65.6、黑芝麻50.5、白芝麻38.3、松子仁32.8、杏仁18.5、南瓜子27.3、小核桃14.1。

富含維生素E的植物油：

麻油389.9、麥胚油133.0、豆油93.1、棉子油86.5、核桃油56.0、葵花油49.0、橄欖油26.0。

(3) 類胡蘿蔔素

類胡蘿蔔素包括 β- 胡蘿蔔素、番茄紅素、玉米黃素、葉黃素等，它是一類強脂溶性抗氧化劑，可清除羥自由基和超氧自由基等，提高人體抗氧化能力，能阻斷自由基對細胞蛋白質、DNA（去氧核糖核酸）及體內脂類物質的破壞作用，所以能防止許多種與衰老有關的慢性病的發生和發展。富含維生素類胡蘿蔔素的食物介紹如下（含量單位都是「微克 /100 克」）。

富含類胡蘿蔔素的蔬菜及含量：

番薯 5112、胡蘿蔔 4130、韭菜 3490、菠菜 2920、雪裡紅 2690、豌豆苗 2667、小白菜 1680、辣椒 1301。

富含類胡蘿蔔素的水果及含量：

柑橘 5140、芒果 3810、小葉橘子 2460、杏乾 610、哈密瓜 920、西瓜 450、柿餅 290、奇異果 130。

(4) 微量元素硒

穀胱甘肽過氧化酶能將具有氧化作用的過氧化物，還原成無毒的羥基化物，能夠保護細胞免遭氧化損傷，防止脂質過氧化作用。而硒是穀胱甘肽過氧化酶的重要組成成分。缺乏硒會加快人體衰老。富含硒的食物介紹如下（含量單位都是「微克 /100 克」）。

富含硒的食物：

海參 150.0、豬腎 111.7、牡蠣 86.6、海蟹 82.7、蛤蜊 77.1、蝦皮 74.4、牛腎 70.3、河蟹 56.7、黃魚 55.2、雞肝 38.6、帶魚 36.6、鱔魚 34.6。

（5）活性多糖

多糖又稱多聚糖，指含有 10 個以上糖基的聚合物，活性多糖是專指具有某些特殊生物活性的多糖化合物，它們具有增加腦和肝臟 SOD（超氧化物歧化酶）活力，清除自由基，降低脂褐質的含量，從而有延緩衰老的作用。活性多糖還有調節免疫功能、抑制腫瘤、保護心血管、抗輻射、降血脂、降血糖、控制肥胖等功能。富含活性多糖的食物：香菇、蘑菇、黑木耳、銀耳、金針菇、枸杞、茶葉等。

（6）磷脂

磷脂是卵磷脂、腦磷脂、肌醇磷脂等成分組成的複雜混合物，它能延緩腦細胞萎縮和腦力衰退，記憶力下降、動作遲緩及老年性癡呆的發生和發展。富含磷脂的食品：大豆、花生、芝麻、雞蛋和動物肝臟。

（7）超氧化物歧化酶（SOD）

衰老都與機體過氧化反應有關，自由基過多不但會促使人體衰老，還會誘發多種疾病，而超氧化物歧化酶是自由基清除劑。隨著年齡的增加，人體產生的清除自由基的超氧化物歧化酶逐步減少，所以會加快衰老的步伐，並誘發糖尿病、白內障、癌症等，而攝取超氧化物歧化酶是延緩衰老的重要方法之一。

富含超氧化物歧化酶的食物：動物肝臟和血液等多種動物組織以及杏仁、菠菜、番茄等植物。

（8）其他

葡萄皮和葡萄籽中的花青素，茶葉中的茶多酚，大豆中異黃酮，番茄和西瓜中的番茄紅素等也有抗氧化、延緩衰老的功效。

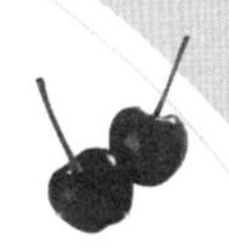

6. 老年人不要常吃素

現在肥胖的老年人很多，有的人以為「罪魁禍首」是吃葷菜；也有的人怕得高血脂、高血壓、糖尿病，所以改吃常素。水果、蔬菜所以會預防一些慢性疾病主要是因為它們產生的能量少，含的飽和脂肪酸比較低，不含膽固醇，這兩種是引起「富貴病」的禍根。

而且素食者攝取的維生素 C 及維生素 E 多，它們都是抗氧化劑，具有延緩衰老、抗疲勞、抗腫瘤作用，又因攝取的膳食纖維多，可以改善便祕，預防腸癌，降低膽固醇，減少心腦血管疾病發生率。不吃肉禽類的素食者，體重相對較低，慢性病的發病率也較少。

但是不適當的素食也會影響健康。有一份調查顯示，對某地寺廟中 90 名僧尼做營養調查，發現他們大多患有不同程度的營養不良症，主要表現是蛋白質、維生素 D 和鐵、硒、鋅等微量元素攝取不足。壽命也不比普通人長。長期完全素食者的蛋白質、脂肪、碳水化合物攝取比例失去平衡，從而出現消瘦、貧血、消化不良、精神不佳、記憶力差、抗感染能力下降等一系列症狀。

素食者容易缺鈣，又因植物型食物中幾乎不含維生素 D，所以容易導致鈣大量流失，引起骨質疏鬆。維生素 B_{12} 是造血和神經系統的必須營養素，植物型食物中幾乎沒有維生素 B_{12}，導致巨幼紅血球貧血，並出現憂鬱、記憶力下降等症狀。缺鋅也會影響免疫功能，缺鐵導致貧血，食欲減退，易疲乏無力，嚴重的還會影響智力和認知能力。

有的素食者是吃蛋、乳製品的，由於他們可以從蛋、乳製品中獲得優質蛋白質，所有一般營養狀況良好，但不吃肉、禽類，而肉禽類中的鐵、鋅是乳製品、蛋及蔬菜中所缺乏的，因此容易缺少這兩種礦物質。雖然蔬菜中不缺少鐵，但是蔬菜中的鐵是人體難以吸收的，又因為蔬菜中含有較多的草酸，還會抑制鐵、鋅、鈣等礦物質的吸收，所以很容易因缺鐵而致貧血及多種微量元素缺乏症。

有的素食者是「絕對素食者」，他們不但不吃雞、鴨、魚、肉，也不吃蛋類和牛奶，因此這些人更容易是鋅、鐵等礦物質和微量元素的缺乏症者。他們還常因缺少蛋、奶等動物性食物中的優質蛋白質，所以他們更容易得營養不良症。缺少蛋白質會加速老年人的肌肉萎縮，使運動協調能力變差，從而增加跌倒風險，如果在缺少蛋白質的同時又缺鈣和維生素 D，發生骨折的機率更高。

吃蛋與奶的素食者建議每天應吃主食 300 克，其中雜糧（如燕麥，其含蛋白質較多）應佔 30% 以上，牛奶 300CC（最好喝 100CC 優酪乳，因為優酪乳中不但保存了牛奶中的全部營養素，還可在發酵過程中新增加了 B 群維生素和有益的乳酸菌），雞蛋一個，豆奶 300CC，蔬菜 500 克以上（綠色蔬菜佔一半），水果 200 克。

如果你是不吃蛋和乳製品的「忠實素食者」，每天應吃主食 350 克，其中雜糧應佔 30% 以上，喝豆奶 350CC，吃豆製品 250 克以上（最好每天喝 100CC 豆奶，以便從中獲得容易吸收的蛋白質和新形成的 B 群維生素及乳酸菌），菌菇類 100 ～ 150 克，花生 50 克，蔬菜 600 克以上（綠色蔬菜佔一半），水果 250 克。

為了你的健康，以下進食建議供你參考：

❶補鐵：主食中增加黑米、小米、黑芝麻、紅豆等富鐵食品；用鐵鍋炒菜，最好在炒菜時再加點醋，有助於鐵的吸收；適當多吃一些富含維生素 C 的棗類、山楂、奇異果、綠葉蔬菜、番茄等也有利於鐵吸收。

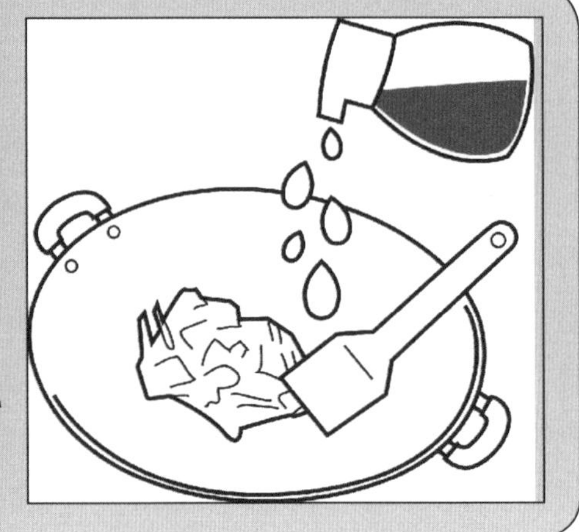

❷補鋅：常吃葵瓜子、黑

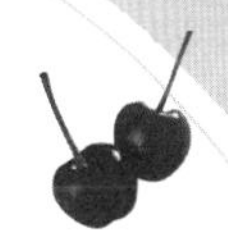

芝麻及核桃等堅果類富鋅食物；吃饅頭、麵包及豆乳腐、麵醬等發酵食品，有利於鋅的吸收。

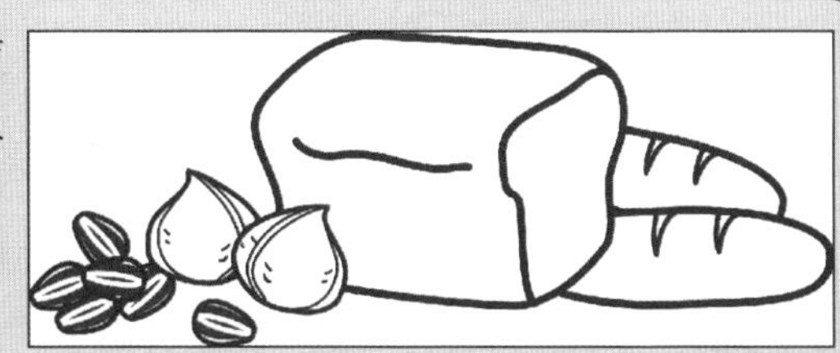

❸其他：多吃香菇、木耳、金針菇、蘑菇等菌菇類食品，以攝取一般素食食品中常缺少的維生素 B_{12}。

素食者在必要時可以在營養師的指導下，服用含有多種維生素和礦物質的營養補充劑，以便能獲得足夠的鐵、鋅、鈣等礦物質和多種維生素。

7. 老年人每天都應該攝取適量的水

正常人的體重中 70% 是水，年齡越小含水越多：新生兒體內含水 80%，而「乾癟老人」只有 50% 多。

人體各組織器官中牙齒及骨骼含水最少，分別只有 10% 和 25%；脂肪含水 30%，肌肉含水 72%，而血漿中的水分最多，達 97%。體內的水一半在細胞內，另一半在血漿、細胞間液及各種體液中。

人體如果失水 2% 會感到口渴，5% 則會煩躁不安，10% 時出現眼眶凹陷、皮膚彈性減退等明顯脫水症狀，若達 15%，則會昏迷不醒，失水 20% 可危及生命。禁食不禁水一般認為大約可活 10 天，而在某地礦難中曾有 3 名倖存者竟然單純靠喝水活了 25 天，創造了人間奇蹟。

在大地震時，大家都知道「搶救的黃金 72 小時」，即是指人體在 72 小時內不喝水就有生命危險。

人的生命活動之所以離不開水，是因為體內的各種營養物質和氧

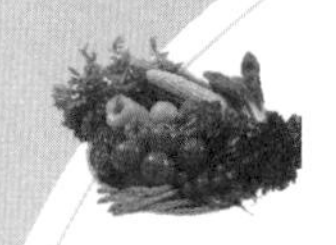

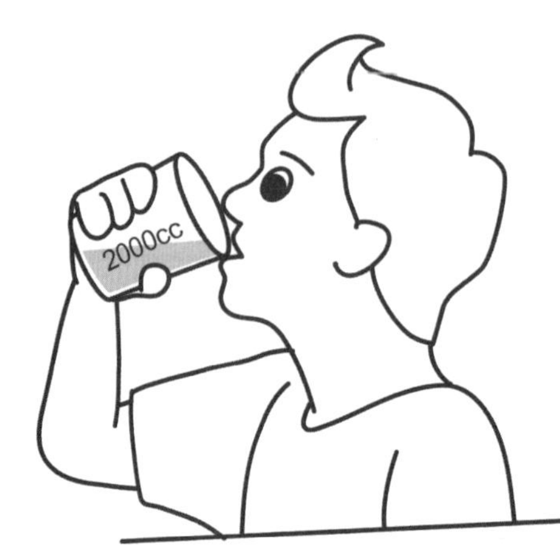

氣的吸收、輸送以及廢物的排出必須要有水分；體內各種生理活動包括酶的活力必須在有水的條件下進行，如果沒有水，所有的代謝都將停止；關節、肌肉、消化道、呼吸道、眼球、內臟等活動的潤滑劑是水；酸鹼平衡、電解質平衡、體溫調節都需要水。在 24 小時內，人從尿中排泄水約 1,400CC，呼吸時損失 400CC，為濕潤大便帶出水 100CC，無感覺的體表水蒸發 600CC。當氣溫高於 29℃或活動量較大時，人開始顯性出汗。

有人做過調查，重體力及劇烈活動時，每小時最高的出汗量可達 1,000CC。從以上的消耗水量計算，每人每天一般應攝取 2,500CC 水。其中從各種飯菜、水果中供應 1,000CC 左右，而蛋白質、碳水化合物、脂肪分解時會產生代謝 300CC，所以每人每天另外需喝 1,000 ～ 1,200CC 水。

雖然喝水是每天的必修課，但還是有一些需要提醒的地方：

❶每個人攝取的水量與排出的水量一般呈動態平衡的，當一般人感到口渴時，人體大約已失水 2%，而老年人對失水口渴的感覺不太靈敏，所以，一旦覺得口渴了，實際上體內已經缺水更多，可能對人體代謝已造成影響，故不管是什麼年齡的人，特別是老年人，不應到了口渴時，更不應在很渴時才想到要喝水。為了你的健康，建議你應少量多次飲水，不斷地補充體內需要的水分，以保持良好的新陳代謝和正常的生理功能，多出汗時應多喝水，這對老年人來說更重要。

❷睡前 2 小時飲一杯水，以預先補充夜間損失的水分，可減少因血液黏稠度增加而導致心腦血管疾病的發作，而晨起飲一杯水能彌補夜間

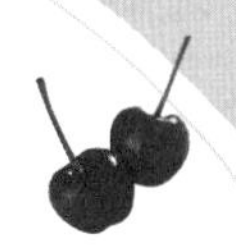

喪失的水，對於老年人，特別是患有動脈硬化、高血脂、高血黏度、高血壓的老年人顯得更重要。

❸每次不要喝太多的水，老年人以200CC左右為好。如果口很渴，可以隔15分鐘後再喝上述的量。須知道的是人體對水的攝取量也不是越多越好，因為人體的細胞膜是半透膜，水分子可以自由滲透，如果短時間內攝取大量的水，會使血液和細胞間質液被稀釋，因滲透壓降低，水分子就會滲透到細胞內，導致細胞腫脹，出現水中毒症狀。

人的腦細胞對此最為敏感，腦細胞在水中毒時會因腫脹而使顱內壓增高，出現頭痛、疲乏、嘔吐、視力模糊、呼吸及心率減慢等症狀，嚴重的可致抽搐、昏迷，甚至死亡。

對於腎臟、心臟功能不全者，要限制進水量，否則會使有病的器官不堪重負，加重原有的病情。

❹飯前半小時不要大量喝水，以免稀釋了胃液，影響正常的消化功能，而飯前一小時喝100～150CC水有利於消化液的分泌。

❺大量出汗不要喝大量冷飲，以喝淡鹽水或溫開水為好。

❻如果是喝自來水，應燒開，並只能燒開一次，不能反覆多次加熱，否則會因多次燒開而造成自來水中的重金屬被不斷濃縮。燒開後冷卻不久的水，水中氣體最少，水分子間連接最少，與人體細胞的親和力最強，喝這樣的水最有利於健康。燒開的水放在室溫下3天，亞硝酸鹽增加到0.9毫克/升，這種水輸氧的能力大大降低，還有潛在的致癌作用，所以喝涼開水也應該是「新鮮」的。

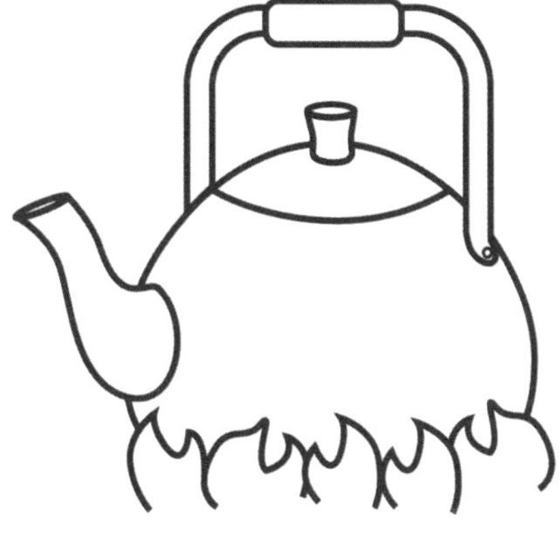

❼最好喝經過藥用炭（活性炭）等淨化處理過的過濾水，以去除其中的有害有機化合物和重金屬。

8. 蔬菜、水果對老年人有良好的保健作用

現在大家都知道應該多吃蔬菜和水果，因為蔬菜除了含有眾所周知的維生素 C、B 群維生素、鈣、鉀、鎂等礦物質等營養素外，它們還有一些特殊的成分，因此有許多保健作用。尤其是具有抗氧化、抑制腫瘤、調節免疫力、降低膽固醇、延緩衰老和預防多種慢性病的功效。

(1) 各種蔬菜的保健作用

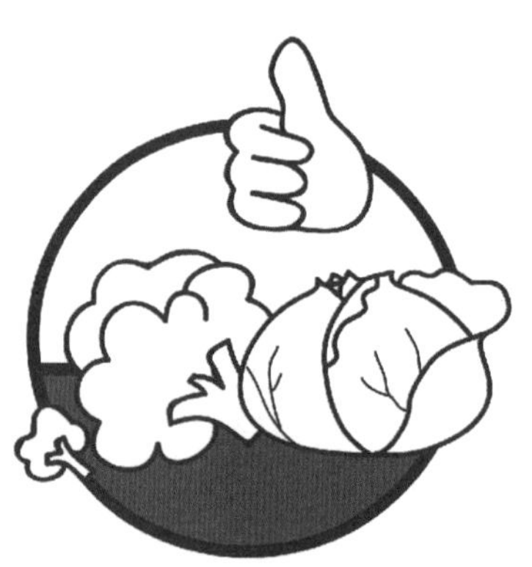

蔬菜富含水分、礦物質、胡蘿蔔素、B 群維生素、維生素 C、葉酸和纖維素等，產生的能量很低，每 100 克產熱 50 千卡左右，整體來說，深色蔬菜（指深綠色、紅色、橘紅色、橘黃色、紫紅色蔬菜）含的維生素 B_2、C 較淺色的多，還有葉黃素、葉綠素、番茄紅素、花青素等特殊保健成分。

一般而言，葉子中含的維生素比莖部、根部多，膳食纖維根部少於葉子，瓜類的營養價值低於葉菜類。海產的藻類海帶、紫菜富含碘，對缺碘地區的人群是很好的保健食品；淺色的蔬菜（花椰菜、高麗菜等）含有的異硫氰酸鹽有抑制腫瘤作用。菌藻類含有的蛋白質、多糖、鐵、鋅、硒較高，對人體有很多保健作用。

各類蔬菜功能解說：

① 芹菜

其含有的蛋白質、維生素和鈣、鐵都高於一般蔬菜，其中葉子的營養價值高於莖（大多數人吃芹菜不吃葉子是最大的營養素浪費），富含的這些成分能降低毛細血管通透性和脆性，有降低血清中膽固醇，降低

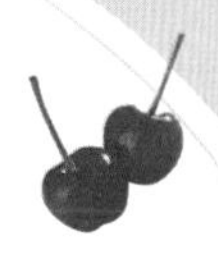

血壓，預防冠心病等作用，如果是沒有受到污染的新鮮芹菜，經過徹底清洗，榨汁也是很好的天然蔬菜汁。

② 香菜

具有芳香物，具有理氣、健脾的作用。用水煮坐浴可以治療脫肛。

③ 白蘿蔔

含有的維生素C是梨的10倍，含有的干擾素誘生劑有抗腫瘤、抗病毒作用，特別是生食效果更好。含有的糖化酵素能分解致癌的亞硝胺。

④ 馬鈴薯

富含膳食纖維，有降低膽固醇和防治便祕的功效，對食欲不振、潰瘍病有輔助治療作用。

⑤ 冬瓜

具有利水、清熱、消腫作用，患有蕁麻疹者喝冬瓜皮煎的湯有治療作用。

⑥ 韭菜

冬季食用有溫腎壯陽，夏季食用有開胃、幫助消化的作用。有便血、血尿者每天飲20～30CC韭菜汁有幫助止血的作用。

⑦ 菠菜

在蔬菜中它含的蛋白質、葉綠素、鈣、鐵、維生素C、維生素A及B群維生素都是較高的，便祕、高血壓患者用麻油拌菠菜可使大便通暢，血壓下降；缺鐵性貧血患者常吃菠菜可以使血色素增高；皮膚搔癢者常吃菠菜可以減輕症狀。但菠菜含較高的草酸，會影響礦物質鈣的吸收，但是只要用沸水燙一下再吃就可以降低80%的草酸。

⑧ 大蒜

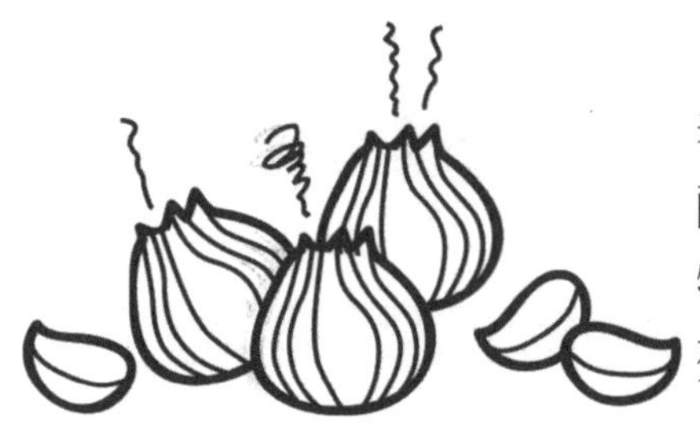

它是白色蔬菜中的「傑出代表」富含具有特殊生理功能的蒜胺酸、大蒜辣素、大蒜新素和超氧化物歧化酶（SOD）。大蒜至少有下列保健作用：

❶抗菌：大蒜對多種球菌、桿菌、真菌、原蟲等都有抑制和殺滅作用。

❷能清除自由基：有保護肝臟、維持正常代謝和延緩衰老的作用。

❸提高免疫力：大蒜是種免疫激發劑，所以可提高機體免疫功能。

❹保護心血管系統：大蒜有防止血脂升高、動脈硬化，擴張血管，預防血栓的作用。

❺調節血糖濃度：給患糖尿病的小鼠餵大蒜提取液，數小時後血糖開始下降。

❻抗腫瘤：大蒜含有硒化合物，能刺激人體免疫細胞反應，抑制癌細胞的分裂和生長，對結腸癌、乳癌、皮膚癌、肺癌、肝癌和胃癌等有一定預防和抑制作用。

⑨ 洋蔥

有輔助降血糖功能，睡前聞洋蔥氣味有助於催眠、入睡。

⑩ 苦瓜

苦瓜蛋白能提高人體免疫力，能抑制淋巴癌增殖。

⑪ 香菇

香菇多糖有抑制癌細胞的作用。

⑫ 大豆

異黃酮、皂苷、染料木素能抑制腫瘤細胞血管增生和組織中癌細胞

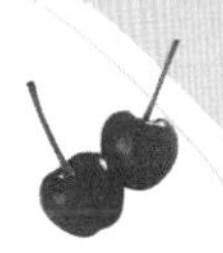

擴散及發展，對防治乳癌、腸癌有好處。

⑬ 番茄

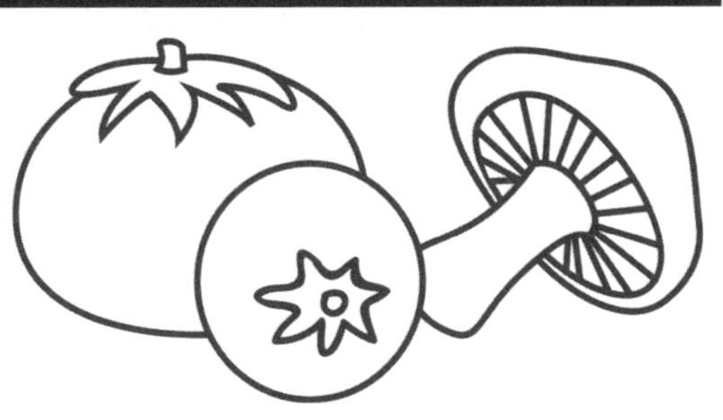

含有豐富的維生素、礦物質及有機酸，特別是其中的番茄紅素有抗氧化，預防前列腺癌的作用，具有健胃消食、清熱解毒的作用，番茄對於癌症、高血壓、貧血、退燒、牙齦出血、潰瘍病、口苦有一定防治作用，能延緩衰老。

⑭ 胡蘿蔔

中醫認為胡蘿蔔有補氣、健胃、幫助消化、止咳的功能。用油炒有利於胡蘿蔔素的吸收，在體內能轉變成維生素 A，有防治夜盲症、提高免疫力、殺死腫瘤細胞的作用。對防治鼻咽癌、口腔癌、食道癌有輔助治療作用。

⑮ 香椿

香椿含有較多的維生素 C、胡蘿蔔素和蛋白質，中醫認為香椿有清熱解毒、健胃理氣、止瀉的作用。但是新鮮的香椿含有較高的亞硝酸鹽，多吃有害，甚至會中毒，據研究，如果經過沸水燙，亞硝酸鹽的濃度會從每公斤 34.1 毫克降到 4.4 毫克。

⑯ 花椰菜

屬於十字科蔬菜，含有吲哚 -3- 甲醇及蘿蔔硫素，有預防胃癌、乳癌和結腸癌等癌症的作用。

加工蔬菜宜急火快炒，以減少維生素損失；膳食纖維的軟化，可以改善口感；帶油燒煮有利於胡蘿蔔素、番茄紅素的吸收利用；燒好即食口味最好，還可以防止亞硝酸鹽的產生與蔬菜變質。

(2) 蔬菜、水果常見的特殊成分

① 黃酮類化合物

在豆類、穀類、紅葡萄、柑橘、蘋果、黑莓、桃子、櫻桃、胡蘿蔔、番茄、菠菜、洋蔥、黃瓜、萵苣等富含黃酮類化合物。黃酮類化合物具有改善血液循環、抗氧化，抗動脈硬化、降血脂、防輻射、治療便祕、祛黃褐斑、防衰老等作用。對預防糖尿病患者視力下降，防止血管系統併發症有一定效果。

② 多糖

菌類、藻類中富含活性多糖、香菇多糖、枸杞多糖、銀耳多糖等有一定的抗自由基等作用。

③ 萜類化合物

存在於柑橘類、黃豆、靈芝、食用香料中，三萜皂苷具有抗菌、降壓、抑制心悸、減慢心率、鎮靜作用。

④ 有機硫化合物

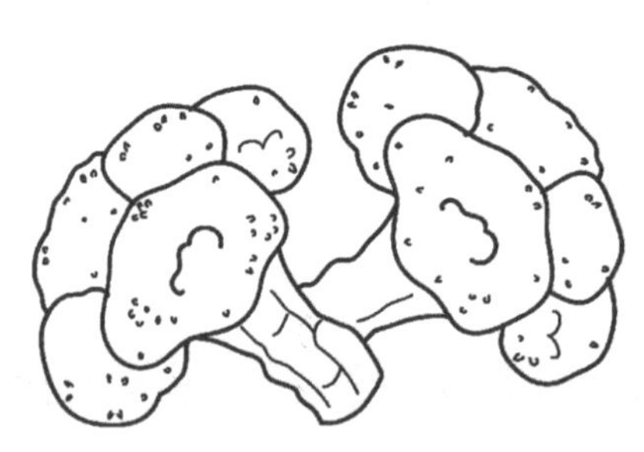

多存在於十字科蔬菜的高麗菜、綠花椰菜、甘藍和蔥、蒜中。有機硫化合物具有抗誘變和抗腫瘤作用。有機硫化物可誘導腫瘤細胞凋亡，抑制腫瘤細胞 DNA 加合物的形成，清除自由基等。

⑤ 亞油酸

含亞油酸豐富的食物有紅花油、葵瓜子油、大豆油、玉米油、芝麻油、花生油、茶油、菜子油、葵瓜子、核桃仁、松子仁、杏仁、桃仁等。膽固醇必須與亞油酸結合後，才能在體內進行正常的運轉和代謝。如果

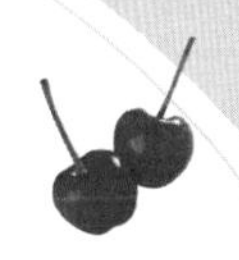

缺乏亞油酸，膽固醇就會與一些飽和脂肪酸結合，發生代謝障礙，在血管壁上沉積下來，逐步形成動脈粥樣硬化，引發心腦血管疾病。所以亞油酸能降低血液膽固醇，預防動脈粥樣硬化。

⑥ 花青素

藍莓、葡萄等水果含有較高的花青素，它有清除體內多餘的自由基、抗氧化的功能，其抗氧化的能力是維生素 E 的 50 倍，維生素 C 的 20 倍。

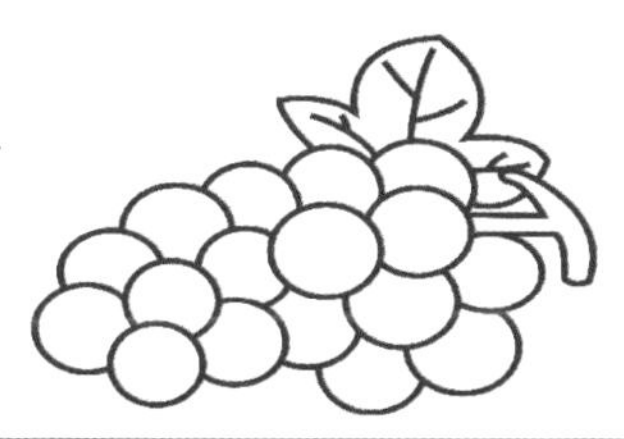

⑦ 葉黃素

在自然界中葉黃素與玉米黃素共同存在，是構成玉米、蔬菜、水果、花卉等植物色素的主要組分，黃玉米中所含葉黃素特高。天然葉黃素是一種性能優異的抗氧化劑，有預防細胞衰老和機體器官衰老，老年性眼球視網膜黃斑退化引起的視力下降與失明的作用。

⑧ 玉米黃素

玉米黃素是一種存在於黃玉米、枸杞、蔬菜、水果中的天然類胡蘿蔔素，許多研究都證實它具有預防老年性黃斑病變、白內障、心血管疾病、抗癌等功效。

(2) 蔬菜、水果具有的特殊保健功能

① 有利於控制體重

蔬菜和水果富含膳食纖維和水分，膳食纖維在胃腸道中會吸水膨脹，使體積增加，從而產生飽腹感，可以減少進食量，且其本身產生的能量又很低，有利於控制體重。

② 降低心血管疾病的風險

世界衛生組織及聯合國糧農組織的一份報告中指出，增加蔬菜、水果攝取的同時減少脂肪的攝取，能有效降低高血壓及心血管疾病的發病風險。

③ 防治癌腫

蔬菜和水果是世界公認的防癌食物，美國癌症研究所和世界癌症研究基金會的研究結果證實，蔬菜和水果含有類胡蘿蔔素、維生素C、黃酮類化合物，有機硫化合物及異硫氰酸鹽等抗氧化物質，它們能減少細胞突變的機率，使人體的DNA免受損傷，促進DNA修復。且膳食纖維縮短了糞便在腸道中停留的時間，減少糞便中致癌物及多種有毒物質對腸道的不良刺激，促進次級膽汁酸的排出，所以經常吃新鮮的蔬菜及水果能降低人體罹患多種癌症的危險性。

④ 有預防II型糖尿病功效

國外的一份調查顯示，油炸食品、高脂奶製品、紅肉、奶油、糖、精製穀類等有增加II型糖尿病的危險，而每天吃較多蔬菜、水果的人患II型糖尿病的危險性會顯著減少。

⑤ 消除便祕

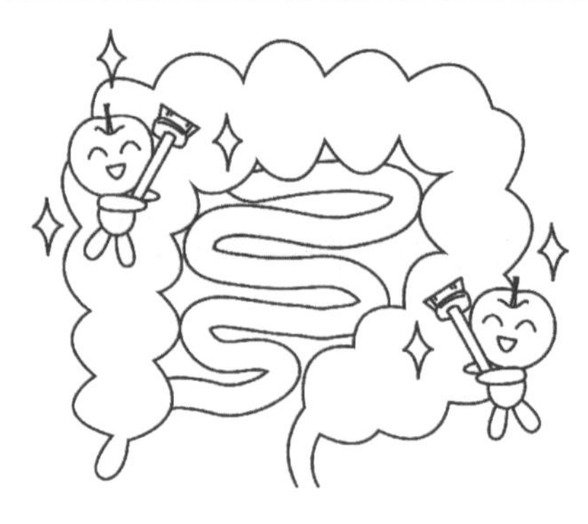

蔬菜和水果中大量的膳食纖在維吸收水分之後，可以使糞便的體積增加，並使糞便變得柔軟，並且促使腸蠕動增加，減少糞便在腸道中的停留時間，所以能有效地防治便祕。

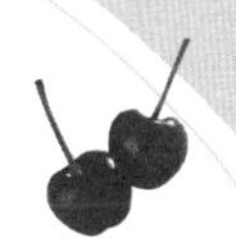

9. 老年人常吃「非必需營養素」有益

蛋白質、脂肪、碳水化合物、維生素和礦物質是人體需要的五大必需營養素。大家都知道，上述物質的攝取不足或過量都會影響健康。現今，高脂肪、高蛋白質、高熱量的飲食，已使高血脂、脂肪肝、冠心病、腫瘤、糖尿病等慢性病在中老年人中高發，並有「年輕化」的趨勢。在認識了必需營養素攝取太多或比例失調而致的健康損害後，大家若能適量攝取各種「非必需營養素」是大有好處的。

近幾十年來，國內外營養學家在深入研究各種營養素的同時，發現了食物中有許多「非必需營養素」的物質，他們雖然不屬於上述五大類營養物，但對於提高機體免疫力、延緩人體衰老，預防腫瘤、心血管疾病、糖尿病等慢性病發揮十分重要的作用。而這些「非必需營養素」的成分主要集中在蔬菜和水果中。

科學家對蔬菜、水果的成分作了大量的研究後發現，除了早已知道的維生素 C、微量元素等營養素外，還有較多的纖維素、半纖維素、木質素、糖蛋白、果膠等膳食纖維，他們有很強的「持水性」，功能如下：

❶能增加人體糞便的體積和排便的速度。

❷能吸附腸道內的內源性有毒物質。

❸能與有毒化學品等外源性有毒物質結合，促使他們排出。

❹能與陽離子結合，從而對消化道的酸鹼度、滲透壓以及氧化還原電位產生影響，利於其他營養素的消化吸收和礦物質的代謝。

❺吸附膽固醇和膽汁酸等有機分子，調節腸道內菌群，抑制有害細菌的生長繁殖。

❻膳食纖維還使人不易產生饑餓感而減少進食，從而能控制能量的過多攝取，對預防肥胖病甚為有益。

不同的蔬菜、水果還有其特有的「非必需營養素」，例如大豆、扁豆、綠豆、豇豆和花生中，含有水蘇糖、棉子糖等低聚糖，他們雖不為人體提供熱能，但有促進雙歧桿菌增殖，利於腸道菌群平衡的作用：

❶茶葉中的茶多酚、茶嘌呤鹼、茶多糖有清除自由基、強心、利尿、助消化、延緩衰老等作用。

❷青椒、洋蔥、檸檬、柑橘、番茄、櫻桃、葡萄、茶葉等含有豐富的黃酮類化合物，具有清除自由基，保護心血管系統，抗腫瘤，抗化學性毒物對肝臟毒作用等。

❸香菇、黑木耳、金針菇、銀耳、茯苓等真菌類食品中含有某些多糖成分，具有活化巨噬細胞，刺激抗體產生，提高人體免疫力。

❹番茄、西瓜、南瓜等含有的番茄紅素對預防結腸癌、直腸癌、胃癌有一定作用。

❺葡萄、蘋果、甘蔗、苜蓿、小麥含有的二十八醇可提高人體應激能力和反應靈敏度，並有改善心肌功能、增加耐力、體力等作用；米糠中的穀維素有抗氧化、延緩衰老作用；各種植物的光合色素——葉綠素有促進傷口癒合、抗突變、降低膽固醇等作用。

❻葡萄、櫻桃中的花青素可降低血脂和低密度脂蛋白，有預防冠心病的作用；大蒜和洋蔥含有硫化丙烯，對預防冠心病和多種腫瘤有效。

❼蘆薈中的蘆薈素、蘆薈大黃等有增強免疫力、抗腫瘤、保肝等作用。

其實，「非必需營養素」物質還有很多很多，雖然他們主要存在於蔬菜和水果中，但是也有一些存在於動物性食品，尤其是在水產品中。例如蝦、蟹等含的蝦黃素具有清除自由基、抗氧化及增強免疫功能的作用；海參中的黏多糖有提高免疫力，抑制肺癌生長及抗凝血的作

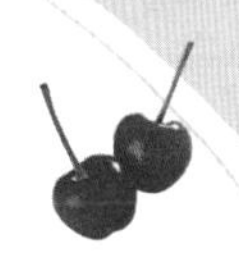

用；鮑魚中的鮑靈具抗腫瘤作用等。

人到了老年，生理調節和代謝功能逐步減退，免疫力會不斷下降，容易得多種疾病，這是客觀規律，但老人們也不要消極「等待」，應該透過自己的努力來延緩衰老過程，不斷提高自己抵抗疾病的能力：參加適當的活動、良好的心態和健康飲食都有延緩衰老的作用，其中常吃「非必需營養素」對改善老年人的生理功能有特別良好的作用，且這些「非必需營養素」的來源非常豐富，價格也很適合退休老人。

因此，你除了每天喝一瓶牛奶，300 克左右糧食和適量的魚、肉、蛋外，不要忘記吃多種含「非必需營養素」的食品。

10. 要為大腦提供良好的營養

大腦是人體最重要、最活躍的器官，人的思維、記憶、對各種刺激作出正確的及時反應和指令都離不開大腦，但是它要有能量和物質基礎作支持。

(1) 大腦細胞的特點

腦神經細胞只能在子宮裡生長，出生後不可能再增加，錯過這個機會再補充任何營養素也無濟於事，所以孕婦應該特別注意營養素的攝取，特別是碘、葉酸和 DHA（二十二碳六烯酸）等。人的一生中只有出生時形成的 120 億～ 140 億個腦細胞，且隨著年齡的增加而不斷地死亡，死一個就少一個，所以老年人的智力、記憶力等都會不斷下降，不少 55 歲以上的人在作腦部 CT（斷層掃瞄）時，會因腦組織結構體積縮小，腦實質減少，腦回變平，腦溝增寬增深，腦室和蛛網膜下腔擴大而被稱為「老年腦」。而經常保持良好的大腦營養可以延緩智力減退及「老年腦」的出現。

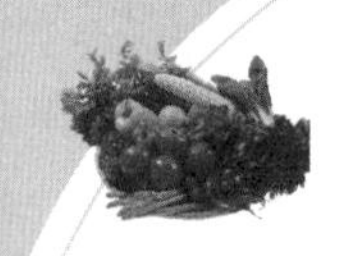

神經細胞不像肝臟、骨骼、肌肉等其他器官或組織遭受到損傷後可因細胞分裂增殖而得以恢復，這也是一旦得了腦炎、一氧化碳中毒、脊髓受損、卒中（腦中風）等疾病後患者智力下降、肢體活動障礙等而不能完全恢復的主要原因。

腦的重量雖然只佔人體總重量的 2%，但其消耗的能量是人體總消耗量的 20%。大腦活動的能量來源是葡萄糖，大腦活動還需要脂類、蛋白質、維生素 A、維生素 B_1、維生素 B_{12}、維生素 C、維生素 E 和碘等營養素參與。

(2) 腦細胞需要的脂肪、蛋白質和碳水化合物

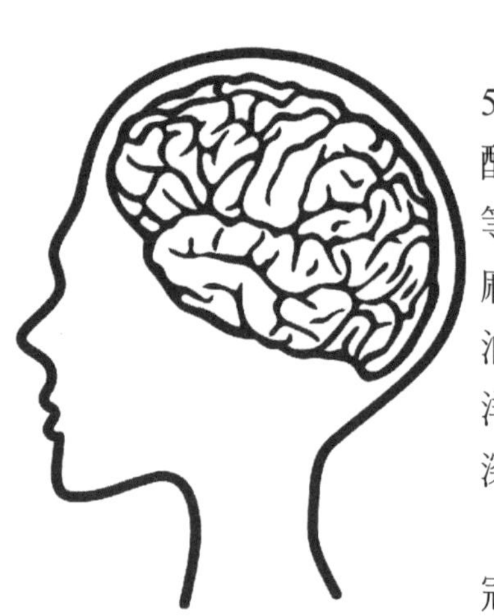

如果去掉水分，大腦組織成分中 50 ～ 60% 是脂肪，其中主要成分是亞油酸、亞麻酸、DHA（二十二碳六烯酸）等不飽和脂肪酸。人體需要的亞油酸和亞麻酸主要來源於芝麻油、花生油、大豆油、核桃油等植物油中，DHA 存在於海洋魚類、蝦類、藻類及微生物中，特別是深海魚油的 DHA 含量較高。

中老年人，尤其是高血壓、高血脂、冠心病患者，攝取適量 DHA，對預防心腦血管疾病、腦早衰、老年性癡呆有一定好處。由於腦細胞之間的資訊傳遞和記憶還需要「記憶傳遞因子」乙醯膽鹼，它是由磷脂醯膽鹼轉化而來，當乙烯膽鹼含量適當時，神經細胞之間傳遞加快，記憶效率提高，思維能力增強；如果供應不足，就會導致大腦疲勞，記憶力和思考能力降低。蛋黃、肉禽、牛奶、大豆、豬肝、花生是乙醯膽鹼主要來源。

由此可見，脂肪在大腦活動中發揮著重要作用。老年人更應注意適當補充，但是不要吃得太多，因不論哪一種脂肪都會產生很高的能量，

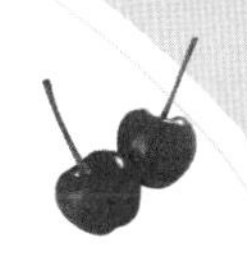

過多攝取會引起肥胖，並出現一系列相關疾病。特別是動物脂肪，因為其中含有太多的飽和脂肪酸。

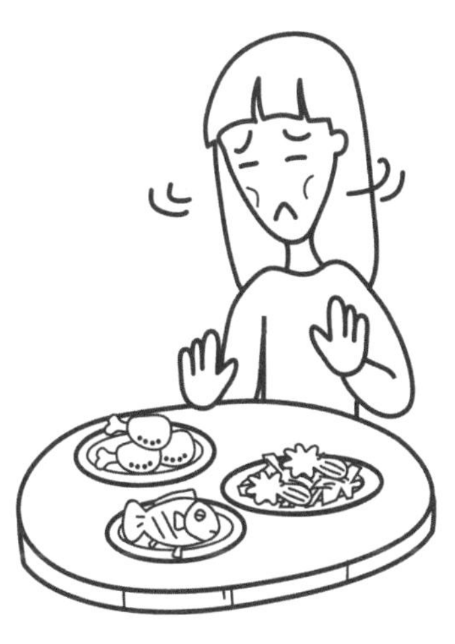

大腦細胞的另一重要成分是蛋白質，優質蛋白質中的必需胺基酸能增強大腦的活性，提高大腦功能，魚、蝦、奶、禽、畜等是優質蛋白質的重要來源。牛磺酸能促進腦細胞 DNA（去氧核糖核酸）、RNA（核糖核酸）的合成，增加神經細胞膜的磷脂醯乙醇胺含量和腦細胞對蛋白質的利用率，從而促進腦細胞的發育，增強學習記憶能力。海洋生物體內的牛磺酸含量很高，哺乳動物的神經、肌肉和腺體組織中的含量也比較高，尤其在腦內的含量顯著高於其他臟器組織，所以民間有「吃腦補腦」的說法。

糧食中的碳水化合物在體內會分解為葡萄糖，而葡萄糖是大腦能量的唯一來源，只有保持正常的血糖標準才有利於維持大腦活動的正常運行和神經系統的高速傳遞，保持良好的記憶和思維效率，所以有的人為了減肥而不吃或很少吃糧食，實質上是對大腦的摧殘。

（3）腦細胞需要的維生素和礦物質

維生素 B_1 被稱為精神性維生素，這是因為維生素 B_1 對神經組織和精神狀態有促進成長作用；當維生素 B_1 缺乏時，會出現記憶力明顯減退、眼肌麻痹、眼球震顫和共濟失調等。

維生素 B_6 和維生素 B_{12} 對於保護神經系統的功能也是必需的，酵母粉、小麥胚芽含維生素 B_6 量最多，其次是米糠、白米、肉類、家禽、魚、馬鈴薯等。維生素 B_{12} 存在於動物的食品、發酵型豆製品、肉類、雞蛋等。

維生素 E 能加快清除受損細胞和衰老細胞的速度，從而保護了腦組織和免疫系統。適量的維生素 E，可降低患老年癡呆症的危險性的機率，各種油料種子和植物油以及杏仁、板栗和核桃等堅果，蘑菇、香菇、黑木耳等菌菇類，菠菜、萵苣等綠葉菜，胚乳、肉類、乳製品、蛋和魚肝油中都富含維生素 E。

維生素 C 有抗氧化作用，對防止早老也有一定作用。新鮮的紅椒、青椒、刀豆、扁豆等蔬菜，紅棗、山楂、柳丁等水果以及玉米、紅豆、綠豆等能提供豐富維生素 C。

葉酸缺乏可引起神經管未能閉合而導致胎兒無腦畸形及脊柱裂為主的神經管畸形，所以婦女在準備懷孕前就要補充葉酸。葉酸是一種廣泛存在於綠色蔬菜中的 B 群維生素。

（4）吃好一日三餐有助於保持大腦功能

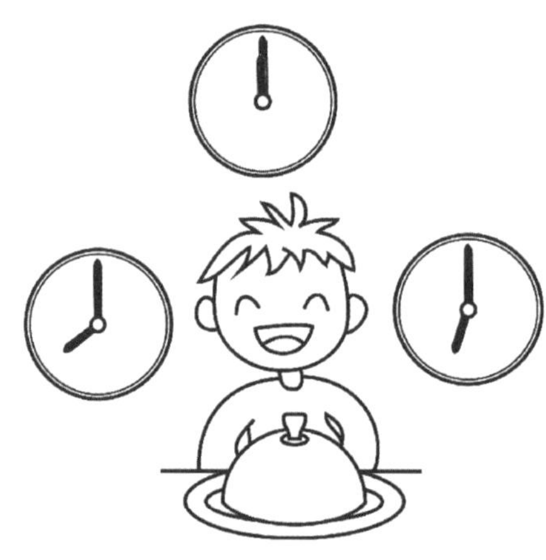

應安排好一日三餐。早餐對補給經過一夜而消耗的能量和營養素，對保持大腦清醒和活力是必須的，所以早餐是不可缺少的。早餐應包括富含糧食、蛋白質、脂肪、維生素和礦物質的多種食品，主副食兼顧；中餐應吃飽，吃進的能量應佔一天總能量的 40%；晚餐不要吃得太飽，也不要太油膩，否則大腦中的「纖維芽細胞生長因子」會明顯增加，它會使人的大腦活動變得遲鈍，思考和記憶能力下降。總之應該吃多種食物，保持營養素平衡。

應該少吃的食物是油炸食品、油脂酸敗食品，以免攝取太多高溫作用下產生的有害裂解物及醛類、酮類化學物，它們有損大腦健康；同時也應少吃醃臘食品、甜食、冷飲、酒類，不要喝太多濃咖啡。

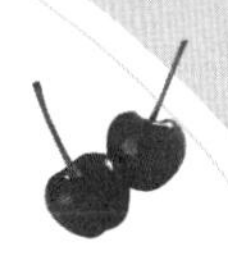

11. 普通食品選擇得當，相當於吃保健品

在我們的日常生活中有許多東西看似普通，但是只要你選擇得好，會出現意想不到良好的效果，許多普通食品就是這樣，只要你有針對性的吃就可以獲得與市場上購買的保健品相仿的效果。

(1) 幫助睡眠的食品

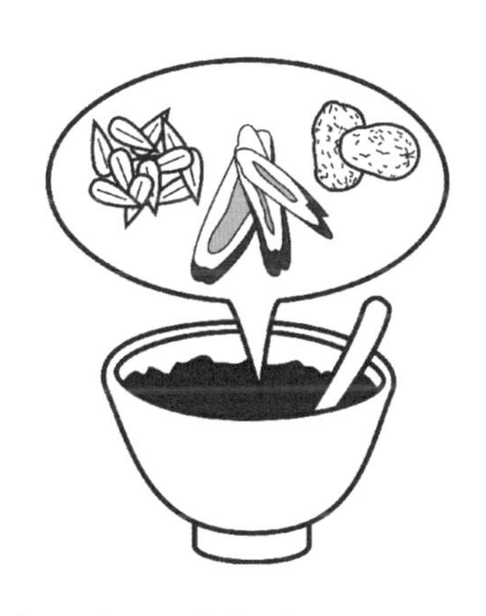

不少人患有失眠症，特別是一些中老年人及上班族常會因失眠而帶來無窮的痛苦和煩惱而習慣性吃安眠藥，且安眠藥吃的劑量常會越來越大，否則達不到催眠的效果，但又怕常吃安眠藥出現副作用。你不妨試試用食物來改善失眠，可能會有安眠藥差不多的效果。

用甘草 30 克，浮小麥 60 克，紅棗 15 個，加 4 碗水煎成 1 碗，這就是中醫傳統治療失眠的「甘麥紅棗湯」，於早晚分成兩次服用，另外，牛奶、桂圓、蓮心、雞蛋都有安神功能，對治療失眠有一定作用。

(2) 改善記憶力的食品

到了中老年，大多數人都會有不同程度的記憶力減退，市場上有不少健腦益智的保健食品，但價格較貴，若你常吃雞蛋、大豆、豆製品、動物肝臟，其中的卵磷脂、腦磷脂有延緩大腦衰退、改善記憶的作用。因為磷脂被人體消化吸收後可釋放出膽鹼，膽鹼在血液中能形成神經元中傳遞資訊的乙酸膽鹼，腦細胞有了這種神經遞質，感覺和記憶力才得以形成。

卵磷脂還能控制腦細胞的死亡，很可能還具有使大腦「返老還童」

的功能，在各種富含卵磷脂的食品中以蛋黃的含量最豐富。因此老年人保持每天吃1個雞蛋是有益的，若血脂、血膽固醇正常的話可以吃2個。蔬菜、水果對大腦的健康有一定益處，洋蔥、蘑菇、茄子、綠豆、青菜、芹菜、菠菜、白菜、葡萄、蘋果等對大腦的發育和智力開發大有好處。

富含維生素 B_{12} 的豬心、牛肝、青魚也有改善記憶的功能。

另外，核糖核酸是維持大腦記憶的重要成分，而鎂離子能使核糖核酸進入腦內。腦內的核糖核酸增加了，人的記憶力就會得到提高，含鎂多的食物有全麥製品、豆類、蕎麥、核桃、花生等。

（3）改善聽力的食品

老年人出現耳聾眼花是普遍現象，而堅持常吃葵瓜子、核桃、松子、板栗等堅果有延緩聽力衰退的作用。堅果中含有的不飽和脂肪酸有降低血脂和膽固醇，防止內耳過氧化脂質堆積，改善內耳血液供應，從而有利於改善聽力。生活和飲食的調節對改善耳聾也很重要，不要吃高脂食物，同時應養成良好的生活習慣，戒菸限酒，平時多運動。

（4）防止便祕的食品

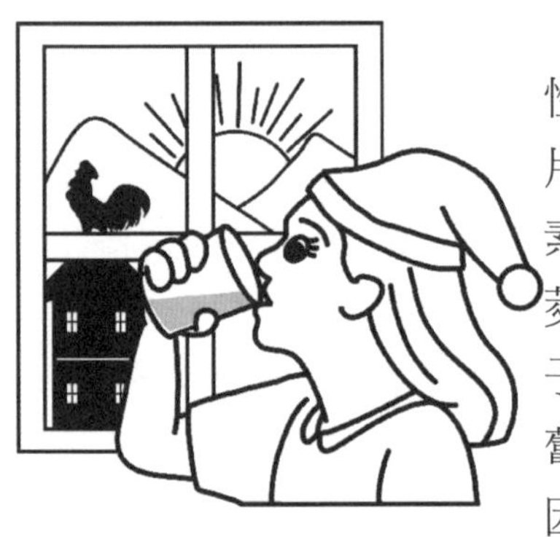

老年人的便祕的原因大多屬於弛緩性便祕，這些人應食用多渣食物：以麥片、糙米為主食，每天吃一些富含纖維素的番薯、蒟蒻、麥片、粗糧、青菜、茭白筍、菠菜、芹菜、絲瓜、蓮藕、筍子、海帶及菌菇類等。吃些豆類、生蘿蔔、生蒜、生蔥等食物也有特別的好處，因為它們屬於「產氣食物」，所產生的氣體對腸道可發揮「鼓脹」作用，有利於增加腸蠕動，從而促進排便；適當吃一些麻油和蜂蜜、芝麻，不但能產生潤滑作用，同時其代謝產物

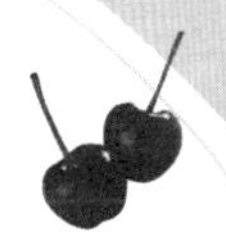

也有刺激腸蠕動的作用；清晨空腹喝 250 ～ 300CC 白開水，維持一天攝取 4 ～ 6 杯水，讓腸道中糞便保持有一定量的水分，使大便變得柔軟，容易排出。

在慢性便祕者的腸道中，細菌群的組成常是紊亂的，如果每天能喝 1 ～ 2 杯優酪乳就可以改善便祕症狀。因乳酸菌不但有利於抑制腐敗菌的繁殖，有益菌的生長，並有幫助增強食物消化功能和通便作用。

（5）預防骨質疏鬆的食品

停經期後的婦女，體內雌激素分泌減少，會促使骨質被加快吸收，使骨質疏鬆加劇。許多研究證實，大豆異黃酮可抑制骨鈣流失，多吃大豆及豆製品就可攝取較多的異黃酮。

據研究發現，以前亞洲婦女骨質疏鬆和骨折發生率低於歐美國家，其主要原因就是與大豆攝取量明顯高於歐美有關，而近年來，民眾吃大豆的量在減少，所以骨質疏鬆發病率明顯增加。進一步的研究還證實，吃大豆的同時如果再吃富鈣的蝦皮、海帶、芝麻醬和含維生素 D 的沙丁魚、鮭魚，每天曬太陽 10 ～ 20 分鐘（皮膚會合成維生素 D）則更能提高鈣的吸收利用率，增加骨密度，減少骨質疏鬆的發生。

不要吃得太鹹，因為吃得鹹的人，小便中鈣排出量會明顯增加，從而使人喪失更多的鈣，每天攝取的鹽不要超過 6 克。

不抽菸，不酗酒，良好的心態都有利於骨質疏鬆症的預防。

（6）清熱解暑的食品

大熱天，出汗增多，會使人食欲降低，疲乏無力，如果常吃綠豆，不論是吃綠豆湯、綠豆粥都有一定的清熱解暑作用。你可能不知道，其中發揮主要作用的部位是綠豆皮，它含有類黃酮、鞣酸、豆固醇、香豆素、多酚類及多種生物鹼，所以不含綠豆皮的綠豆沙、綠豆粉絲就沒有清熱解毒的作用。又由於綠豆中多酚類物質在高溫條件下容易氧化而失

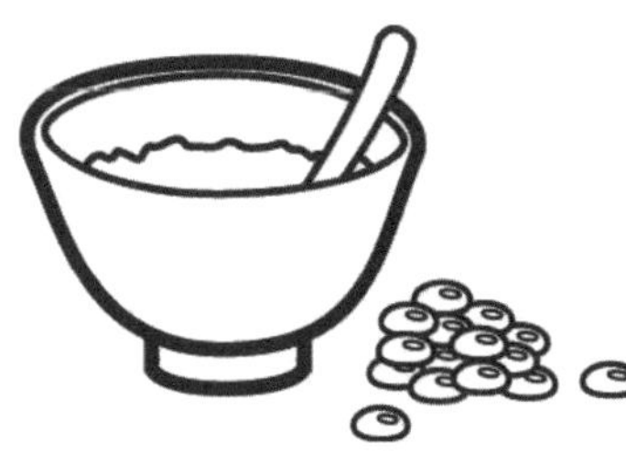

去活性，所以煮綠豆湯時一定要蓋好鍋蓋，以減少其與空氣中氧接觸的時間。如果你能在煮沸後 10 分鐘將綠色的湯倒出來先喝更好，因為一旦煮久後湯變成暗綠色，清熱解毒作用就降低了，當然剩下的「渣」也是可以吃的，裡面還有其他的有益成分。

盛夏酷暑時多吃些苦瓜，有助於消除暑熱或治療中暑、胃腸炎、咽喉炎、皮膚癤腫等。除了炒著吃外，還可涼拌或做湯，但是苦瓜中的活性蛋白質很嬌嫩，耐熱性差，所以烹調時不宜溫度過高，時間太長。

12. 老年人冬令進補要講究方法

眾所周知，在自然界有春生、夏長、秋收、冬藏的規律，即是指春季萬物萌生，夏季萬物繁盛，秋季果實累累，冬季萬物藏匿的意思。作為自然界生物之一的人，也服從這一自然規律。冬季，天寒地凍，人體對能量與營養的要求提高，所以在冬季適當進補不但有利於把食品或補品的有效成分儲存於體內，為未來的健康提供物質基礎，而且能提高全身的抗病能力。在冬天，人的食欲一般比較好，脾胃運作較正常，不但胃口變好，且消化吸收功能相對也較好，這時進補就能更好地發揮補品的作用，所以民間有「今冬進補，明年打虎」的說法。

(1) 為什麼老年人特別需要冬令進補

人體的一生，經過出生、生長發育，到了中年後就會開始出現新陳代謝、各種生理功能逐漸衰退的情況。中國醫學早就提出：50 歲肝氣開始衰退；60 歲心氣開始衰退；70 歲脾氣開始衰退；80 歲肺氣開始衰退；90 歲起腎氣逐漸衰竭的說法。說明人的臟腑功能會隨年齡的增長而逐

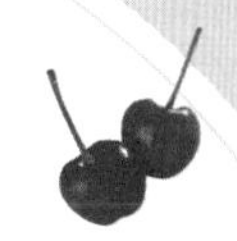

漸衰退，每位老年人都會有同樣的體會，隨著年齡的增加，不論是體力、精力，還是記憶力、智力都會一年不如一年，而中老年人適當進補，對延遲衰老的進程是非常重要的。

(2) 怎樣進補比較好

進補的方法有兩種，一是食補，二是藥補。大家都知道，「藥補不如食補」。

食補就是透過膳食達到滋補的目的。冬天，氣溫較低，人體為了保持 37℃的體溫，維持良好的新陳代謝，必須攝取足夠的能量，以適應機體的需要，所以應該進食能產生熱能較高的高蛋白質、脂肪、碳水化合物食物，例如瘦肉、魚、蛋、豆製品，如果環境許可，可以每週吃 1 ～ 2 次甲魚、牛羊肉、雞或鴨。並常吃桂圓、荔枝、核桃、芝麻、紅棗等，對於補充老年人因冬天小便增多而隨尿排出的鉀、鈉、鈣、磷等礦物質和水溶性維生素也是大有好處的。冬天吃一些鹿肉、羊肉、蝦仁、韭菜、栗子、核桃有補腎溫陽的作用；吃海參、芝麻、黑豆有填精補髓，培本固元的功能。

至於藥補則因人而異。中醫認為，藥補就是要調理人體的陰陽和氣血的平衡，所以在滋補前要瞭解自己在哪方面偏虛，是補陰還是補陽；是補氣還是補血，故需要在醫生的指示下進補。常用的是人參，人參有大補元氣、生津止渴，安神、強心等功能，對於體力衰弱、精神不佳、四肢無力、慢性病、頭暈等有一定的作用。人參能夠增加食欲，有利於健康的恢復。

白朮、黃芪、黨參對面色蒼白、乏力、氣短、脾虛泄瀉的人有好處。阿膠、當歸、枸杞、生地對血色素低、頭暈心悸、口唇蒼白的人有益。

(3) 冬令進補是否「多多益善」

部分老年人需要冬令藥補，但是需知道「是藥三分毒」。補藥也不是可以隨便吃的，對某些人可能會有副作用，例如人參對大多數人有良好的滋補作用，但有的人服用人參後，會出現煩躁、易激動、失眠、腹脹等「人參綜合症」；有的人平時腸胃不好，更不能亂補，最好先服用黨參、茯苓、白朮、薏仁、陳皮等，待調理好腸胃後再從小劑量開始逐漸增加進補量，這樣才有利於機體對補藥的吸收。

在感冒、咳嗽等急性病發作期間，是不宜服用補藥的，應待到先治好急性疾病後再補，否則會使病症遷延難愈。

用中藥進補應在醫生的指導下進行。因為補藥是為了補虛，如果補得不當反而會損傷脾胃，出現鼻出血、心煩失眠、口舌起皰、爛嘴等上火症狀，有的會出現腹脹，大便溏薄、或腹痛。對於高血壓、卒中（腦中風）、心臟病及糖尿病患者，更應在醫生的指導下進補。曾有人以為喝薑湯可以發汗保溫，延年益壽，所以每天喝一大碗，結果因「補得不當」誘發腎臟病而住院。

另外，有慢性病的人千萬不要在冬令進補的時候把平時吃的降壓藥、降糖藥等治療藥停掉，需知，進補與疾病治療不是同一回事。也不要盲目忌口，有的人在吃補藥的時候只吃青菜、白菜等是不正確的。

(4) 是不是每個人都應該冬令進補

平時，每個人都應該養成吃多種不同食品的習慣，如果你能做到平衡膳食，而且身體又很健康，那麼也不一定要刻意專門吃補藥，因為正常的「食補」同樣可以安全地達到滋補目的。對於消瘦、怕冷的人增加蛋白質、脂肪、碳水化合物三大營養素可以提高產熱量，增加攝取維生素 A、C，可以增強耐寒能量，對血管發揮更好的保護作用。富含維生素 A 的食物是動物肝臟、胡蘿蔔、綠色蔬菜；富含維生素 C 的食物是

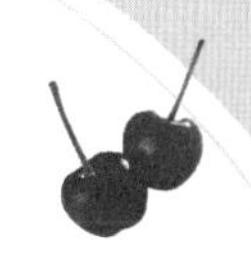

新鮮蔬菜和水果。礦物質鈣有提高機體抵禦寒冷的能力，富鈣的食物是牛奶和乳製品、豆製品、蝦皮、海帶等。

老年人冬天多吃一些養胃的粥，例如糯米百合紅棗粥、羊肉粥、八寶粥、冰糖蓮芯紅棗粥等。

肥胖、高血脂、高膽固醇等營養過剩的人則應該避免攝取過多的高脂肪、高蛋白質食品，以免在「冬藏」過程中加重原來的「病情」。

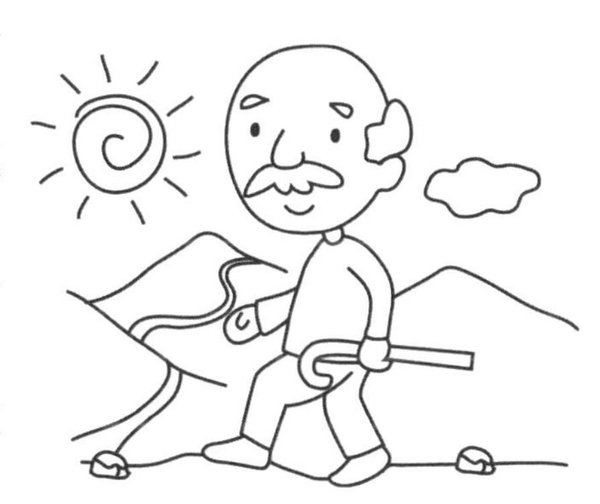

冬令期間，老年人還應持續進行適宜於自己的體能活動，如打拳、散步、跳舞等，這樣有利於促進全身的血液循環和新陳代謝，使食補、藥補中的有效成分能被更好地吸收利用。

13. 正確補鈣可以避免泌尿道結石

泌尿道結石是指存在於腎臟、輸尿管、膀胱、尿道中的結石。發病時的主要症狀是腰痛、排尿痛、下腹痛、血尿，若繼發感染會出現發熱、畏寒、尿頻、尿急。腎結石多發於 20 ～ 60 歲，由於 90% 的腎結石的成分是草酸鈣，所以不少人認為鈣質攝取過多是形成結石症的罪魁禍首，不少醫生也建議應減少鈣的攝取。而近年國內外學者研究結果證實：結石的形成雖然是遺傳、內分泌、多種疾病、肥胖、寄生蟲、飲食嗜好、鈣代謝紊亂等多種因素綜合作用的結果，但飲食習慣特別重要。

(1) 鈣攝取越多越容易患腎結石嗎？

許多國家的實驗研究都證實：泌尿道結石的形成主要決定於尿液中

草酸濃度的高低。若草酸濃度很高，即使不補鈣，草酸還是會和骨中釋放於血中的鈣結合，形成草酸鈣，在排泄的過程中，於泌尿道形成小結石或者使原有結石逐漸增大。若降低尿中草酸鈣濃度則可大大減少在泌尿道中形成的草酸鈣結石，從而可有效地防止泌尿道結石的形成。

研究發現，吃適量的鈣可以在腸道中與草酸結合，形成不能被人體吸收的草酸鈣，並從糞便中排出，從而降低了尿液中的草酸鈣濃度，所以反而不會形成泌尿道結石。

研究還證實，低鈣食物反而會增加結石形成的機會，因為當含鈣量過低時，在腸道中就不能形成不會被人體吸收的草酸鈣，多餘的草酸會被腸道吸收，在血液中與血鈣結合，並透過小便排出，造成尿中的草酸鈣濃度增加，只要草酸的濃度持續上升，草酸鈣的結晶就更容易形成，積少成多，就變成了草酸鈣的結石。

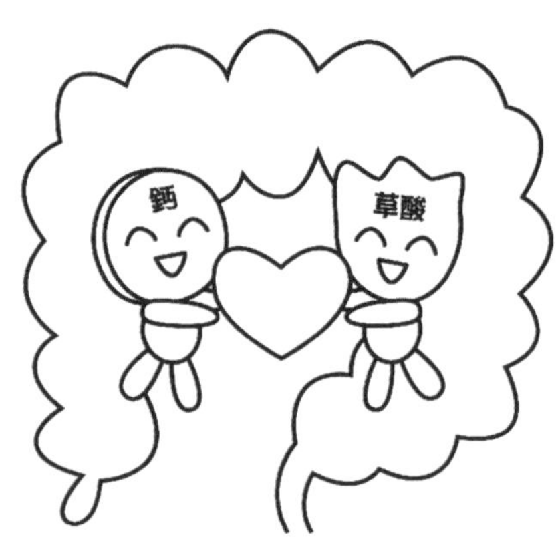

這些研究結果告訴我們：如果限制飲食中鈣的攝取，則會增加草酸的吸收，反而增加草酸鈣結石的可能性。所以結石患者仍然需要適量補鈣，因限制鈣的攝取並不能阻止結石的形成。最好的補鈣途徑是透過飲食，最好的補鈣食品是牛奶。若不適當補鈣，會出現鈣的負平衡，使骨質疏鬆提早出現或症狀更嚴重。

（2）處理好高草酸食物是防止泌尿道結石的關鍵

要減少尿中草酸鈣的排泄，必須限制草酸的攝取，每天草酸攝取量應低於 40 ～ 50 毫克。蔬菜中或多或少存在草酸，而草酸特別高的是紅莧菜（100 克中含 1 142 毫克）、空心菜（100 克中含 691 毫克）、菠菜（100 克中含 606 毫克）、芥菜（100 克中含 471 毫克）。草酸是引

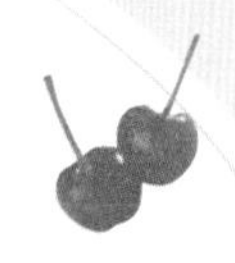

起腎結石的罪魁禍首，除去草酸的方法很簡單，只要把這些蔬菜先放在燒開的水中煮 1 ～ 2 分鐘，讓水溶性的草酸溶解於開水中，然後撈起蔬菜，這時你可任意採用清炒、燒豆腐、燉湯或其他加工方法，因為，這時的蔬菜裡只有很少的草酸了。

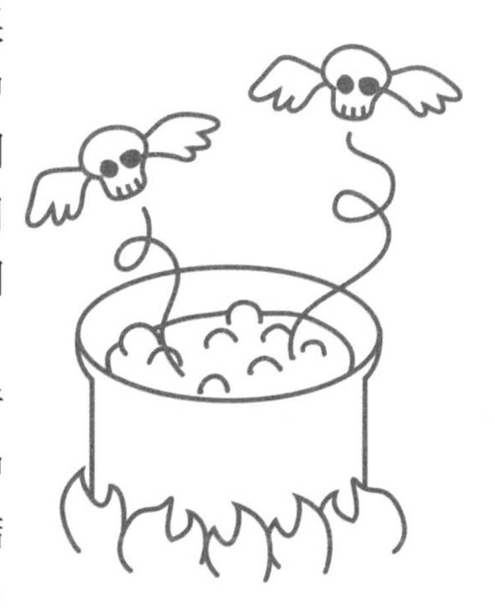

很多人都認為「菠菜燒豆腐」、「青蔥拌豆腐」的吃法不恰當。因菠菜、蔥中含有較多的草酸，與豆腐中含有的鈣結合，產生不溶性的草酸鈣，造成鈣的浪費。而現今的觀點認為這種吃法是防止泌尿道結石的最好方法，因為菠菜、蔥的確是一類富含草酸的蔬菜，其中的草酸與豆腐中的鈣在燒煮時結合，會形成不溶性的草酸鈣，雖影響了豆腐中鈣的吸收利用，但是因為草酸鈣不能被人體吸收，會隨糞便排出體外，尿中草酸鈣大大減少，從而能防止在腎臟、輸尿管或膀胱中形成結石。

除了上述幾種蔬菜外，含有較高草酸的食物還有：芹菜、韭菜、葡萄、藍莓、番薯、各種蔬菜湯等。

（3）「晚上補鈣效果好」是真的嗎？

人體中的鈣是在不斷地更新的，而血鈣是恒定的。如果血鈣太低，手、足就會抽筋，如果血鈣太高，會使肌肉收縮功能受到損害而引起心臟和呼吸功能衰竭，所以血鈣一定要保持恒定，這種恒定是由體內自身的調節機制自動控制的，即每天從食物中攝取的鈣吸收到血液中，部分會沉澱於骨骼中，同時骨骼中有部分鈣會釋放到血液中，也有部分鈣排出體外，確保血鈣濃度穩定。

這個交換過程的高峰時間在凌晨 3 時左右發生，所以，最好晚上補充鈣源。但這並不是說應在睡前補充鈣劑，因為人的排鈣高峰常是在餐後的 4 小時左右，如果你補鈣過晚，當排鈣高峰到來時，人已熟睡，而一般人晚間又不會再喝水，生成的尿量少，排尿次數也少，這樣，尿液便會滯留在尿路中，尿液中的草酸鈣容易沉積下來形成小晶體，久而久之，逐漸擴大形成尿路結石。睡前 4 ～ 5 小時補鈣更有利於鈣的吸收，又不易形成結石。

（4）多喝水有利於預防泌尿道結石嗎？

沒有與浮腫等相關疾病的老年人每天應攝取 2,000CC 的水，特別是夏天，需根據出汗的多少增加飲水量，因為天氣炎熱會使排汗大幅增加，導致人體水分流失，尿液濃縮。如果常在空調房間內，雖然出汗不多，但因室內空氣比較乾燥，水分會從皮膚表面直接蒸發，同樣會造成尿液濃縮。尿液中所含草酸鈣等人體代謝產物濃度升高，更容易集聚形成結石，還極有可能引發腎絞痛。所以不要以為「孵空調」出汗不多而減少補水。喝水的好處不只是為了預防結石，只要你的心臟、腎臟功能良好，沒有水腫，每天都應該少量多次攝取足量的水。

（5）其他注意事項

草酸鈣結石的患者，應避免攝取大量的維生素 C，因為維生素 C 的代謝產物是草酸，所以每天攝取的維生素 C 不要超過 1,000 毫克，否則會增加尿中草酸鈣的濃度。

動物脂肪，尤其是豬肥肉，會妨礙腸道中草酸與鈣結合，導致草酸吸收入血增多，容易在血液中形成草酸鈣，也容易誘發泌尿道結石，所以不吃太多的動物脂肪也有利於預防腎結石。

不少人喜歡飲用啤酒，吃海鮮、動物內臟等，它們均含有很高的嘌呤，其最終分解產物是尿酸，它也是造成腎結石高發的另一個原因，凡是有泌尿道結石家族病史及血尿酸偏高的人應注意避免高嘌呤飲食。

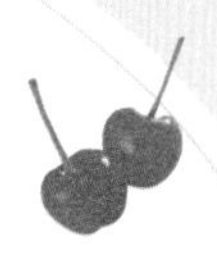

14. 健康的生活方式，有利於預防老年性癡呆

隨著人們生活水準的不斷改善，老年人口的數量和所佔的比例不斷提高，老年性癡呆的發病率也日趨增高。早在上世紀後期就有人提出，老年性癡呆將成為 21 世紀人類社會的流行病。據不完全統計，現在 60 歲以上的人群中老年性癡呆罹患率約為 1%，且每增加 5 歲，罹患率約增一倍，到 80 歲，此比率就接近 20%。而老年性癡呆患者的平均生存期只有 5.5 年，所以該病已成為現代社會老年人的主要致死疾病之一。

老年性癡呆是一種原發性退行性腦病，其病理變化為大腦皮質萎縮，是一種持續性高級神經功能活動障礙引起的疾病，該病是在自己不知不覺中發病，在沒有意識的狀態下，記憶、思考、分析判斷、空間辨認、情緒等方面發生障礙，且呈持續進行性智慧下降、反應遲鈍，日常生活自理能力下降，到後期，他們不認識配偶、子女、親朋好友，連穿衣、吃飯、大小便也不能自理，有的還有幻聽、幻覺，給自己和周圍的人帶來無盡的痛苦和煩惱。由於當今還沒有特效治療或逆轉該疾病進展的藥物，所以預防或延緩其發生更顯得重要，而老年性癡呆預防應從中年就開始。

從大量病例分析結果證實，在老年性癡呆病例中只有 5% 是由遺傳造成的，而大多數是「自然進程」，期間的飲食營養及生活方式對老年性癡呆的腦功能變化有明顯的影響，所以在平時應注意適當的營養、運動。健康的生活方式對本病的預防和延緩進程是有好處的。

(1) 健康飲食

有調查證實，控制飲食總量，食量減少 30%，壽命延長 30%，且可使記憶減退變慢，學習能力增強。常吃魚類、蔬菜、豆類、穀類、橄欖油，少吃肉禽類的人群，比沒有上述飲食習慣的人群得老年性癡呆的機率減少 40%。卵磷脂是大腦內轉化為乙醯膽鹼的原料（乙烯膽鹼是一

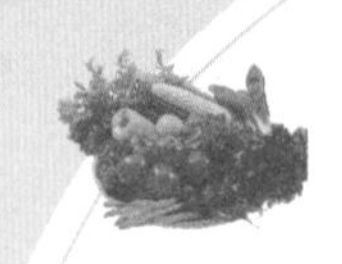

種神經遞質），含有卵磷脂豐富的食物有大豆及其製品、魚腦、蛋黃、豬肝、芝麻、蘑菇、花生等；維生素 B_{12} 和葉酸的攝取有利於避免常見的早發性癡呆，富含維生素 B_{12} 的食物有香菇、大豆、雞蛋等；葉酸豐富的食物是綠葉蔬菜、番茄、牛肉等。

現代科學還證實，自由基是引起老年性癡呆症的禍根，能消除自由基的有效物質是維生素 C、維生素 E、β - 胡蘿蔔素及硒。在新鮮的水果、蔬菜中含維生素 C 較多；含維生素 E 較多的是杏仁、麥芽、葵花籽、豆腐乾、素雞、黃豆、腐乳等豆類製品；含 β - 胡蘿蔔素較多的食品是胡蘿蔔、番薯、芒果等；含硒較多的食品有羊肉、雞肝、青魚、帶魚等。

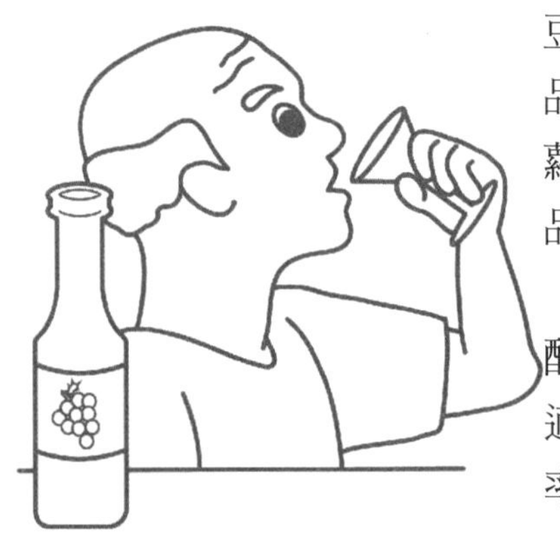

據研究，紅葡萄酒中的白藜蘆醇有助於防治老年性癡呆，每天飲用適量葡萄酒能降低老年性癡呆的發生率。但應避免過度喝酒，不抽菸。

（2）保持好心情

老年人常會因一些瑣事而感到悶悶不樂，應控制好自己的情緒，要善於「放得下」不愉快的事情，常找一些能夠提高樂趣的事做，或看（聽）一些使人開懷的喜劇、相聲等文藝節目。

（3）多動腦

據流行病學調查證實，受過高等教育以及常動腦的人不易患此病，或發病年齡較晚。在動物實驗中也發現，多動腦的動物可以延緩失智症狀發生，即使大腦已經有老年性癡呆的病變，也不出現失智症狀。因此老年人應該經常閱讀報紙、雜誌，也可以做適度的拼字遊戲、填字遊戲、下棋、打麻將、打牌、寫回憶錄或身邊的趣事等用腦活動，但是用腦也

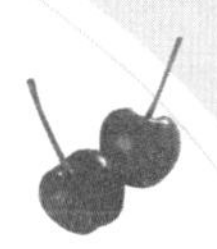

不宜過度。

（4）多外出活動

參加戶外活動，常找老朋友聊天，可以增加大腦血流量、神經細胞之間的觸突及神經生長因子，增強老年人的記憶力和注意力，減少憂鬱症的發生。

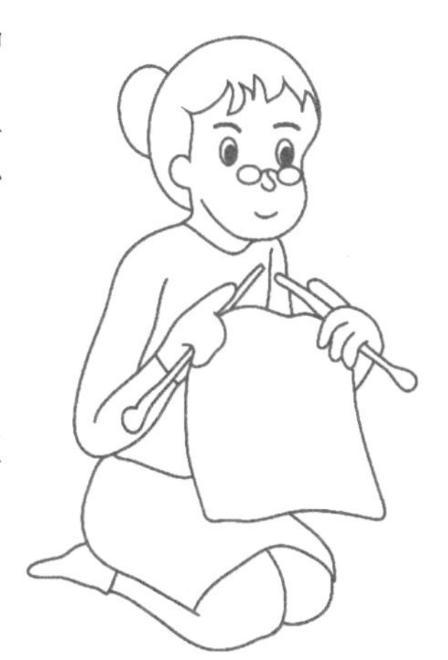

（5）多做手指運動

據報導，經常活動手指的人不易得老年性癡呆，所以老人可根據自身興趣，或者彈鋼琴、拉手風琴，或吹奏樂器、打毛線、做工藝品等。

（6）多走路

美國的一份研究報告證實，走路可以減慢智力下降速度。每星期走 1.5 小時的人群比少於走 38 分鐘的人智力減退明顯減少。每天走 3.2 公里的人比每天只走少於 0.4 公里的人得老年性癡呆的少 77%。所以短途的路應該盡量以步代車為好。

15. 生氣會影響食欲和健康

每個人遇到嚴重違背自己意願的事情常會生氣。由於老年人的固有特點，更容易受到周圍人，甚至是家人的「冷嘲熱諷」，也由於自己處於「弱勢地位」而只能「忍氣吞聲」生悶氣，而生氣實際上是不可能解決任何問題的，且對自身的健康則是有極大的損害。在歷史上就有「三氣周瑜」導致其死亡的記載，在我們周圍也不乏因生氣而加重病情甚至「氣死」的例子。

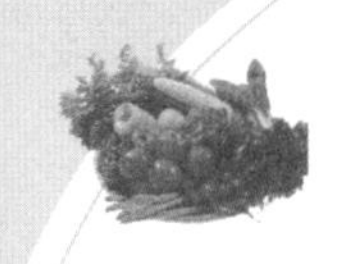

美國有位生理學家做了一個有趣的實驗：收集不同情緒的人群的呼出氣，放在0℃的冰水混合容器中，結果發現，人在平靜時呼出的氣所凝成的水是清澈透明的，而在生氣時呼出的氣凝成的水有紫色沉澱，再把「生氣水」注射到小白鼠體內，幾分鐘後，有的小白鼠死了。

因此認為人在生氣時會產生有毒物質（沒有介紹有毒物質的名稱），並可透過呼氣排出。而這些有毒物質也會對人體造成危害，若經常生氣，產生的這些有毒物質在體內會不斷蓄積，必然對人體產生嚴重危害。在我們的周圍人群中常有不少人原來身體不錯，但是因家庭出現難以克服的困難、人際關係緊張等原因而悶悶不樂，久而久之大病纏身。

經過研究發現，生氣時人體內會發生一系列病理反應。

❶免疫系統：生氣時，體內會產生一種特別的皮質固醇，它會干擾免疫細胞的正常功能，使免疫功能下降，抵禦外界不良因素的能力減弱，甚至會出現攻擊人體自身的正常細胞導致疾病叢生。

大腦：生氣會打破大腦興奮與抑制的正常節律，降低大腦的各種功能。且生氣時，有比平時更多的血液流向大腦，使大腦血管受到更大的壓力，這時血液中的有毒物質在大腦中含量也增加，同時氧氣供應減少，致使腦細胞受到極大的損害。如果氣到「憤怒」程度，大腦在較高毒物濃度的作用下，思維會出現紊亂，常會做出平時不可能發生的事。

❷心臟：生氣時，血液會集中到大腦和皮膚（常表現為面部發紅），而使心臟血供減少，造成心肌缺氧，為了滿足心臟必需的氧氣供應，只能加快心率，加重了心臟的負擔。

❸肺臟：生氣時，全身對氧的需求增加，肺的負荷必然也增加，肺泡比平時超量擴張，損害了肺的正常功能。

❹消化系統：生氣時，大腦細胞功能發生紊亂，交感神經興奮，使胃腸的供血減少，蠕動減慢，而胃液分泌反而增加，容易損傷胃黏膜，誘發胃潰瘍，「氣得胃痛」。生氣會抑制飲食中樞，出現「氣飽了」而

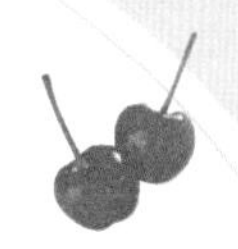

不想吃飯等現象。

總之，生氣會嚴重危害人體的健康，特別是老年人，由於各種器官都已退化，生理調節功能又差，生氣的危害比年輕人更嚴重。雖然希望社會人群和小輩能多理解、體諒老年人存在的各種缺陷，但是要「落實」這種期望，在較長時間內是不現實的，最重要的是老年人應該「想得開」，對於發生的不開心事要放得下，要善於「忘得快」，並找一些能夠撫平心態的事做做，讓自己開心地多活幾天、幾年。

經過大量調查證實，所有百歲以上老年人的長壽祕訣有各色各樣，但是他們的共同點是膳食多樣化、環境宜人、孩子孝順、家庭和睦、心情開朗、精神愉快。

16. 老年人健康離不開維生素

人體需要的營養素有碳水化合物、蛋白質、脂肪、礦物質和維生素五大類。其中維生素是一類人體自身不能合成或合成量極少，不能充分滿足人體需要，而必須依靠食物經常提供的物質。組成維生素的化合物或它的前體都存在於天然食物中，它們雖然都不能為人體提供能量，一般也不構成人體的組織成分，且機體只要少量就可以滿足正常生理功能的需要，但是絕對不可缺少。

維生素短期輕度缺乏時，人體可以暫時無明顯症狀，但是長期缺乏就會導致代謝紊亂或出現病理狀態——維生素缺乏症。由於每種維生素的作用是不同的，當缺乏一種維生素時就會出現某種維生素缺乏的特有症狀，而常見的情況是因有的人偏食而導致多種維生素缺乏，所以會出現一系列綜合症狀，並表現為工作效率降低，免疫力下降。均衡飲食，吃多種食物是防止維生素缺乏症的最積極措施。

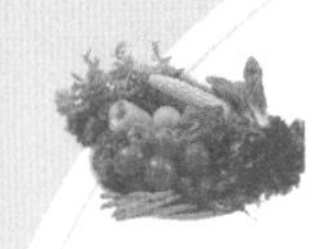

(1) 維生素是個大家族

在發現維生素的初期，科學家是以發現的先後在維生素後面冠以英文字母（A、B、C、D、E、F、G……）來命名。隨著維生素研究和認識的深入，逐步弄清了它們的化學結構本質，因此有了化學名稱：維生素 A——視黃醇、維生素 B_1——硫胺素、維生素 B_2——核黃素、維生素 C——抗壞血酸等。

人體需要的維生素，常是根據其溶解特性分為脂溶性維生素及水溶性維生素兩大類，脂溶性維生素共有維生素 A、D、E、K 四種。根據這些維生素結構上的差異又分成二種或多種的同類維生素，例如維生素 A 有維生素 A_1、A_2 二種，維生素 D 有維生素 D_2、D_3、D_4、D_5 四種，維生素E 有 α、β、γ、δ 四種，維生素 K 有 K_1、K_2、K_3 三種。水溶性維生素的命名曾經是很「混亂」的，現在已經把它們歸納為 B 群維生素和維生素C兩大類，其中B群維生素有維生素B_1（硫胺素）、B_2（核黃素）、葉酸、泛酸、菸酸、B_6（吡哆酸）、B_{12}（鈷胺酸）、生物素八種。有人也將膽鹼、肌醇、對胺基苯酸（對胺基苯甲酸）、肉毒鹼、硫辛酸、生物素也包括在 B 群維生素內，但是沒有被公認。

脂溶性維生素及水溶性維生素的另一個重要區別是，前者在體內排出緩慢，所以容易發生蓄積而發生慢性中毒；後者若有多餘會從尿中排出，雖然可能會出現不良反應，但不大會發生慢性中毒，不過需經常補充，否則容易缺乏。

(2) 各種維生素的主要生理作用

⌘ 維生素 A

維生素 A 是人體保持正常視覺必需的，一旦缺乏就會得夜盲症。維生素 A 可促進青少年的生長及骨骼發育，能維持人體呼吸、消化、泌尿及腺體的黏膜組織的正常結構和功能。缺乏維生素 A 的表現是上

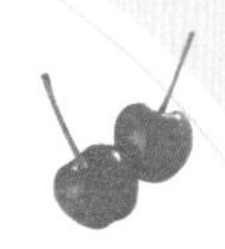

皮乾燥、角化，導致相應組織器官功能減退或障礙。維生素 A 還是重要內分泌激素的營養成分，當其不足時，卵巢分泌激素減少，致使卵巢功能低下，胎盤上皮細胞減少而影響胎兒的形成。孕婦對維生素 A 的需要量較懷孕前約增加 25%，適當補充維生素 A 對準媽媽也是必要的。

過量攝取維生素 A 對人體具有毒性，急性中毒症狀包括倦睡、頭痛、嘔吐等；慢性維生素 A 過多的表現是皮膚乾燥、粗糙、脫髮、唇乾裂、皮膚瘙癢和低熱等。蔬菜中的胡蘿蔔素可以在體內轉化成維生素 A，雖然其活性只是維生素 A 的 40%，但是沒有維生素 A 的潛在毒性。

富含維生素 A 的食物是動物肝臟、牛奶、乳製品、奶油、蛋類、胡蘿蔔、黃綠色蔬菜、黃色水果。成人男性每天宜攝取 800 微克，女性 700 微克視黃醇當量。

⌘ 維生素 D

維生素 D 的別名叫「陽光維生素」，這是因為透過陽光照射後，人體皮膚會自己合成維生素 D，曬太陽應該是人體維生素 D 的主要來源。維生素 D 是調節鈣、磷代謝的重要維生素，有助於人體骨骼發育和防止軟骨病等，若體內維生素 D 缺乏，會使腸道對鈣、磷吸收減少，最終使骨化過程受干擾，也是造成骨質疏鬆的原因之一。攝取適量維生素 D 和鈣可以使老年女性罹患多種癌症的風險降低 60%，也有助於防止淋巴瘤、前列腺癌、肺癌和結腸癌。

富含維生素 D 的食物是各種動物肝臟、魚肝油、禽蛋類、鮭魚、金槍魚和其他魚的脂肪中。而經常接受日照是最好、最安全的維生素 D 來源，但由於目前許多人長時間待在室內，很少接受到足夠的陽光照射，致使許多人體內維生素 D 不足，也成為當時或今後發生骨質疏鬆的重要原因。成人每天適宜攝取量為 10 微克。

⌘ 維生素 E

維生素 E 能加快清除受損細胞和衰老細胞的速度，有助於保護腦組織和免疫系統免遭到有關的氧自由基的破壞，所以有延緩衰老作用；維生素 E 能減少心臟病和卒中（腦中風）的再次發作和降低死亡率；適量的維生素 E，可降低老年性癡呆的患病機率；維生素 E 能調整因機體老化而造成的免疫力的下降，減少老年人發生傳染病和感染性疾病。最近研究證實，維生素 E 能使患 2 型糖尿病患者的胰島素更有效地發揮作用，從而起到一定的治療功效。缺乏維生素 E 會導致動脈粥樣硬化、貧血、癌症、前列腺肥大、白內障等各種老年退化性疾病。

維生素 E 主要存在於各種油料種子和植物油中，以及杏仁、板栗、核桃等堅果和菠菜、萵苣、捲心菜、肉類、乳類、胚芽、蛋和魚肝油中。現在藥房裡供應的較為便宜的合成維生素 E 只含 α- 維生素 E，而天然維生素 E 含有四種異構體。經研究，天然維生素 E 的抗氧化和延緩衰老性能十餘倍於合成的維生素 E。成人每天適宜攝取量為 14 毫克。

⌘ 維生素 K

維生素 K 的主要功能是參與血液凝固，幫助凝血。維生素 K 還能幫助身體產生成骨素，即血液中維生素 K 含量高的人，成骨素含量也相應比較高，它可以增強骨密質，減少骨折、骨裂的機率。富含維生素 K 的食物是綠色蔬菜、動物內臟、奶類、肉類、蛋黃等。人體腸道中的細菌能夠合成維生素 K ，產生量佔需要量的 50% ～ 60%，所以正常人一般不會缺乏維生素 K，只有長期膳食不正常、慢性腹瀉、膽道阻塞患者才需要補充。

⌘ 維生素 C

維生素 C 又名抗壞血酸，有降低微血管脆性、防止微血管破裂出血、清除自由基、參與激素合成、傷口癒合、降低血清膽固醇、提高鐵的吸收、合成膠原蛋白、改善心肌功能，增加機體抵抗力、抗過敏、解毒、防止亞硝基胺致癌等作用。

維生素 C 的主要來源是新鮮的青菜、韭菜、菠菜、青椒、橘子、

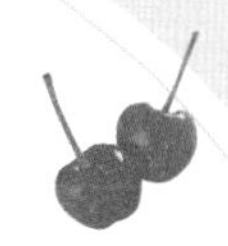

紅棗、奇異果、沙棘果等蔬菜和水果。每天適宜攝取量為 100 毫克。過量食用（超過 1000 毫克）會刺激胃黏膜引起噁心、嘔吐、腹痛、腹瀉、胃酸過多或使潰瘍加重，引起泌尿道結石發病，溶血等。不要在吃對蝦、小蝦等水生甲殼類食物的同時吃維生素 C 片，否則會使蝦體內無毒的五價砷轉變成有毒的三價砷（砒霜）。

⌘ 維生素 B_1

維生素 B_1 被稱為精神性維生素，這是因為它能改善精神狀況，維持神經組織、肌肉、心臟活動的正常，還可幫助消化，特別是碳水化合物的消化等，是維持心臟、神經及消化系統正常功能所必需的。當維生素 B_1 缺乏時，成人的主要症狀為水腫或多發性神經炎為主，常有乏力、手腿麻木、精神淡漠、食欲不振、嘔吐、腹瀉或便祕，腹痛、腹脹。

維生素 B_1 缺乏的原因，是由於攝取不足、需要量增加和吸收利用障礙。長期透析的腎病者，完全胃腸外營養的患者以及長期慢性發熱患者都易發生維生素 B_1 缺乏症。肝損害、飲酒太多也可引起。

維生素 B_1 主要存在於種子的外皮和胚芽中，如米糠和麩皮、酵母、全麥、燕麥、花生、瘦肉，大多數蔬菜、牛奶中含量較豐富。由於維生素 B_1 主要存在於糧食的外層，所以許多愛好吃白米、白麵的人容易得缺乏症。成人每天需要量是 1.3 ～ 1.4 毫克。

⌘ 維生素 B_2

維生素 B_2 能提高機體對蛋白質的利用率，促進生長發育，參與細胞的生長代謝、發育和細胞的再生，促使毛髮、皮膚、指甲的正常生長，幫助消除口腔內、唇、舌的炎症等。

輕微缺乏維生素 B_2 不會引起人體注意，但是嚴重缺乏維生素 B_2 會引起口角炎、舌炎、脂溢性皮炎、陰囊炎、角膜充血等。富含維生素 B_2 的食物是牛奶、乳酪、動物肝臟、腎臟、魚、蛋類、酵母、綠葉蔬菜。成人每天需要量是 1.2 ～ 1.4 毫克。

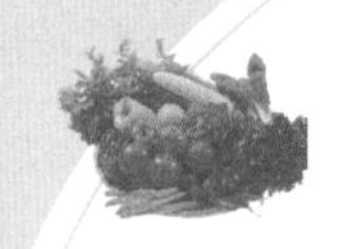

⌘ 維生素 B_6

維生素 B_6 能刺激白血球生成，提高免疫力，對防治糖尿病、肝炎、肝硬化有重要作用，並能降低血膽固醇、防治血管硬化。維生素 B_6 與維生素 B_1、B_2 合作能幫助食物中蛋白質、脂肪的消化與吸收。

缺乏維生素 B_6 後，因不能充分分解食物裡的營養，故也不能有效的吸收，同時，會出現低色素性小細胞貧血、肢體痛等。維生素 B_6 在動物性及植物性食物中含量很少，而在酵母粉中含量最多，也存在於米糠或糙米、肉類、家禽、魚、馬鈴薯、甜薯、蔬菜中。成人每天需要維生素 B_6 量是 1.5 毫克。

⌘ 維生素 B_{12}

維生素 B_{12} 是唯一含有金屬元素鈷的維生素，故又稱為鈷胺素。它是人體造血的原料之一，對血細胞的生成及中樞神經系統的完整、消除疲勞及恐懼等不良情緒有重要作用，也能用以防治口腔炎等疾患。

人體一般不會缺乏維生素 B_{12}，這是因為腸道細菌會自然產生。植物性食物一般不含維生素 B_{12}，它只存在於動物性食品、奶、雞蛋等，只要不偏食，每天攝取 2.4 微克維生素 B_{12} 就足夠了。

⌘ 生物素

生物素的作用是有助核酸與蛋白質的合成，對改善血糖、脂肪與糖代謝，細胞的健康和再生有一定作用，它可緩解嬰兒脂溢性皮炎。缺乏生物素時會出現舌乳頭萎縮、食欲不振、疲乏、失眠、易激惹或冷漠、沮喪、脫毛、貧血、皮膚乾燥、四肢鱗狀皮炎、肌肉疼痛、臉部和身體的濕疹、極度疲勞、脫髮、抑鬱等及高膽固醇血症。生物素的主要來源是酵母、肝臟、麥胚、蛋黃、牛奶、花生、菠菜等，人體胃腸道細菌亦可合成，所以一般不會缺乏。造成生物素缺乏的主因是胃酸缺乏，減少了生物素的吸收；另一原因是生吃雞蛋，因生雞蛋蛋白中存在抗生物素蛋白，它會與生物素結合而使其活性喪失，出現生物素缺乏症。每天適

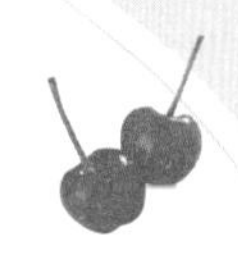

宜攝取量是 30 毫克。

研究認為，人們攝取維生素的最好途徑是透過攝取天然食物，因為維生素只有與其他營養成分一起才能發揮最大的生理作用，特別是防癌作用。而吃維生素劑只應該是在「不得已」的情況，因為它不能獲得與吃天然食品一樣的健康效應。

⌘ 菸酸

又名尼克酸、維生素 B_3、維生素 PP。缺乏菸酸會出現皮炎、腹瀉、舌炎、口腔炎、失眠或昏睡、憂慮、抑鬱、記憶力減退、木僵、癡呆。其中皮炎分佈在面部、手等曝露部位，並成對稱性。菸酸主要存在於植物性食物中，而肝臟、腎臟、畜肉、魚類等動物性食物中含有的煙醯胺，其在人體內會產生與菸酸一樣的作用。玉米中含有的「結合型菸酸」不能被人體吸收，故而在以玉米為主食的人們中容易缺乏菸酸。每天適宜攝取量為 13 毫克。

⌘ 葉酸

葉酸是一種廣泛存在於綠色蔬菜中的 B 群維生素，由於它最早從植物葉子中提取而得，故命名為「葉酸」。

缺乏葉酸可引起巨紅血球性貧血以及白血球減少症。在懷孕頭 3 個月內缺乏葉酸，也可導致胎兒神經管發育缺陷。葉酸可導致癌細胞凋亡，所以是一種天然抗癌維生素。此外，葉酸還可用於治療慢性萎縮性胃炎、防治因高同型半胱胺酸血症引起的冠狀動脈硬化症、心肌損傷與心肌梗塞等。葉酸每天適宜攝取量為 400 微克。

⌘ 泛酸

泛酸因其性質偏酸性並廣泛存於多種食物中，故而得名。它有製造抗體、抵抗傳染病、防止疲勞的作用。泛酸與頭髮、皮膚的營養狀態密切相關，當頭髮缺乏光澤或變得較稀疏時，補充泛酸有一定效果。

富含泛酸的食物有牛奶、牛肝、酵母、蘑菇、炒熟的花生、鮭魚、雞蛋、燕麥、雞蛋、花椰菜、腰果、糙米等。每天宜攝取 5 毫克泛酸。

17. 老年人要有適當的運動

現在的老年人，尤其是 70 歲以上的老年人，在他們年輕及中年時大多是在艱苦的條件下度過的，只在退休前不久才過得較舒適。現在雖然拿退休金，但是條件反而比 30 年前好多了，不少老年人認為現在應該享享清福，彌補以往的遺憾，以為吃好、玩好才能實現「幸福晚年」，常常把空閒的時間交給電視機、麻將桌等不需多活動的場所。其結果是因能量攝取太多，身體活動太少，導致過多的能量轉化為脂肪而變得體重增加，過分的「福相」常伴隨有高血脂、高血壓、糖尿病、心血管疾病等慢性病。也由於缺乏戶外活動，沒有接受太陽紫外線的照射，致使體內合成的維生素 D 減少，導致骨質疏鬆提前到來或進展更快。

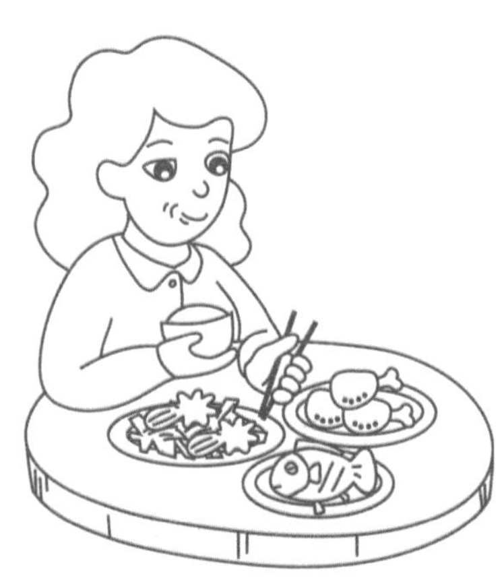

經常運動不但有利於延緩肌肉、骨骼等運動器官的功能衰退，還可以防止神經系統、消化系統、心血管系統、泌尿系統過快衰老。多做活動，特別是戶外活動，吸收新鮮空氣，接受陽光中紫外線的照射，合成自身的維生素D，維持心臟的收縮和血液循環能力，獲得足夠的肺活量，使全身細胞組織有適量的氧氣等，對於維護全身各器官的功能有著比吃任何補品都不能取代的效果。

(1) 老年人運動兩原則

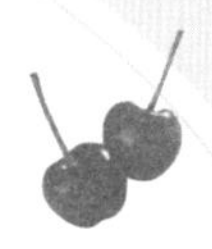

① 安全

到場地寬敞、空氣新鮮、設施條件好的地方進行運動。老年人各種器官的功能和協調功能衰退，對外界變化的情況適應能力下降，所以應該不要做一些可能有風險的動作，幅度不要太大，強度不要過強。不要做可能導致不良後果的頭部過分搖晃及屏氣、過分用力的運動。

② 適量

每個老年人的體質情況是不同的，應該根據自己的體質實際狀況選擇一些「力所能及」的運動，掌握運動強度、時間、頻率，運動後應感到舒服而不疲勞，不能「大汗淋漓」。應該每天運動，也可隔天或隔 2 天運動一次。即使不運動，每天也要有 20 分鐘以上的戶外活動。剛開始運動時，先應該做一些簡單的準備活動，不要做一些動作太大的動作，運動量要由小到大，循序漸進。如果運動後出現頭暈、氣喘、兩眼發黑、血壓升高、疲勞、食欲減退等症狀，則應減少運動量或暫時停止運動。自測運動量的參考標準是：60 歲以上的老人每分鐘心率不超過 110 次，70 歲以上不超過 100 次，80 歲以上不超過 90 次，且在 10 分鐘內恢復正常；每分鐘呼吸不超過 24 次，運動後 3 ～ 8 分鐘內恢復正常。不出現氣急、噁心、胸悶、疲乏等難以恢復的不適。

（2）幾種適合老年人的運動項目

① 步行

步行時應該放鬆全身，不要把手插在口袋裡或手拿東西，要讓兩手能自由擺動，如果環境許可，宜一邊走一邊做伸展及擴胸運動。雖然步行主要是下肢運動，但是在下肢的支持下，全身的肌肉、骨骼關節也在相互配合作運動，對增加心臟收縮能力、全身各器官氧氣的供應、二氧化碳的排出都有好處。據研究，步行可以防止智力下降，記憶力減退。美國的一份調查證實，每天走路少於 0.4 公里者得老年性癡呆的機率比

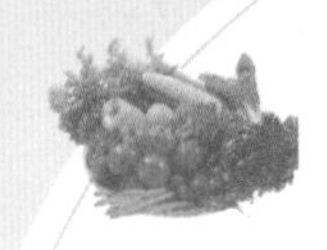

每天走 3.2 公里的多 77%。

② 慢跑

對於體質較好的老年人可以開展比步行稍快的慢跑，有利於促進全身新陳代謝，並能消耗更多的能量，對於防止肥胖、高血脂、高血壓有較好的效果。

③ 打拳

打拳可以使四肢、頸椎、腰椎等關節、肌肉和內臟都有不同程度的活動，對於保持神經系統、肌肉運動系統的協調性等特別有益。

④ 跳舞

根據個人的實際情況跳慢舞或快舞，不但是很好的全身運動，也可增加人際交流，對改善心態、調節心理狀態非常有益的。

⑤ 游泳

游泳活動是在水中進行，它需克服的是水阻力而不是重力，所以肌肉和關節不易受傷。人在水中運動時，各器官都參與其中，游泳時水的作用使肢體血液易於回流到心臟，使心臟收縮有力。在水中運動，會使許多想減肥的老年人，取得事半功倍的效果。當然，老年人游泳也要「量力而行」，不要追求速度和耐力。

（3）能量攝取應該與運動量相配合

由於運動必然會增加能量的消耗，所以，在進行適度運動後需適當地增加能量的攝取，因此老年人應該經常關注自身的體重，如果能保持在「體重指數」正常範圍內，那麼說明你所掌握的「平衡」是恰當的，否則應該酌量增減主食或其他食品的攝取量。

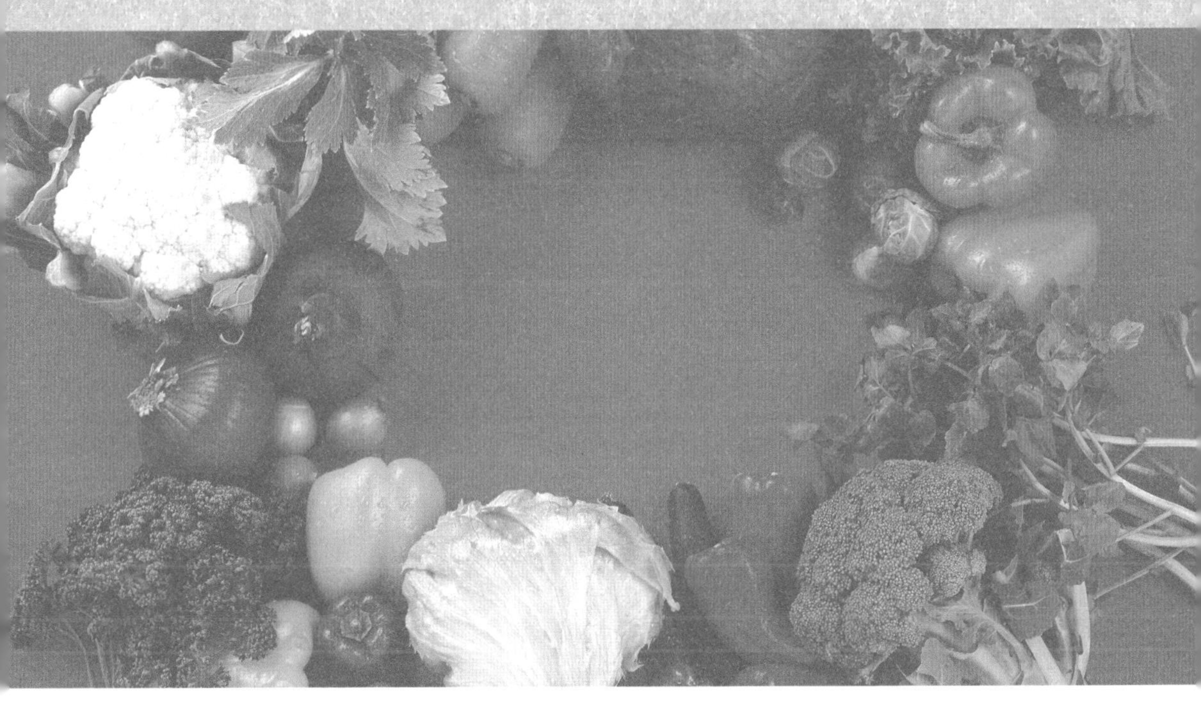

第二篇

健康食物細細數

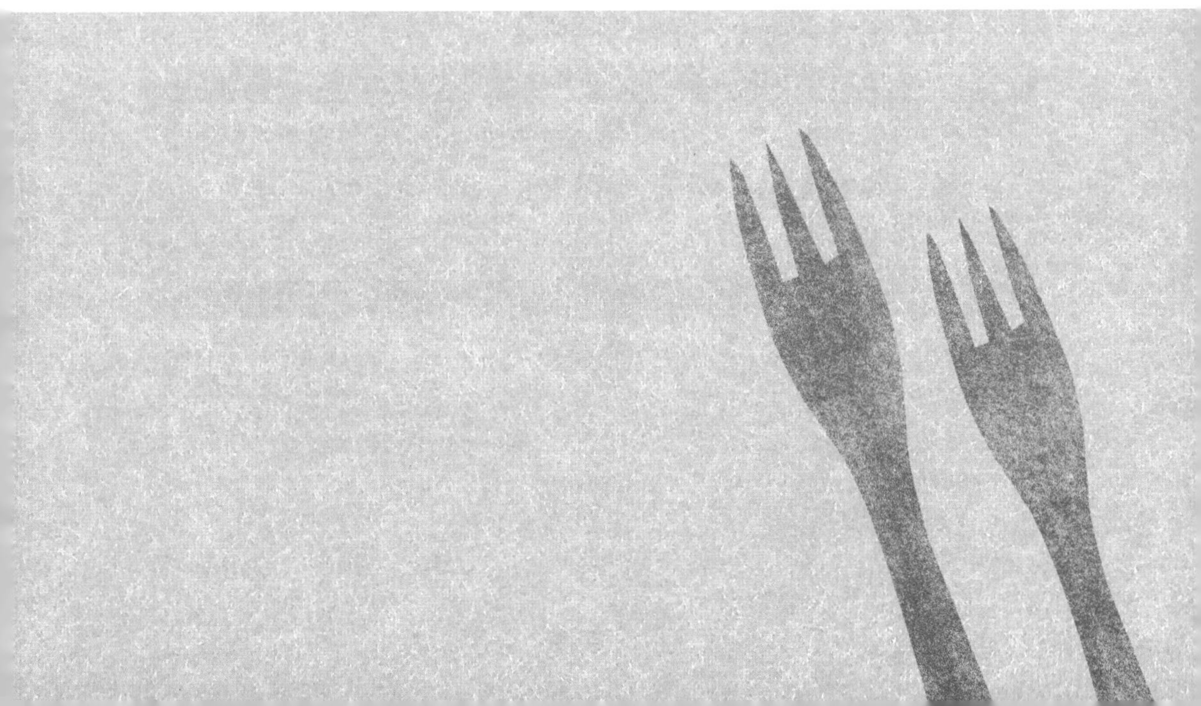

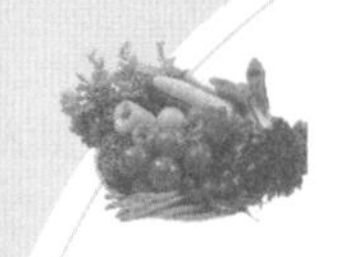

1. 正確飲食可以緩解老年人的春睏

經過漫長的冬季以後，不少老年人因不能很快地適應外界變化的環境而出現莫名其妙的乏力、疲勞，即人們常說的春睏。老年人更容易出現這樣症狀的原因是老年人腦血管容易硬化，供血本來就不足，故對氣候變化難以很快適應，加上本來有的高血壓、高血脂等慢性病及居住房間空氣不流通（如開空調，不定時開窗等）或是太勞累等誘發因素。

養成有規律的生活習慣，適當休息，經常到戶外活動，可防止或改善春睏不適狀態，而消除造成的誘發原因是很重要的，例如針對病因使用改善腦血管供血的藥物常是必需的。而透過合理的飲食調理會有較好的預防作用：應少吃容易使人產生倦意的高糖、高脂肪類食物；泡杯濃茶或咖啡可提神解困，多攝取下述營養素對改善春睏更有益。

① 富含B群維生素的食物

維生素 B_1、B_2、B_6、B_{12}、菸酸等 B 群維生素是老人最容易缺乏的維生素，也是改善神經營養、消除疲勞必不可少的營養素，富含 B 群維生素的食物是牛奶、酵母、燕麥、全麥、豬肉、蔬菜、動物肝臟等。

② 優質蛋白質

蛋白質是人體大腦及各組織、細胞的組成成分，也是合成酶、激素的主要原料，優質蛋白質能有助於消除疲勞。優質蛋白質主要包含魚蝦類、奶類、畜禽類及豆製品等。

③ 富含天門冬胺酸的食物

據研究發現，天門冬胺酸能促進新陳代謝，減少乳酸積聚，促使體力恢復，具有消除疲勞的作用。富含天門冬胺酸的食物有甲魚、烏龜、黃鱔、芝麻、花生、核桃、桂圓、豆芽、豆類、蘆筍等。

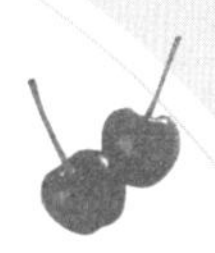

④ 富含鈣、鎂的食物

鈣和鎂是「壓力緩解劑」，攝取牛奶、優酪乳、麥胚芽、蕎麥、核桃、杏仁、香蕉、紫菜、蜂蜜和黃豆等食物有利於補充鈣、鎂元素。

⑤ 富含 ω-3 脂肪酸的食物

ω-3 脂肪酸有緩解疲勞的作用。富含 ω-3 脂肪酸的食品主要是鮭魚、鯖魚和鮴魚等魚類，而花生、核桃、杏仁、松子、板栗、白果、蓮子、瓜子等也含有一定量的 ω-3 脂肪酸。

⑥ 蔬菜、水果

如果是由於勞累過度引起，則會在體內積聚更多的乳酸，多吃蔬菜和水果能中和乳酸，降低血液、肌肉中的酸度，增加耐受力，消除疲勞。馬鈴薯、花椰菜、芹菜、菠菜、小白菜、蘋果、杏子、香蕉、番茄、菌藻類等可以中和體內的「疲勞素」——乳酸，有利於緩解疲勞。

除了上述改善生活習慣和飲食品種，提高機體免疫力等措施外，按摩頭部也有緩解春困作用，最簡單的方法是做「梳髮」動作，方法是將雙手十指微屈，從前額髮際將頭髮往腦後梳，每次按摩頭皮 10 分鐘，每天多次。另外，在感到困倦時，可以聽一些能富有韻味的音樂，多活動肢體，舒筋活血，通利關節，也有改善春睏症狀的作用。

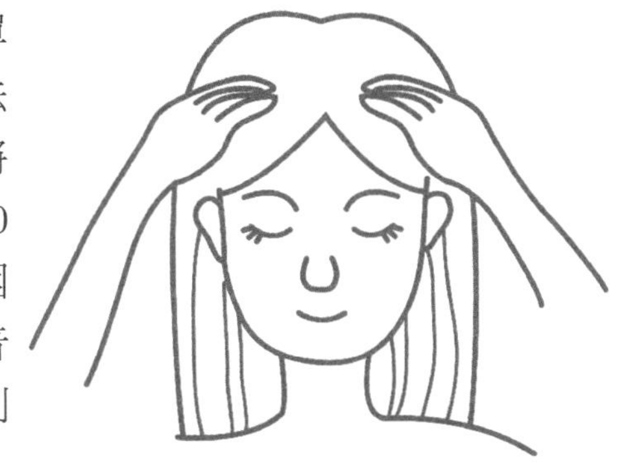

2. 老年人夏天應該怎麼吃

雖然每個家庭幾乎都安裝了空調，但在酷暑的日子裡，大多數人，特別是老年人都感到「日子難過」：只要稍稍活動就會大量出汗，出汗會喪失水分和營養素。夏天的老年人消化液大多會分泌不足，加上睡眠不佳等原因而致腸胃功能減弱，食欲不振，渾身無力，精神委靡等疰夏症狀，所以酷暑會嚴重威脅著老年人的健康。與此同時，又由於氣溫、濕氣非常有利細菌的繁殖，使各種食品容易腐敗變質，故稍有疏忽，即會出現腹痛及吐瀉症狀。為了使老年人能安度盛夏，子女和社會都應該給予多方面的關照，其中包括可以透過合理的飲食來解除老年人夏天的「後顧之憂」。

（1）適當多吃流質食物

在炎熱的夏季，人體為了保持體溫的恒定，必須加強散熱，且主要是透過體表血管擴張，血流增加，出汗來加速體表散熱的。人體出汗的汗液中99.2～99.7%是水分，其餘大部分是氯化鈉，還有部分鉀、鈣、鎂、維生素C和維生素B_1等。當大量出汗時，如果不能及時補充水和鹽，人體就會脫水或水鹽平衡失調，血液濃縮，加重心臟和腎臟的負擔，由於體內丟失太多的水分，消化液會分泌減少，胃酸酸度降低，胃蠕動減慢，而若短時間內大量飲水又會使胃液稀釋，脾胃消化功能變差。天氣炎熱又影響人的食欲，所以老年人應注意多進流質，既能生津止渴、清涼解暑，又能補養身體。多喝茶、多喝湯、多喝粥、不忘飲牛奶是獲得足夠的水分及容易消化吸收營養素的重要途徑。

（2）吃得清淡些

少食含脂肪高、含糖高的食物，多吃新鮮蔬菜、水果、瘦肉、魚、蛋之類食品。攝取量要適當，少了不行，多了也有害，掌握的尺度是不使肚子餓，又不感到很飽，體重保持在正常範圍。例如午餐吃個六分飽，下午可加一頓諸如綠豆湯、百合湯、米仁湯、番茄蛋湯等既有營養又可消暑的點心。

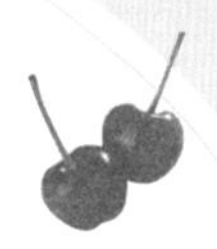

（3）膳食的品種宜多

食品的品種要常翻花樣，特別是蔬菜、水果最好每天都有多種。老年人夏天應該多吃些粗糧、蔬菜、水果，特別是有清熱利濕作用的番茄、黃瓜、綠豆、青椒、冬瓜、苦瓜、西瓜、桃、烏梅、草莓、楊梅等新鮮果蔬，它們都有較好的消暑作用，而吃番茄蛋湯、綠豆湯、酸梅湯、豆漿等不但可攝取需要的營養素，還可補充水分。牛奶、魚、瘦肉、蛋和豆製品等都含有品質好、容易消化吸收的優質蛋白；銀耳中含有多種維生素、胺基酸、葡萄糖、葡萄糖醛酸，並含鈣、硫、磷、鎂、鉀、鈉等礦物質，是一種營養豐富的夏季保健佳品。

（4）攝取的鹽需適當

平時應限制食鹽的攝取，而在夏天，因出汗多，從汗中帶出的鹽分也多，因此，老年人若出汗很多，則可吃一點鹹蛋、鹹魚、醬菜，也可以在晨起後喝一杯淡鹽水，以避免因缺鈉而出現的乏力、眩暈等症狀。

（5）細嚼慢嚥

夏天因消化腺分泌受到抑制，為有助消化，更需要細嚼慢嚥，讓食物經牙齒的「精加工」而變得更細，並在咀嚼過程中促使分泌更多的唾液澱粉酶，以減輕胃的負擔，增強消化吸收能力。

（6）吃得新鮮

夏天的飯菜比其他季節更應注重新鮮度，最好現燒現吃，因新燒好的飯菜口味最佳，有利於促進食欲。新燒好的米飯，因經充分糊化而易被人體消化吸收，一旦冷卻，米飯中的澱粉又會重新「回生」而難被水解，降低了營養價值。若有少量剩菜最好先回燒，待冷卻後放入冰箱冷藏，隔餐在吃之前再要回鍋燒透，但經重複加熱的飯菜都會使營養素受到很大損失，所以可以的話，應盡量讓老年人吃到新加工好的食品。

（7）食品處理過程要衛生

在家庭裡也要注意防止生熟食品交叉污染：切生的和切熟的刀和砧板應有兩塊；盛放生的和熟的碗、盆等盛器都應是不同的，不能發生生熟食品的交叉污染，這對於防止食物中毒是非常重要的。做冷拌菜時特別要注意處理過程的衛生，確定原料新鮮，道地的清洗加工，現做現吃，絕不發生交叉污染。

（8）老年人吃水果的幾點提醒

水果要洗乾淨，可以去皮的盡量去皮，以免吃壞肚子或吃進太多農藥；爛掉的水果不要吃，因為爛掉的水果常含有毒性很強的展青黴素；吃水果後應喝幾口水或漱口，以防齲病產生；患心臟病、腎臟病和水腫的人不要吃含水量較多的西瓜，以免增加心臟、腎臟負擔，加重水腫；經常大便乾燥的人，可多吃些桃子、香蕉、西瓜等，因為這些水果有通便作用；經常腹瀉的人，則不要多吃上述有緩瀉作用的水果，可適當地吃些蘋果，因其有收斂作用；患肝炎的人，可多吃些青椒和棗子等含維生素 C 較多的水果，但不要多食酸性強的水果；患糖尿病的人，應少吃含糖量較多的梨、蘋果、西瓜、成熟的香蕉等。

（9）吃儲存在冰箱內食品需知

注意冰箱衛生，冰箱內不應有食物殘屑，據調查，60% 以上的冰箱內壁都有細菌，因此每月至少應清潔一次冰箱。

防止食品在冰箱裡交叉污染，應分好放生的和熟的區域，每種食品都需用有蓋的盛器分裝（或加保鮮膜）。

不要以為冰箱裡的低溫可以凍死病毒、細菌。以引起最常見的食物中毒的致病菌——副溶血弧菌為例，它在零下 20℃的條件下可活 3 個月，因此，千萬不要認為食品放到冰箱裡就太平無事了。因為有些細菌在低溫下照樣會繁殖，可以引起食物變質，所以，從冰箱中取出的隔夜

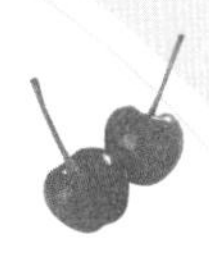

菜餚應重新徹底加熱，殺死可能存在的致病菌後再吃。

從冰箱裡取出來的冷藏食物，雖然其低溫有防暑降溫作用，但不要急著吃，因為老年人的腸胃功能較弱，不少老年人在吃冷藏食物後半小時左右會發生劇烈腹痛，有的還會出現噁心、嘔吐、頭暈、腹瀉和全身冷顫等症狀，這些症狀不一定是感染了腸道傳染病或食物中毒，而是急性腸痙攣造成的。因人的胃腸溫度在 37℃左右，而剛從冰箱裡拿出來的冷藏食物約在 8℃左右，冷凍食物可能低於 0℃，太大的溫差致使腸胃內血管驟然收縮，血流量減少，導致痙攣性疼痛，所以在吃之前，須在常溫下放一會兒，待稍稍融化後再慢慢吃。

從冰箱中取出的飲料也要喝一口停一會兒後再喝一口，不要喝得太急，一次不要喝得太多，老人每天喝的冷飲不宜超過 250 克，且應慢慢地喝，以免因消化道在短時間內急劇降溫而引起痙攣。不要在飯前半小時內飲用，防止消化酶分泌受到抑制。如果有慢性胃炎、消化不良的老人就不要喝冷飲。

3. 老年人冬天吃這些食品有好處

寒冷的冬天，人體的一切生理活動、能量消耗、基礎代謝都需要更多的能量來維持。冬季又是人體「藏」的時候，在體內貯存一定的能量，為來年的「春生夏長」做好準備。但是由於寒冷，特別是暴冷會使人的腦垂體 - 腎上腺系統處於高度緊張；寒冬又使人體攝取的蛋白質、脂肪更多地被轉化為熱能，以抵禦寒冷；低溫會使血鈣降低，且會使免疫系統功能下降，降低了對病原體的抵抗力，以致上呼吸感染、胃腸道炎症多發。老年人各方面的功能均有下降，因此冬天的老年人更容易得病。在冬天，老年人應攝取足夠的蛋白質、脂肪、碳水化合物、維生素和礦物質。在保持食品多品種的同時，特別推薦以下 8 種食物。

① 牛奶

中醫認為，牛奶性平、味甘，有補虛養身、生津潤腸、消渴等作用。牛奶是人體營養素的最好來源之一，蛋白質中含有人體9種必需胺基酸；脂肪的顆粒小，呈高度分散狀態，所以消化率高；牛奶中的碳水化合物主要是乳糖，它有利於對人體有益的乳酸菌繁殖，抑制腐敗菌的生長。冬天我們需特別注意補鈣，而牛奶中的鈣不僅豐富，而且容易吸收。

② 黑木耳

中醫認為黑木耳性平、味甘，有補氣益智生血功效，對貧血、腰腿痠軟、肢體麻木有效。黑木耳含較多的微量元素、維生素 B_1、維生素 B_2、胡蘿蔔素、鈣、鐵、甘露糖、戊糖、木糖、卵磷脂、腦磷脂等，有防止血液凝結、心腦血管疾病、大便乾結的作用。

③ 黃豆芽

黃豆芽是大豆在水中浸泡發芽的產物，在發芽過程中，於自身酶的作用下，使大豆中蛋白質結構變得疏鬆，提高了蛋白質的消化率和生物效價，還增加了尼克酸、維生素 B_1、B_2、C的含量以及水溶性膳食纖維，成為理想的高營養蔬菜。

④ 香菇

中醫認為香菇性平、味甘，有益氣補虛、健胃等功效。香菇有多種維生素和礦物質、50多種酶及游離胺基酸、乙酸胺、膽鹼、腺嘌呤、麥角甾醇及香菇多糖，有抑制體內合成膽固醇，促進膽固醇分解和排出，防止血脂升高的功效。

⑤ 黑豆

中醫認為，黑豆性平、味甘，有補血、潤腸補血的功能。黑豆是各種豆類中含蛋白質最高的，比豬腿肉多一倍還有餘，它含的脂肪主要是單不飽和脂肪酸和多不飽和脂肪酸，其中人體需要的必需脂肪酸佔

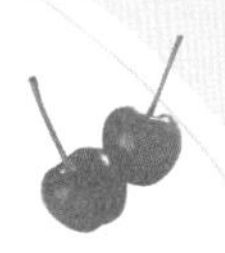

50%，還有磷脂、大豆黃酮、生物素、維生素 B_1、維生素 B_2、維生素 B_{12}、尼克酸、葉酸等，所以吃黑豆沒有引起高血脂之虞，而有降低膽固醇的作用。

⑥ 羊肉

羊肉較牛肉的肉質細嫩，容易消化，高蛋白質、低脂肪、含磷脂多，較豬肉和牛肉的脂肪含量都要少，膽固醇含量少。冬季常吃羊肉，不僅可以增加人體熱量，抵禦寒冷，而且還能保護胃壁，幫助消化，並有延緩衰老的作用，但發熱、牙痛、黃痰等上火症狀者不宜食用。

⑦ 鱸魚

中醫認為鱸魚性溫、味甘，有健脾胃、補肝腎、止咳化痰的作用。鱸魚含有豐富的、易消化的蛋白質、脂肪、維生素 B_2、尼克酸、鈣、磷、鉀、銅、鐵、硒等。冬天鱸魚肥腴，肉白如雪，魚肉細膩，是最好的吃鱸魚季節，紅燒、清蒸均可。

⑧ 馬鈴薯

中醫認為，馬鈴薯味甘，有和胃、調中、健脾、益腎、益氣的功效。馬鈴薯的營養成分比較齊全，其中蛋白質是「完全蛋白質」，含賴胺酸較高，能彌補糧食中缺少的賴胺酸，還含有維生素 B_1、維生素 B_2、維生素 C 和胡蘿蔔素等，既可當蔬菜，又可代替糧食，冬天吃馬鈴薯特別有益。

4. 老年人需正確選擇植物油和動物油

膳食中的脂肪來源主要是各種植物油（素油）和動物性食物所含的動物油（葷油）。在選購時應該從以下幾方面考慮。

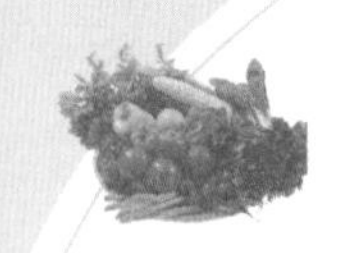

① 必需脂肪酸含量

亞油酸為人體必需脂肪酸，在人體內不能合成，故其含量愈高，營養價值也愈高。一般植物油，特別是茶油、橄欖油、豆油、玉米油、芝麻油、麥胚油、花生油中含量較高。但動物油中飽和脂肪酸較多，必需脂肪酸相對較少。

② 脂溶性維生素含量

維生素A、D存在於許多動物性油脂中，尤以鯊魚肝油含量最多，依次是黃油、奶油，而豬油中則沒有。

維生素E在植物油中含量較高，如每100克麥胚油中高達133毫克、芝麻油68毫克、核桃油56毫克、葵瓜子油49毫克、橄欖油26毫克、花生油13毫克、豆油10毫克，而豬油中僅1.3毫克。

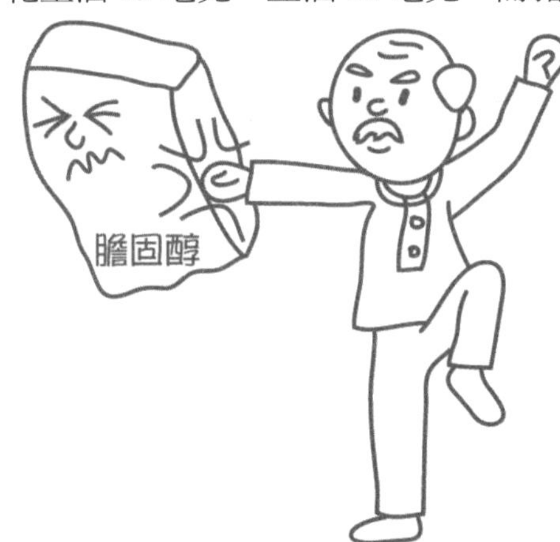

由此可見，植物油及動物油含的脂溶性維生素品種及數量各有特點。而不管是植物油還是動物油都是高能量食物，不能吃得太多，攝取過多往往會引起肥胖，動物油和肥肉還是引起許多慢性病的危險因素，應當少吃。烹調用植物油也需要控制。

膽固醇是一種類脂化合物。人體每公斤體重約含膽固醇2克，即一個體重70公斤的人，體內膽固醇總含量約140克。人們從每天膳食中可攝取300～500毫克的外源性膽固醇，其中主要來自肉類、肝臟、蛋類和奶油等。此外，人體每天還在體內合成內源性膽固醇約1,000毫克，其總量遠大於從食物中攝取的膽固醇。飲食中膽固醇的吸收率取決於攝取量，攝取量高就會降低吸收

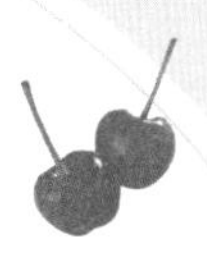

的百分比，膽固醇吸收率一般為 40% 左右，在攝取量高時其吸收率可降低至 10%。

長期過量攝取膽固醇有害身體健康已為世人皆知。膳食中膽固醇的攝取量與血脂呈正相關，太高的膽固醇容易沉積在血管壁上，導致心血管疾病發生，應注意少吃豬油、墨魚、鰻魚、魚子等高膽固醇食物。一般情況下，高飽和脂肪酸和高膽固醇同時存在，故應限制膽固醇的攝取量，每天不超過 300 毫克，對多數人而言較為適宜。

然而，膽固醇不是越低越好，因為膽固醇是人體細胞組織結構、生命活動及新陳代謝中必不可少的物質。它參與細胞與細胞膜的構成，對生物膜的通透性、神經髓鞘的絕緣性、保護細胞免受毒素侵害發揮重要作用。人體的免疫系統也只有在膽固醇的協作下才能發揮其功能，據研究發現，血清膽固醇低者，患結腸癌的機率比正常者高 3 倍。另外，膽固醇是類固醇激素的基本原料，這些激素與人體生理功能、水和電解質代謝、生殖、繁衍關係密切，故而缺乏膽固醇的人，免疫力降低，代謝紊亂，精神狀態不穩，血管變脆，腦出血危險性增加。

因含膽固醇多的食物都是動物性食物，不僅含有優質蛋白質，也含有許多其他必需營養素。因此，膳食應均衡，營養必需均衡，不要對膽固醇「退避三舍」。

③ 消化率

在正常情況下，動植物油脂都是容易消化的，只是因熔點高低不同會影響其吸收率，如羊脂在 44 ～ 45℃呈固態狀，吸收率較低，只有 85% 左右。植物油熔點較低，常溫下呈液態狀，如菜油的消化吸收率高達 99%。

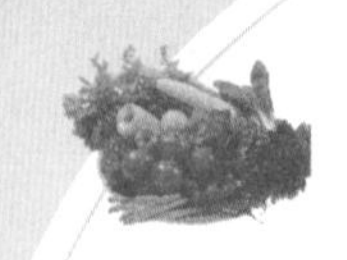

5. 多吃營養豐富的豆腐

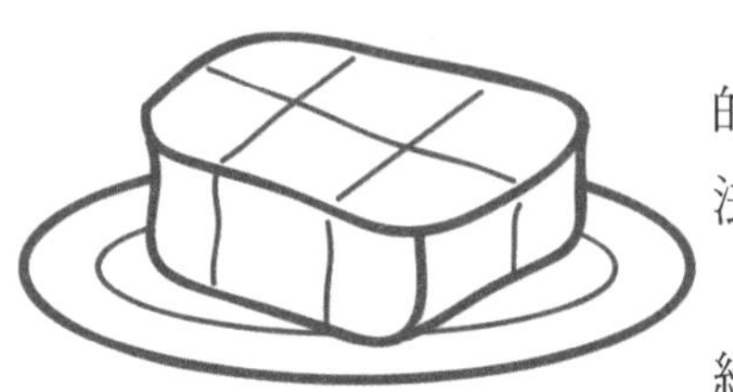

豆腐是我國發明的傳統食品，現在的豆腐品種很多，其營養成分會因加工方法不同而有差異。

豆腐生產的基本技巧是：先對大豆經過篩選（除去雜質和黴粒）、洗滌，再磨成漿、煮漿，加凝固劑、包布壓型而成。根據凝固劑的不同，可製成不同品質的豆腐。

傳統的豆腐是將水磨大豆加鹽滷（製鹽的副產品）或石膏作凝固劑製成，前者成品稱為北豆腐，後者稱南豆腐。由於製南豆腐所需用的石膏量較少，所以製成的豆腐比較嫩（百姓稱嫩豆腐），而用鹽滷製成的豆腐相對而言是較老的（百姓稱老豆腐）。內酯豆腐是用葡萄糖酸-δ-內酯作為凝固劑，用海藻糖和植物膠等作保水劑製成，由於不需壓型脫水，所以產量高，因其質地潔白細膩，口感水嫩，也沒有北豆腐和南豆腐的苦味，廣受歡迎，但內酯豆腐本身的強度較差，所以不適合做需要翻動烹調等方法加工的菜餚。

用日本技術生產的豆腐——絹豆腐和木棉豆腐，實際上分別屬於南豆腐及北豆腐，前者用於過濾的絹紋布很細，過濾後的豆腐較細膩，所以特別嫩；後者用的木棉布稍粗，過濾後的豆腐顯得較厚實。市場上還有一種「日本豆腐」，由於其是用雞蛋為主要原料製成的（號稱雞蛋豆腐），所以它實際上不是豆製品。

大豆本身含有豐富的蛋白質，但不容易被人體消化和吸收，而經過加工的豆腐，其蛋白質分子內部結構肽鏈摺疊方式發生變化，密度變得疏鬆，使營養素的吸收率大大提高，經過燒煮的大豆消化率只有65%，而豆腐達92～96%，且經過加工的豆腐能去除豆腥味，還增加了特有的香味。用不同方法製成的豆腐的營養成分是不一樣的。每100克豆製

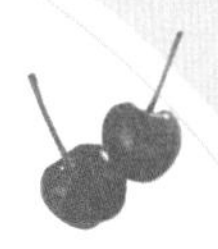

品中含的主要營養成分見表 2。

表 2：每 100 克豆製品中含的營養成份

	水（%）	蛋白質（克）	脂肪（克）	鈣（毫克）	鎂（毫克）	硒（毫克）	維生素 B_1（毫克）	菸酸（毫克）
北豆腐	80	12.2	4.8	138	63	1.55	0.05	0.3
南豆腐	87.9	6.2	2.5	116	36	2.62	0.02	1.0
內酯豆腐	89.2	5.0	1.9	17	24	0.81	0.06	0.3

從上表可見，蛋白質、脂肪和鈣、鎂含量均以北豆腐最多，其次是南豆腐，這主要與各種豆腐含水量及使用的凝固劑不同有關：鹽滷主要成分是氯化鈣及氯化鎂，石膏的化學成分是硫酸鈣，它們都使豆腐增加了有益的礦物質，所以豆腐不但是補充蛋白質，且是補充鈣、鎂的良好來源。而生產內酯豆腐的凝固劑中沒有鈣和鎂，雖然口味很好，但不會增加大豆中原有的鈣、鎂含量。硒、維生素 B_1 和菸酸含量則以南豆腐為多。

豆腐是人們植物蛋白質的最好來源，所以有「植物肉」的美譽。用傳統方法生產的豆腐還為人類提供豐富的鈣和鎂等礦物質，而鈣是人體各種生理和生化代謝過程中所需的重要元素，它能保持細胞膜的完整性，參與神經和肌肉的活動，是構成骨骼和牙齒的主要成分，是老年人預防、治療骨骼疏鬆和少年兒童生長發育的物質基礎。吃 200 克老豆腐就可滿足一天 1 ／ 3 的鈣需要量。鎂能舒張動脈血管的緊張度，幫助降血壓，預防心腦血管疾病，強骨健齒。豆製品還含有磷脂、異黃酮，又不含膽固醇，所以豆腐是大多數人名副其實的健康食品。

豆腐的營養價值與牛奶相近，對因乳糖不耐症或其他原因而不喝牛乳的人，豆腐是最好的代替品。隨著食品市場的豐富，又有了很多新型的豆腐可供選擇。

【注】：豆腐一般區分為南、北豆腐、嫩豆腐。

南豆腐色澤白，非常嫩。南豆腐是用石膏作為凝固劑的，北豆腐則相對發黃，比較老。而北豆腐是用鹽滷作為凝固劑的。北豆腐或稱北方豆腐，又稱老豆腐指用鹽滷作凝固劑製成的豆腐。其特點是硬度、彈性、韌性較南豆腐強，而含水量較南豆腐低，一般在 80% ～ 85% 之間。北豆腐又稱滷水豆腐，顧名思義它的成型劑是滷水，相比南豆腐質地要堅實一些，但切面不如南豆腐細滑。

嫩豆腐：傳統的豆腐製作，多採用石膏、滷水作凝固劑，其技術複雜、產量低、儲存期短、人體不易吸收。而以葡萄糖酸內酯為凝固劑生產豆腐，可減少蛋白質流失，提高保水率。大大地增加了產量，且豆腐潔白細膩、有光澤、口感好、保存時間長。

6. 老年人喝酒宜只選紅葡萄酒

民間有一種說法：葡萄酒具有活血、降低血脂、膽固醇以及保護心臟等作用。這是真的嗎？答案是適量飲用紅葡萄酒對人體有益。

早在西元前 5 世紀，醫學鼻祖希波克拉底就說過葡萄酒的醫療保健作用。且看這樣一個事實：法國是一個吃高動物脂肪的國家，但是，法國人的心血管疾病患病率只有 61/10 萬，其心血管疾病罹患率為具有相同飲食習慣的美國人、英國人的四分之一。經研究認為，這是與法國人均年消費葡萄酒 6 公升有關。法國的一項調查還證實，每天飲用 2 ～ 3 杯葡萄酒，其心臟病及癌症的死亡率會比不喝者低 49%，對預防老年性

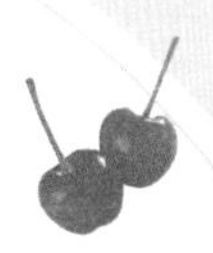

癡呆也有一定的效果。

經深一步的研究發現，紅葡萄酒含有 250 多種成分，其中許多成分對人體有益，而白藜蘆醇則是具有特殊功能的保健成分。它是一種天然的抗氧化劑，有較強清除自由基的功能，對可以引起動脈硬化和血栓的各種氧化反應有抑制作用，抑制血小板凝結，降低血脂和血液黏稠度，促使血管舒張，保持血液暢通的作用，所以具有防治動脈粥樣硬化和缺血性心臟病的功能。白藜蘆醇對卵巢癌及前列腺癌等激素依賴型腫瘤也有一定的抑制作用；對停經期和更年期婦女具有預防骨質疏鬆的防治效果；也能延緩白內障的發展進程。所以喝適量葡萄酒有預防老年性疾病，延緩衰老，延年益壽的功能。

白藜蘆醇在葡萄皮中合成，且在葡萄皮中含量最多，所以只有用包括葡萄皮在內的整個葡萄發酵生產的紅葡萄酒中白藜蘆醇含量最高，而白葡萄酒是去皮後發酵的產品，因此，沒紅葡萄酒那麼好的保健功能。

葡萄酒也是許多胺基酸、維生素和礦物質的良好來源，富含的維生素 B_2 可預防口腔潰瘍，延緩白內障進展，有利於鐵的吸收，對防治貧血有益；菸酸對失眠防治、皮膚美容有好處；維生素 B_1 對消除疲勞，維持神經正常功能，防治手指、腳趾麻木有良好的作用。葡萄酒中還含有一定量的鈣、硒、鉀等礦物質。

在發酵葡萄酒時，大部分糖類會轉化成乙醇（酒精），但是還有一部分留在酒中，糖尿病患者可以喝少量每公升低於 4 克糖的乾葡萄酒，不要喝含 4 ～ 12 克糖的葡萄酒，更不能喝每公升含 12 ～ 50 克糖的半甜葡萄酒及 50 克以上的甜葡萄酒。

據檢測，紅葡萄酒中白藜蘆醇的含量與法國名酒差不多，所以不必「崇洋媚外」，但是必須購買「正宗」的紅葡萄酒，因為有的工廠式生產的葡萄酒是用食用酒精加色素及葡萄汁勾兌而成，其中根本沒有或很少含有白藜蘆醇等保健成分，劣質酒中還可能有甲醇、雜醇油、甲醛、氰化物、鉛、亞硝胺、黃麴毒素等有害物。

酒類中的酒精嚴格講是毒物，飲用過多會出現噁心、嘔吐及因抑制中樞神經系統而出現意識模糊、知覺喪失、嗜睡，嚴重的酒精中毒會因血壓下降而休克，甚至死亡，所以酒類都不能多喝，葡萄酒也不例外。根據營養學會的推薦，以酒精計量，男性一天不超過 25 克，折算成葡萄酒為 250CC；女性一天不超過 15 克酒精，相當於葡萄酒 150CC。

飲用葡萄酒屬於「高檔」的精神享受，所以在飲酒時應該慢慢品嚐，需經過「觀、聞、嘗」三部曲才完成，不要像喝白酒那樣「一口乾」，且因葡萄酒也是酒，攝取太多的酒精對人體有害，特別是原來有肝臟、胃腸疾病的及睡覺會打鼾的人（不少老年人屬於此類）更應注意。

經常適量飲用紅葡萄酒對大多數老年人的健康會有促進作用，如果你有飲酒嗜好的話，不妨喝點紅葡萄酒，但是也不能超量，不要喝高度酒，特別是女性，否則容易增加患癌症的風險。

7. 適合老年人選擇的餅乾

餅乾品種多，價格適中，口感好，儲存又方便，所以深受老年人喜愛。但不是所有的餅乾都適合每個老年人多吃的——主要取決於餅乾所含的成分及各人的特點。

① 麵粉

餅乾的基礎成分是麵粉，要使餅乾很脆，廠家會選用蛋白質含量較少的麵粉——「低筋粉」，所以餅乾含有的蛋白質較饅頭少。如果你想依靠進食餅乾來補充蛋白質是難以做到的。

② 脂肪

「傳統餅乾」用的是植物油，它含有較多的不飽和脂肪酸；而香味

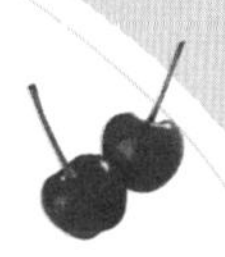

十足的餅乾用的是牛油、豬油等動物油，它們的成分是飽和脂肪酸；如果是特脆的餅乾則是起酥油、氫化植物油、植物奶油，它們含有的是反式脂肪酸。這三種脂肪原料中的第一種最好，而第三種中雖然不含膽固醇，但主要成分是反式脂肪酸，不利於動脈硬化、高血壓、冠心病、中風的預防和治療，老年人最好離它遠一點。

③ 糖

餅乾中使用的糖有白糖、玉米糖漿、澱粉糖漿等。它們的名稱各有不同，而本質上都是糖類，對於糖尿病患者及血糖偏高的人都是應該注意少吃的。而「無糖餅乾」使用的是不會被人體利用的各種甜味劑，它提供的能量較加糖餅乾略少了一些，但並不是像有的宣傳說的那樣，可作為糖尿病患者的專用餅乾，因為餅乾中的麵粉，在體內分解代謝後產生的仍是葡萄糖。

④ 膨鬆劑

所有的餅乾都加入一定量的膨鬆劑，而特別鬆脆的餅乾、香蔥餅乾等加的膨鬆劑最多，而膨鬆劑的成分是硫酸鋁，吃這種餅乾容易攝取更多的鋁，據研究認為，鋁會促進老年性癡呆的發生和發展。

⑤ 鈉

鹹餅乾含有一定量的鹽，對於高血壓、腎臟疾病、水腫者都是不適宜多吃的。蘇打餅乾的原料中還有碳酸氫鈉，其中的鈉與食鹽的作用是一樣的。老年人都應該少攝取鈉鹽，所以不要多吃。

⑥ 其他

餅乾的口味品種很多，不同口味的「主角」是使用了不同的香精及色素。這些餅乾的名稱與內容常是「名不副實」的。如草莓餅乾使用的可能是草莓香精及紅色色素；巧克力餅乾中並沒有巧克力，含有的是代可可脂，其成分是反式脂肪酸。

這裡特別要介紹一下全麥餅乾和夾心餅乾。

❶全麥餅乾：使用的麵粉中含有普通麵粉所沒有的麩皮，而麩皮的主要成分是纖維素。相同重量的全麥餅乾與普通餅乾相比產生的能量會少10%左右。由於全麥餅乾的口感不好，不少生產廠家會在使用的輔料中加入更多的牛油、豬油、糖等，如果全麥餅乾聞起來很香，口味很好，可以判斷是放了大量的這些調味料，它們會提供很高的能量，所以不要以為吃全麥餅乾（包括其他全麥食品）攝取的能量一定是低的，誤認都是有利於減肥的。

❷夾心餅乾：甜香酥鬆、細膩爽口而受到許多人的喜愛，但是其夾心成分是油脂（基本上都是植物奶油）、糖粉，再加上香料、色素，故是一種能量很高的餅乾，對於想預防老年性疾病及減肥的人都是不適宜的。

介紹餅乾的主要成分及特點的目的是希望大家能瞭解餅乾的一些特點，而不是說不要吃餅乾。最好選擇口味清淡，甜度低，不太鹹、含脂肪少，產生能量低的餅乾——不太鬆脆、較硬的餅乾可能是比較理想的餅乾。同時，餅乾不是營養全面的食品，不宜多吃。

8. 正確選用調味品有利於老年人的健康

調味品是指能調節食品色香味等感官性狀的一大類食品，包括鮮味劑、酸味劑、鹹味劑、甜味劑和辛香料等，由於技術的發展和口味的新需求，調味品的品種越來越多。適當的食用調味品不但可改善口感，增強人們的食欲，提高食品的消化吸收率，而且又因它們含有多種營養素及特種保健成分，對提高人體體質，防病治病會有一定的作用，是人們生活中不可缺少的食品。除了傳統的醬油、醋、酒、糖、鹽、味精、茴香、花椒、芥末、咖喱等外，還有一些在它們基礎上配置的新品種。經批准

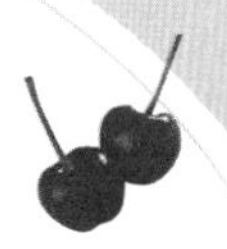

生產的調味品都是安全的，用量也像其他食品一樣沒有嚴格的規定，可以根據各人的口味喜愛隨意添加，但是有的調味品不是對每個人都是適合的，或者是有的人不宜吃得太多。市場上也有一些假冒偽劣的調味品應該避免購買。現將常見的調味品作如下介紹。

(1) 釀造類

① 醬油

醬油是我國最先發明的傳統調味品，據記載約在三千年前，中國人就會製造醬油了。它不但被用作烹調的作料，而且可以用於佐餐和涼拌。市場上醬油的品種繁多，諸如老抽、生抽、蝦子醬油、海鮮醬油、蘑菇醬油……雖然醬油的名目繁多，而實質上均分屬於釀造醬油和配製醬油兩類。

❶釀造醬油：釀造醬油是用豆粕、豆餅和麩皮等為原料經專用的麴菌發酵釀製，然後再加上一定量的食鹽和醬色，經壓、榨、過濾、消毒後即為成品。它具有特殊的風味，味道鮮美，醇厚適口。醬油含有20多種胺基酸，其中包括人類所需的9種必需胺基酸和有機酸、糖類、維生素 B_1、維生素 B_{12}、菸酸、鈣、磷、鐵等營養物質。在烹飪菜餚時加入醬油不但有增色、增香的作用，還可使菜餚更鮮美。

配製醬油是在釀造醬油中加入了不多於50%的「酸水解植物蛋白液」。酸水解植物蛋白液是用大豆、花生粕、小麥蛋白、玉米蛋白等經鹽酸水解後的液態產物。在20世紀80年代，科學家發現在生產的「酸水解植物蛋白液」中，有一種叫氯丙醇的化學物，雖然氯丙醇是一種很鮮的物質，但從動物實驗中獲知，氯丙醇是一種致癌物與致突變物。再經現場調查研究分析，發現在生產條件較差，技術不合標準，並在未採取去氯丙醇技術措施時含量較多。有的生產廠商用工業鹽酸生產「酸水解植物蛋白液」，致使產品中殘留很高的砷和鉛，食用後會在體內積聚，特別有害。

❷配製醬油：配製醬油雖比釀造醬油味道更鮮，但營養價值不如釀造醬油。而有的不法之徒用動物毛髮、豬爪的外殼、廢皮帶等經鹽酸水解後製成的「酸水解動物蛋白液」，有人稱它為特鮮醬油，因為其中有更多的具有致癌作用的氯丙醇，所以是國家明令禁止生產經營的。但從市場檢驗情況來看，它在不少配製醬油中還是存在的。

大多數醬油顏色很深，這是加了用飴糖加熱聚合而成的產品「醬色」的結果（醬色是允許用於醬油、可樂等食品的），有的生產廠家為了加速聚合反應，採用國家規定禁止使用的硫酸銨作為催化劑，因為用這種方法生產的醬色會含有致驚厥物——4- 甲基咪唑。

你應該購買名牌廠生產的醬油，同時，一定要看清醬油瓶標籤上的說明，最好吃釀造醬油，少吃配製醬油。另外，醬油含有很高的鹽，所以吃多了加醬油的菜餚後應該減少菜餚中的用鹽量。

在釀造醬油及配製醬油中還會加入適量的山梨酸、苯甲酸、丙酸鈣等防腐劑及糖精、甜蜜素、香料等，以延長保存期，並改善口感。如果加入蝦子、蘑菇汁等鮮味物質後就成為生抽王、鮮蝦油、豉油皇、草菇抽等特色醬油。標有生抽的醬油可以直接蘸吃海蜇、白斬雞及冷拌食品，而老抽醬油適合「紅燒」，若要用老抽醬油作直接蘸食則要將其隔水蒸 15 分鐘或煮開後冷卻備用。

② 食醋

食醋的品種也很多，但其也分屬釀造食醋及配製食醋兩大類。釀造食醋是以米為原料，穀糠等為輔料，經蒸煮後接種專用麴黴及酒精酵母，再經澱粉糖化、酒精發酵、醋酸桿菌有氧發酵後添加醬色等經消毒而成。其主要成分是醋酸、乳酸、琥珀酸、葡萄酸、蘋果酸、酒石酸等有機酸，還有 20 多種胺基酸、幾種糖類和特殊芳香味的醋酸乙脂，其酸味柔和，略帶甜味。而配製醋是在 50% 釀製醋的基礎上加入了食用

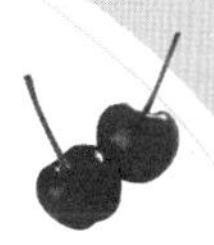

級醋酸及其他食品添加劑製成。市場上便宜的劣質醋是用冰醋酸，甚至是用工業冰醋酸、硫酸、硝酸等礦物酸製成的，它對人的消化道有很大的刺激，也會含很高的鉛和砷等重金屬，這種醋是不能吃的。

食品中加一些食醋，有很好的開胃作用，燒蔬菜時加醋可以防止蔬菜中維生素C的破壞，並使菜餚脆嫩爽口；在燒魚、肉等動物性食品時，加醋有利於動物鈣的溶出，有利於促使鈣、磷吸收。在燒煮某些菜餚時加少量醋對老年人的消化吸收是有益的。給老年人吃的醋最好是經釀造的產品，不要食用配製醋，所以在你購買醋時應看清標籤。

保存不良的醋會再發酵而出現渾濁變質。被真菌或產膜酵母菌污染的醋會出現黴花浮膜。劣質的醋有明顯的懸浮物、沉澱或黴花，有異味，若用放大鏡觀察有時還可看到有活的醋鰻、醋虱等小昆蟲。

③ 黃酒（料酒）

黃酒是人類最古老的酒種之一，因產地、使用原料、麴黴品種的不同而有許多不同的名稱，但它們都是以糯米、玉米等糧食為原料，經蒸煮後加麥麴、麩麴、酒母，再經糖化後消毒而成的釀造酒（目前，市場上還沒有配製黃酒的產品）。

黃酒香氣濃郁，甘甜味美，風味醇厚，並含有胺基酸、糖、醋、有機酸和多種維生素等，是烹調中不可缺少的主要調味品之一，在烹製葷菜時，特別是羊肉、鮮魚時加入少許，不僅可以去腥膻還能增加鮮美的風味。黃酒可幫助血液循環，促進新陳代謝，具有補血養顏、活血祛寒、通經活絡的作用，能有效抵禦寒冷刺激，預防感冒。

黃酒中含酒精（乙醇）量一般在 15 ～ 20% 之間，含有人體所需的 9 種必需胺基酸和維生素 B_1、B_2 及多種微量元素。用傳統的手工操作方法在瓦缸中糖化發酵的黃酒的生產週期較長，但酒的風味更好。生產黃酒時一般不會產生像生產白酒那樣有較多的有毒物質——甲醇。黃酒含有一定的營養物質，而含酒精又不高，所以若保存不良會產生渾濁或出

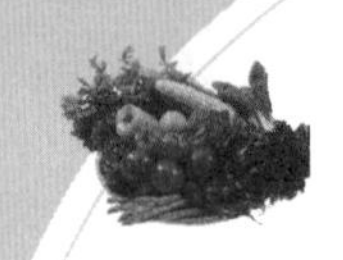

現黴斑浮膜。

④ 豆豉

豆豉是我國傳統發酵豆製品，它是用黃豆或黑豆泡透蒸（煮）熟，發酵製成的「黃豆豆豉」和「黑豆豆豉」兩種，味道鮮美可口、回甜化渣、具特有豆豉香氣。

豆豉含有20%蛋白質、7%脂肪和25%碳水化合物，且含有人體所需的多種胺基酸，還含有多種礦物質和維生素等營養物質。豆豉還以其特有的香氣使人增加食欲，促進吸收。豆豉不僅能調味，中醫學認為豆豉性平、味甘微苦，有發汗解表、清熱透疹、宣鬱解毒之效，可和胃、解腥毒、治感冒頭痛、胸悶煩嘔、傷寒寒熱等病症。

豆豉用陶瓷器皿密封盛載為宜。這樣可保存較長時間，香氣也不會散發掉。但忌生水浸入，以防豆豉發霉變質。豆豉含鹽較高，所以，高血壓患者不宜多吃。

⑤ 醬

醬是以黃豆、麵粉為原料經過製麴、發霉、製成醬胚，再加鹽水發酵釀造而成。醬中的蛋白質在發酵過程中分解成多種胺基酸，所以有特別的鮮味。市場上供應的主要有黃醬、甜麵醬、豆瓣醬等，也可加用豬肉、牛肉、魚、蝦、豆豉、花椒、辣椒、麻油等食物及調料而變成風味各異的豬肉醬、牛肉醬、海鮮醬、豆豉醬、鮮辣醬等多個品種。其用途可代替醬油，適用於炒菜、烹飪、涼拌麵條等。

醬的成分中含氮物質有蛋白質、多肽、肽。胺基酸有酪胺酸、胱胺酸、丙胺酸、亮胺酸、脯胺酸，天門冬胺酸、賴胺酸、精胺酸、組胺酸、穀胺酸等；糖類中以糊精、葡萄糖為主，也含少量戊糖、多聚糖。醬中所含脂肪，基本上都存於豆瓣中。醬中所含酸類有甲酸、乙酸、丙酸、乳酸、琥珀酸、麴酸等。醬中的含鹽量一般不會低於12%，所以不要多吃，特別是患有高血壓、腎臟疾病的患者。

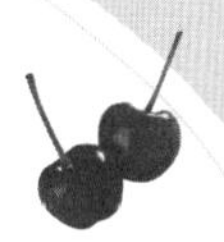

⑥ 蝦醬

蝦醬以海蝦為主要原料，經鹽漬、發酵酶解，加蝦重量 30 ～ 35% 的食鹽，拌勻，漬入缸中，經過連續 15 ～ 30 天的發酵即成產品。蝦醬常會配以各種香辛料和其他輔料。蝦醬中含有豐富的蛋白質、鈣、鐵、硒、維生素 A 等營養素，適量食用對身體有益，但上火之時不宜食蝦醬；患過敏性鼻炎、過敏性皮炎、支氣管炎的老年人不宜吃蝦醬。蝦醬味道很鹹，不宜多吃。

(2) 汁水類

① 滷水

滷水是以雞、鴨、肉等動物性食物為原料熬製成的滷汁。好的滷汁是用每天滷製的鮮味較濃的動物性原料為基料，每次再添加少量的桂皮、茴香等五香料，這樣更增加了滷水的鮮香味。大家都知道，「滷水越老越好」就是指這類。這種滷汁雖然好吃，但是因其含有很高的蛋白質和嘌呤，所以痛風患者及尿酸偏高的人不宜吃。

② XO 醬

在全世界的料理界及各家餐館所製作的 XO 醬成分都有所不同，當中的配方亦成為了各餐館的商業祕密。製作 XO 醬的材料常包括了乾貝、蝦米、火腿及辣椒等，味道鮮中帶辣。有的國家使用鮭魚來取代乾貝和蝦米製造 XO 醬。在你購買 XO 醬的時候請注意其中的配方成分，選擇你需要的產品。

③ 燒烤醬汁

燒烤醬汁是新型複合調味品，味鮮香濃。它的主要原料有料酒、葡萄酒、花椒、茴香、辣椒粉、胡椒粉、薑汁、蔥段、蒜蓉、醬汁、食鹽、味精、白糖、蜂蜜、香辛料等配製而成。這種燒烤汁廣泛適合各類燒烤及微波食品等。燒烤汁也可根據就餐者不同的口味進行配製上桌，如魚香味、五香味、麻辣味、香辣味、咖喱味等。

(3) 醬品類

① 花生醬

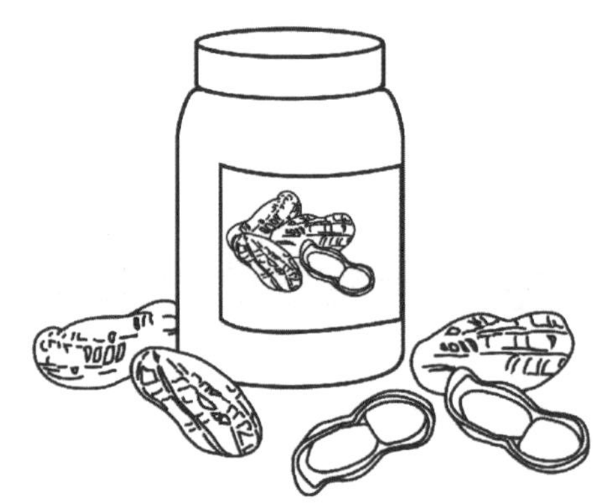

花生醬的加工方法各地不完全相同，一般是將花生洗淨，慢火炒香（避免炒焦），用攪拌機打碎，再加橄欖油、蜂蜜或食糖一起打均勻。花生醬的質地細膩，味美，具有花生固有的濃郁香氣。一般用作拌麵條、饅頭、麵包、糕點或涼拌菜等的調味品或餡心配料。

花生醬含有豐富的蛋白質、礦物質、微量元素和大量的 B 群維生素、維生素 E 等，具有降血壓、降血脂的功效，對再生障礙性貧血，糖尿病、便祕、乳汁缺乏者都能產生一定的輔助治療作用。花生醬中含有色胺酸，有助於失眠者入睡。但慢性腹瀉者、高脂血症患者、跌打瘀腫者、膽囊切除者不宜吃。

目前市售的許多花生醬為了延長保質期而使用了氫化植物油，其中含有反式脂肪酸，對防止動脈硬化、心血管疾病是不利的。千萬不要購買沒有安全保障廠家生產的花生醬，因為其可能使用了已經黴變的花生做原料，產品中會有強致癌物質黃麴毒素。所以，購買花生醬一定要買知名品牌的產品。

② 芝麻醬

芝麻醬是用芝麻經過篩選、水洗、焙炒、風淨、磨醬等工序製成的。芝麻醬的色澤為黃褐色，質地細膩，味美，具有芝麻固有的濃郁香氣。

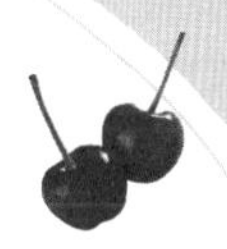

一般用作拌麵條、饅頭、麵包或涼拌菜等的調味品，也可作為甜糕餅、甜包子等的餡心配料。

芝麻醬富含蛋白質、胺基酸及多種維生素和礦物質，有很高的保健價值。其含鈣量很高，僅低於蝦皮，經常食用對骨骼、牙齒的發育都大有益處；芝麻醬含鐵高，經常食用能改善和預防缺鐵性貧血；芝麻醬含有豐富的卵磷脂，可防止頭髮過早變白或脫落；芝麻含有大量對人體有益的不飽和脂肪酸，對防治心血管疾病有一定好處，也有很好的潤腸通便作用。常吃芝麻醬能增加皮膚彈性，使肌膚柔嫩健康。

③ 果醬

係一類用水果為主要原料加工而成的食品，品種很多，諸如草莓醬、橘子醬、蘋果醬、藍莓醬、桃子醬、李子醬等，它是以一種或多種水果為原料，經過處理、破碎或打漿、加糖濃縮等技術製成的一種食品，味道酸甜，清爽可口，營養豐富，主要用來塗抹麵包或吐司食用，也是西式早餐中常用的佐餐調味品，在烹飪中也可作為酸味調料使用。

果醬都有細軟、酸甜、營養豐富的特點；果醬的營養成分因其原料水果不同而略有差異，但它們都含有天然果酸，能促進消化液的分泌，有增強食欲，幫助消化之功效。果醬中的鐵對缺鐵性貧血有輔助療效；果醬含豐富的鉀、鋅元素，能消除疲勞，增強記憶力。嬰幼兒吃果醬可補充鈣、磷，預防佝僂病。

果醬雖然好吃，營養也不錯，但富含糖類和鉀鹽，糖尿病患者忌食，冠心病、心肌梗塞、腎炎患者也不宜多食。果醬中常會添加著色劑和甜味劑，多吃可能危害身體健康，尤其是孩子和老人，每次不宜吃得太多，以 25 克為限。

④ 沙茶醬、沙嗲醬

沙茶醬與沙嗲醬其實都是複合調味品，配方略有不同，所以有不同的名稱。原是印尼等東南亞地區的風味食品，當地多用羊肉、雞肉或豬肉為原料，所用的調料味道辛辣，傳入中國後，經過改變，改用花生仁、白芝麻、魚、蝦米、椰絲、大蒜、蔥、芥末、辣椒、黃薑、香草、丁香、陳皮、胡椒粉、、沙薑粉、芫荽粉、香木草粉等經磨碎或炸酥研末，然後加油、鹽熬製而成的一種調味品。沙茶醬和沙嗲醬可以直接蘸食佐餐，也可以調製別有風味的複合味，用以烹製沙茶牛柳、沙茶鴨脯、沙嗲牛柳等佳餚。

⑤ 蠔油

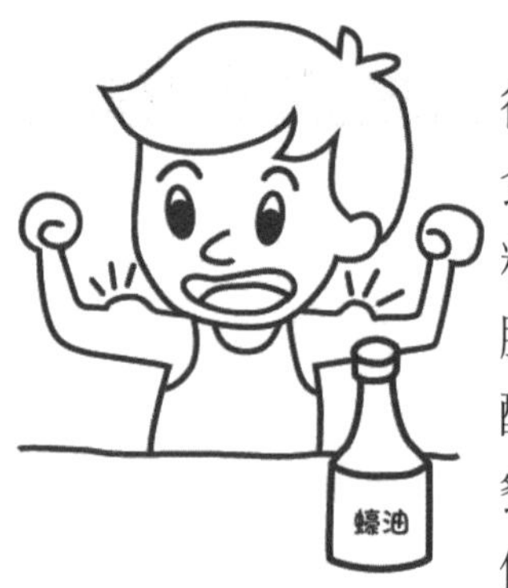

蠔油是用鮮牡蠣經蒸、煮後的汁液再進行濃縮或直接用牡蠣肉酶解，再加入食糖、食鹽、澱粉、改性澱粉等原料，輔以其他配料和食品添加劑製成的調味品。蠔油含有丙胺酸、穀胺酸、甘胺酸、脯胺酸等游離胺基酸，使之具有圓潤甜美的鮮味，所以是中西餐常用的調味用品。雖然其名字中有「油」，但是並不屬於油脂類，脂肪只含千分之一。一般人群均可食用蠔油，尤其適合於缺鋅的人及生長發育期的兒童。

(4) 粉劑類

許多天然的辛香料都是很好的調味品，為了滿足消費者使用方便的要求，製成了經過加工的粉狀調味品。

① 薑粉

薑是廚房裡最常用的調味品之一，在燒煮魚和羊肉等菜餚時，加薑有很好的解腥、去臊作用。薑含有薑油酚、薑油酮、薑油醇、薑辣素、薑烯等，具有刺激消化液分泌，增進食欲，幫助消化，減少血清中膽固醇，解熱、鎮痛、助發汗、防治感冒，散寒鎮咳的作用。薑中的薑辣素、薑油酮等有較強的抗自由基作用，因此，經常食用含薑食品有延緩

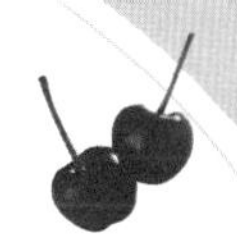

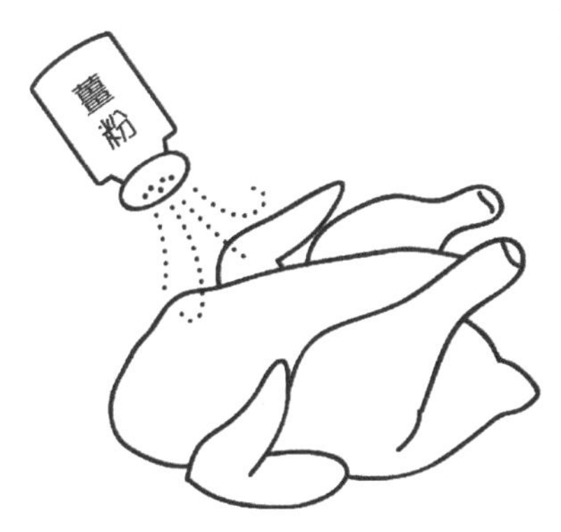

衰老，減少「老年斑」產生的作用。

燒煮雞、鴨、魚、肉時加薑粉、薑片或薑塊，會使它們的滋味更香醇；用糖、醋、鹽等做的冷拌菜時加些薑粉，會使酸甜味更誘人。

「薑是老的辣」說明老薑的品質比嫩薑好，因此，好的薑粉都是用老薑做成的。

雖然薑對人體有很多好處，但薑很易腐爛，特別是嫩薑，且薑爛了之後，因其口味和氣味沒有太大的變化，因此有的人以為爛薑可以照樣吃，這是極大的錯誤。因為，薑爛了以後會產生一種致癌力極強的黃樟素，它特別容易引起肝癌，所以爛薑及受潮的薑粉只能扔掉，絕不能吃。

② 胡椒粉

由於技術的不同，胡椒粉可分為白胡椒粉及黑胡椒粉兩種。其中的白胡椒粉是將胡椒果實先用鹽水浸漬後再曬乾，然而去除果皮後碾成粉末；黑胡椒粉是用摘下的胡椒果實直接曬乾再碾成粉末，由於其顏色呈灰棕色，相對於白胡椒粉顏色較深，故而得此名。

胡椒含的特殊成分是胡椒鹼、胡椒新鹼、胡椒油鹼、胡椒醛、二氫香芹醇、隱品酮、氫化石竹烯等 140 種成分，它們所具有的特殊香味和辣味，成為廣受歡迎的調味品。它有健胃、促進胃腸蠕動，增加食欲，加速血液循環，解毒消炎，在夏天可祛暑，冬天有祛寒通氣的作用。在喝湯、吃麵條時撒些胡椒粉，不但口味更佳，並會感到胃裡發暖，即有暖胃作用。

胡椒與羊肉同煮，有去膻作用；對腥味較大的炒鱔糊、燴魷魚等菜餚，吃之前拌些胡椒粉有很好的去腥作用；煮熟的豬肚常有一股異味，若只加蔥、薑、酒等調味劑仍很難將異味除盡，而加了胡椒粉效果就非常好；齲齒引起的牙痛，可用白胡椒粉放在齲齒洞裡，即能止痛；打嗝時，用鼻子嗅胡椒粉會引起噴嚏，打噴嚏後就會停止打嗝。

品質好的胡椒粉搖晃後粉末像塵土一樣鬆軟，劣質胡椒粉會呈小塊狀，它很可能是已受潮或摻入了澱粉或辣椒粉的。胡椒粉不宜放得太久，也不能受潮，因為它很易孳生黴菌，且會產生強致癌物黃麴毒素。胡椒性燥、熱，味辛。對胃熱、陰虛的人會助火傷身，肝火偏旺或陰虛體熱的人不宜多食。

你應購買新鮮的胡椒粉，在每次使用後應蓋緊瓶蓋，防止受潮。

③ 花椒粉

花椒是花椒樹在立秋之後成熟的果實，它的特異成分是花椒油、花椒烯、香草醇、香烴、檸檬烯等多種揮發油和芳香物質等，這些成分使其具有濃厚的香味和麻辣味。花椒除了有很好的除膻解腥作用外，還有開胃、止關節痛、止牙痛、溫中散寒的功效。因其性溫熱，陰虛內熱的人吃後容易生火助熱，故而不能多吃。

在不同動物身上做的實驗結果證明，花椒具有中等毒或高毒，過量食用表現為呼吸抑制，甚至還可引起死亡。因此，作為調味用的花椒使用量不宜太多，以不吃為好。由於花椒屬熱性調料，多吃會使人煩躁不安，引起泌尿道和消化道的一些症狀，所以夏天不宜多吃。

正常的花椒粉呈棕褐色粉末，有特殊的刺激性香味，聞後會打噴嚏，舌嚐有麻辣及苦味，劣質花椒粉因摻入了麥麩皮或玉米粉等，故呈黃色或有結塊，且沒有正宗花椒粉應有的感官特徵。購買時應看清標籤，不要把劣質花椒粉買回家。

④ 茴香粉

茴香含茴香烯、茴香醚、茴香酮、茴香醛、茴香油、檸檬烯等，有去腥膻、促進食欲、祛痰、驅風、抗痙攣、治便祕、延長睡眠時間等作用。

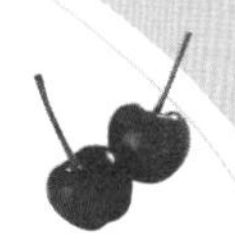

茴香烯能促進骨髓細胞成熟和釋放到外周血液，有升高白血球的作用，主要是升高中性粒細胞，所以有輔助治療白血球減少症的作用；茴香油能刺激胃腸神經血管，促進消化液分泌，增加胃腸蠕動，所以有健胃、行氣的功效，也有助於緩解胃腸痙攣、減輕疼痛。因茴香性溫熱，所以陰虛內熱的人不宜多吃。

⑤ 大蒜粉

大蒜富含蛋白質、碳水化合物、維生素 C、鈣、鐵。此外含有 30 多種含硫化合物和大蒜辣素、大蒜新素、蒜胺酸、蒜苷和 SOD 等有特色的成分。實驗證明，大蒜對痢疾桿菌等 15 種細菌有較強抑菌、殺菌作用，夏天食用大蒜，對防止腸炎、菌痢有一定效果；蒜苷有促進胃液及膽汁分泌和腸蠕動、降膽固醇、降脂作用；大蒜中的甲基烯丙基二硫化物是一種具有抑制血小板凝集的活性物質，可防止腦血栓形成；大蒜含的硒有清除自由基，阻止亞硝胺合成功能，對結腸癌、乳癌、皮膚癌、肺癌、肝癌和胃癌等有一定預防和抑制作用；大蒜還富含 SOD，其有清除自由基，保護肝臟、維持正常代謝和延緩衰老的作用。大蒜含有具有強烈刺激作用的蒜素，空腹吃蒜，會對胃黏膜、腸壁造成刺激，引起胃痙攣，影響胃腸消化功能。

⑥ 辣椒粉

辣椒含有多種辣椒鹼和香美蘭胺，這些生物鹼有刺激口腔黏膜，促進唾液分泌及胃蠕動，有利於食品消化；使血管擴張，有增加血液循環的作用。辣椒富含維生素 C 和路丁，有抗氧化，促進鐵、鈣吸收，維護血管、骨骼、肌肉的正常功能和降低血清膽固醇的功效。雖然辣椒有很多好處，但不能大量攝取，否則，可引起神經系統損傷，消化道潰瘍，甚至會引起細胞生化反應混亂而演變成腫瘤。患有咽喉炎、牙痛、痔瘡、肺結核，潰瘍病、高血壓者也以少吃為好。

好的辣椒粉應是紅色或紅黃色，具有固有的辣香味，聞後有刺鼻或有要打噴嚏的感覺。若同樣體積的辣椒粉比正常重，那麼很可能是摻加了紅磚粉的。

⑦ 五香粉

所謂五香粉是將超過 5 種的香料研磨成粉狀混合一起的調味品，其名稱來自於中國文化對酸、甜、苦、辣、鹹五味要求的平衡。

五香粉常用的原料是砂仁、丁香、豆蔻、肉桂、大料、乾薑、小茴香、花椒、陳皮等。因配料不同會有多種不同口味和不同的名稱。主要用於燉製的肉類或者家禽菜餚，或是加在滷汁中增味，也用於拌餡。常使用在煎、炸前塗抹在雞、鴨肉類上，尤其適合用於烘烤或在燉、燜、煨、蒸、煮菜餚時作調味用。

五香粉彙集了各種原料的優點，氣味芳香，具辛溫之性，有健脾溫中、消炎利尿等功效，對提高機體抵抗力有一定幫助。

⑧ 咖喱粉

咖喱其實不是一種香料的名稱，而是由數種甚至數十種香料所組成。組成咖喱的香料包括有紅辣椒、薑、丁香、肉桂、茴香、小茴香、肉豆蔻、芫荽子、芥末、鼠尾草、黑胡椒以及咖喱的主色——薑黃粉等等。由這些香料所混合而成的統稱為咖喱粉。不同產地的咖喱粉各有特色。新加坡咖喱溫和清香、泰國咖喱特別鮮香、印度咖喱辣度強烈、馬來西亞咖喱清香平和……

咖喱中的活性成分是薑黃素，這也是使咖喱粉呈現黃色的原因。薑黃素對健康的作用有不同的看法，有的說有防癌功能，有的說有一定毒副作用或有致癌作用，且咖喱對胃有一定刺激作用，故不要常吃，而胃潰瘍及胃炎患者應慎用。

⑨ 鮮雞高湯粉

高湯純雞粉是採用優質肉雞，經大火加熱，小火燉煮，長時間熬製

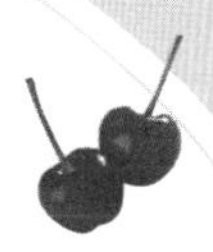

的高湯提取物。也有的是用風味抽提，定向酶解，經噴霧乾燥精製而成的調味料。鮮雞高湯粉的特點是具雞肉高湯的原汁原味天然雞肉香，蛋白質含量可高達 30% 以上。痛風病及高尿酸患者忌食。

(5) 固體類

① 味精與雞精

味精的化學名字叫穀胺酸鈉，它是以糧食為原料，經過發酵後提純的結晶產品，吃適量味精的好處除了增加鮮味，促進胃酸分泌，提高食欲外，在胃酸的作用下還會分解為穀胺酸，而穀胺酸是人體需要的營養物質，是合成蛋白質的原料之一。有人研究後發現，穀胺酸還參與腦組織蛋白質的新陳代謝，可被腦組織氧化利用，對於改善腦疲勞及神經衰弱有一定的功用。

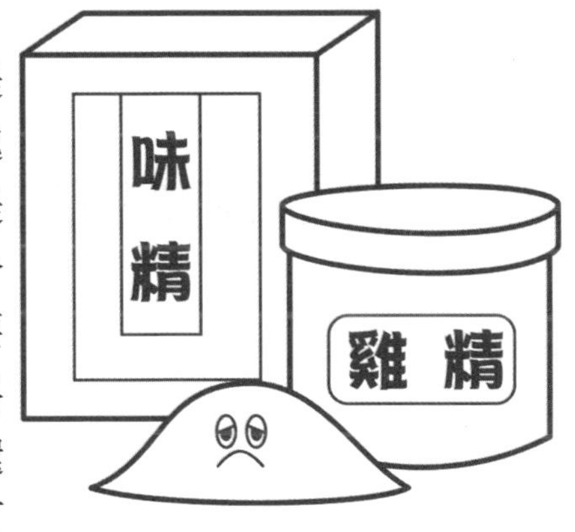

雞精，有的地方稱雞粉，它是一種具有雞肉風味的複合鮮味劑，其主要成分也是穀胺酸鈉（味精），再加上肌苷酸二鈉、鳥苷酸二鈉和雞肉粉（雞精中的雞肉粉是用酵母等特殊的發酵技術，從雞肉、雞骨、雞蛋中提取的汁液，再將這種汁液經濃縮加工而成，其最大的特點是能溶入水，而營養成分與真正的雞肉相比差多了），複配後的雞精鮮味大大增加，其鮮度可以是普通味精的 20 ～ 30 倍。而市場上的雞精產品是加了鹽、澱粉和糊精的稀釋品，所以實際上，使用同樣量的雞精，其鮮度只是味精的 1 倍左右，而有的雞精加入了化學合成的雞味香精，所以更有雞的「鮮香味」。

味精、雞精都是增鮮味的調料，但如果不注意正確使用方法，不僅達不到理想的調味效果，甚至會產生副作用。味精和雞精中穀胺酸鈉經

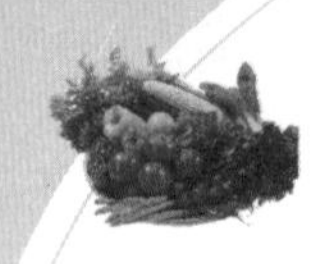

不起高溫處理，當烹調溫度超過 130℃時，穀胺酸鈉會轉變成焦穀胺酸鈉，它不但沒有鮮味，還有一定的毒性。所以使用味精應待菜餚烹飪完成後，把火關掉，在起鍋前再加入，切勿在燒煮、燜炒時放入，更不要在油煎、油　時加入。

因為味精和雞精都含穀胺酸鈉，而穀胺酸鈉和食鹽一樣含鈉，現在知道，攝取鈉太多會促使高血壓、心血管等疾病的發生和發展，有人報導，如果現在的人減少三分之二鈉攝取量，死於卒中（腦中風）及心臟病的人數可分別降低 40% 及 30%。因此從預防心血管疾病出發，味精、雞精都不宜多吃。每道菜加的味精或雞精不要超過 0.5 克。

② 食鹽

鹽的化學成分是氯化鈉，鈉在保持人體細胞正常滲透壓、保持體液的酸鹼平衡、維持神經、肌肉興奮性中發揮著重要的作用。吃鹽是人們攝取鈉的主要途徑。淡而無味的菜使人難以下嚥，但長期攝取過多的鹽會引起高血壓。日本對 7 個縣 700 名居民做的一項調查結果證實，人群平均攝取鹽增加 1 克，人群平均壽命縮短半年；吃得太鹹，或常吃含鹽多的鹹魚、鹹肉、醬菜、榨菜、醬瓜、乳腐、鹹蛋、速食麵等食品還會影響鋅的吸收，造成鋅缺乏；高鹽飲食會加重腎臟排泄和心臟的負擔，容易引起腎臟及心臟功能衰退。

高鹽飲食還可使口腔唾液分泌減少，使上呼吸道黏膜抵抗病菌侵襲能力下降，造成因口腔正常細菌不能繁殖而導致口腔菌群紊亂，使致病菌繁殖。因此吃得太鹹的人容易感染上呼吸道疾病。

③ 食糖

菜餚中加入少量的糖，可改善口味、提高鮮度，特別是在某些地區在燒煮菜餚時常會加入適量的糖。糖在體內會很快轉化為葡萄糖，葡萄糖不僅為人體的各種生理活動和運動提供能量，更重要的因為它是大腦能量的唯一來源，大腦缺葡萄糖只要幾分鐘就會出現壞死。但過多攝取

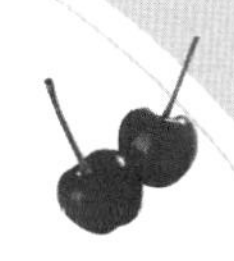

糖類會減少其他營養素的攝取，造成某些營養素缺乏；過多的糖類在體內還會轉變成脂肪而致肥胖。

④ 桂皮

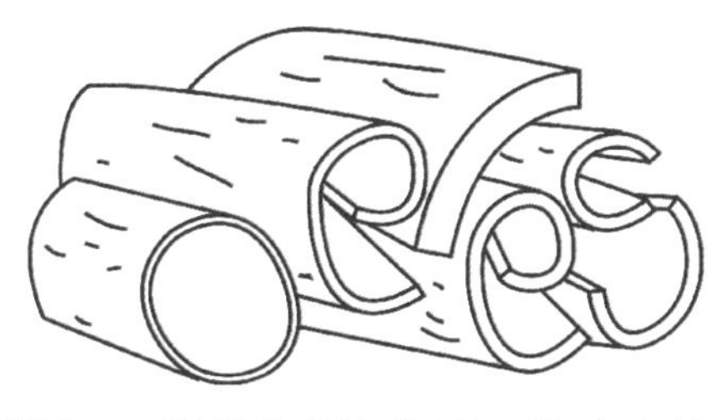

桂皮含桂皮醛、丁香油等成分，它有提高菜餚的芳香味，可使肉類菜餚袪腥解膩，芳香可口，進而促進食欲的作用。桂皮能夠啟動脂肪細胞對胰島素的反應能力，大大加快葡萄糖的新陳代謝，所以桂皮有預防 2 型糖尿病的作用。桂皮中的苯丙烯酸類化合物，能增加前列腺組織的血流量，促進局部組織血運的改善，所以對前列腺增生有治療作用。中醫認為，桂皮性熱，具有暖胃袪寒活血舒筋、通脈止痛和止瀉的功能。

桂皮含可致癌的黃樟素，所以食用量越少越好，更不宜長期食用。

⑤ 蔥

蔥含有糖類、胡蘿蔔素、維生素 B_2、維生素 C、菸酸、鈣、鎂、鐵等營養成分，還有具有保健作用的蒜素、辣素、二烯內基硫醚、二烯丙基二硫化合物，能袪除腥膻等油膩厚味菜餚中的異味；其產生的特殊香氣，可以刺激消化液的分泌，增進食欲，並有較強的殺菌、發汗、袪痰、利尿、降脂、降膽固醇作用；蔥還含有微量元素硒，可降低胃液內的亞硝酸鹽含量，對預防胃癌及多種癌症有一定功效。

蔥屬於有強烈刺激性的調味品及食品，它們在空腹，沒有其他食物保護下，會對胃黏膜、腸黏膜造成強烈的直接刺激，導致胃黏膜損傷，腸胃痙攣，出現嘔吐、絞痛等症狀，所以胃腸功能不佳者不宜食用。

我們的生活已離不開調味品，現在市場上除了傳統的調味品外，新型複合調味品會越來越多，目前就有「排骨湯粉」、「酸菜魚料」、醬油粉、植物水解蛋白粉茶粉、酵母調味品、糟香辣醬、味香素等等，以後還會不斷增加。除此之外，還有不少國外進口的調味品，只要它們使用的是食品原料，合格技術，沒有污染，並得到國家有關部門認可的，都可以根據各人的喜愛適量選用。

選購調味品也應與選購其他食品一樣，要到正規商場購買大廠、名廠生產的經過預包裝的產品，看清生產日期和保質期，防止變質、摻假、偽劣調味品進入你家。

9. 老年人常喝茶的好處

全世界許多國家的人們都有喝茶的習慣，這是因為大家知道茶葉對人體的好處多多。茶葉中共有 300 多種成分，其中有許多對人體有益的成分。茶葉中的有機化合物主要有胺基酸、生物鹼、茶多酚、有機酸、色素、香氣成分、維生素等；茶葉中的礦物質約有 27 種，包括鉀、硫、鎂、磷、錳、氟、鋁、鈣、銅、鐵、鋅、硒等。其中研究得最多的是具有明顯保健作用的茶多酚，茶多酚並不是單一的物質，它包含有兒茶素類、黃酮類、酚酸類和花色素類等 30 多種成分的化學物質。經現代科學研究發現，茶多酚對人體有很多有益作用。

(1) 降低血脂，預防動脈硬化

茶多酚能提高血液中高密度脂蛋白膽固醇（好膽固醇）含量，減少低密度脂蛋白膽固醇（壞膽固醇）的吸收，從而能降低血脂和血膽固醇，並清除血管壁上沉澱的膽固醇，所以可預防和減輕動脈粥樣硬化。原上海醫科大學做的一項研究結果證實，高血脂人群服用茶多酚 10 個月後，其血清膽固醇和三酸甘油脂的含量比不吃者下降 19%。

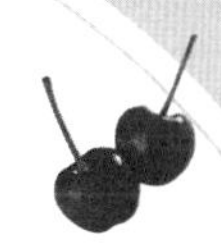

（2）降低血壓，防止中風

當人體的血管緊張素轉換酶活性太大時，會使血管緊張素II增加，血壓升高，而茶多酚具有抑制該轉換酶的作用，所以有降低血壓，保持血壓穩定的功能。

中風的原因主要有兩種：

一是腦血管破裂出血： 因人體脂質過氧化會使血管壁失去彈性，所以容易破裂、出血。而茶多酚能遏制脂質過氧化過程，保持血管適當的彈性，並解除血管痙攣，使血管鬆弛，血流通暢，血壓下降，從而防止血管出血。

二是形成血栓或血栓脫落，堵塞血管所致：茶多酚能阻止血漿纖維蛋白原轉變成纖維蛋白，具有抗血小板凝聚，抑制血栓形成的功能。且茶多酚是茶葉中的天然成分，所以它比目前臨床上應用的抗血栓藥物安全得多，無毒副作用。

（3）提高人體免疫力

茶多酚能提高人體免疫球蛋白水準，從而提高了人體免疫力。現代醫學的實驗還證實，茶多酚可抑制或殺死痢疾桿菌、葡萄球菌、傷寒桿菌、麻疹病毒、腮腺炎病毒等許多致病微生物。因此茶多酚有防止多種疾病發生的功效。

（4）防癌、抗癌

茶多酚能清除因各種原因所產生的過多自由基，能提高有抑制癌細胞增殖作用的穀胱甘肽轉移酶和超氧化物歧化酶（SOD）和鳥胺酸脫氫酶的活性，茶葉可以抑制二級胺和亞硝酸鹽在胃酸條件下合成致癌的亞硝胺的功能。茶葉有抗氧化和清除自由基的作用，抑制癌細胞增殖，並在電子顯微鏡下觀察到，人的胃癌細胞在茶葉水的作用下出現不同程度的退化、壞死。

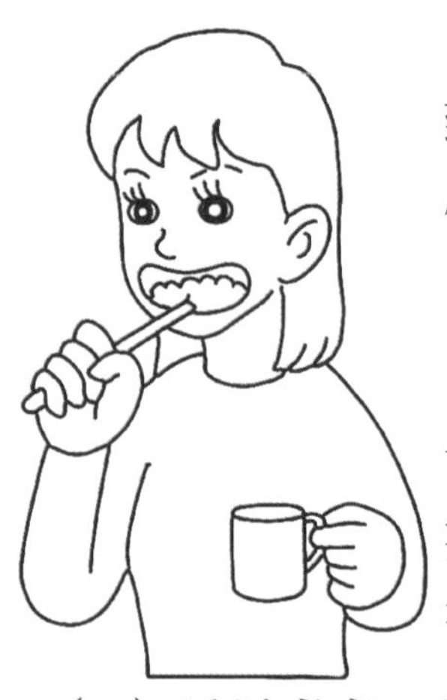

茶多酚有抑制亞硝胺、苯並芘、黃麴毒素的致癌作用。再加上茶多酚能提高人體的免疫力，所以有綜合防癌作用。

（5）預防蛀牙

飲茶或用茶漱口、刷牙，不但能除口臭，還可防治齲病。據口腔醫院的研究認為，飲茶、用茶湯漱口、刷牙均有防齲病方面的功效，但以茶湯刷牙效果為最好。

（6）延長青春、延緩衰老

由於衰老的主要原因是人體組織中自由基含量的增加，使人體各種細胞的功能遭到破壞，過多的自由基會加速機體的衰老進程，而中老年人會產生比中青年時更多的自由基。茶多酚對自由基有很強的清除作用，並能提高具有抗自由基的SOD、過氧化氫酶的活力，增強維生素C、E的抗氧化能力，從而能產生延緩衰老的作用。

（7）抗輻射、保健康

癌症患者在使用放射線治療後會導致白血球下降，出現免疫力降低及食欲不振、頭暈、乏力、脫髮等症狀，而茶多酚對減輕上述症狀有很好的作用。調查證實，在第二次世界大戰日本廣島原子彈爆炸後的倖存者中，凡遷到茶區居住，並大量飲茶的居民，不但存活率高，且體質相對較好。現代人接觸電磁輻射的人越來越多，接觸時間也相對較長，若能常喝茶就可以減輕輻射引起的危害。

（8）防紫外線、抗過敏、防臭

茶葉中的茶多酚對紫外線有過濾作用，能減輕紫外線對皮膚的傷害，並能清除紫外線誘導產生的自由基，抑制皮膚細胞黑色素的形成，

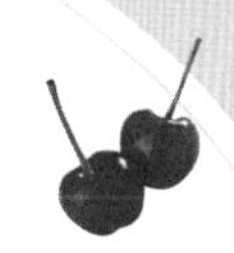

所以可以減少色素沉澱。

茶多酚能抑制組胺的釋放及多種原因引起的過敏反應，據報導，其抗過敏的效果比目前常用的抗過敏藥物還強 2 ～ 10 倍，所以對哮喘、蕁麻疹者有一定的防治效果。

有的老人會有口臭、菸臭、大便特臭等令人不快的症狀，而茶多酚有減輕和消除這些臭味的作用。

（9）不同季節宜喝不同的茶

春季宜喝花茶，中醫認為，花茶可以散發冬季瘀積於體內的寒邪，促進人體陽氣生髮；夏季宜喝綠茶，因為綠茶性味苦寒，能清熱、消暑、解毒，綠茶是未經發酵的茶，含有最多的茶多酚，增強腸胃功能，防止腹瀉、皮膚瘡癧感染等效果最好；秋季宜喝青茶，青茶不寒不熱，有利於消除夏季體內的餘熱，使人神清氣爽；冬季宜喝紅茶，紅茶味甘性溫，含較多的蛋白質，有一定滋補功能。

茶葉對人體的好處很多，並非常適合各類人群飲用。因為茶葉有利尿作用，冬天喝太多的茶會因常跑廁所使老年人吃不消，所以建議每天用茶葉 5 ～ 10 克，平均飲用約 500CC 的茶為好（大約是普通玻璃杯 2 杯）；發熱時不要喝茶，因為茶葉中的茶鹼有升高體溫的作用，這時喝茶無異於「火上加油」；潰瘍者少喝茶，因為茶葉中的咖啡因會促進胃酸分泌，升高胃酸濃度，誘發胃痛發作，更不要空腹飲用。

10. 吃多種食用油好處多

食用油是人們生活的必需品，每天離不開它，現在人們吃了太多的包括脂肪在內的高熱能食品（脂肪是產能最多的營養素），以及因選用的脂肪不當，使超重、肥胖、動脈硬化、高血脂、高血壓、膽結石等疾病高發。所以大家對食用油又愛又恨，那麼應該怎樣看待這些問題呢？

（1）食用油的成分

食用油的主要成分是脂肪。一般的脂肪是指中性脂肪，它們都是由甘油和 3 個脂肪酸組成，所以又稱甘油三酯。而各種食用油含的脂肪酸品種不同，但都分別屬於飽和脂肪酸、單不飽和脂肪酸及多不飽和脂肪酸 3 類，後兩者均屬於不飽和脂肪酸。

豬油、牛油、羊油等動物油以飽和脂肪酸為多，它們基本不含必需脂肪酸（必需脂肪酸是指人體自己不能合成或合成量很少，不能滿足人體生理需要的脂肪酸，所以必須從食物中攝取），而含的膽固醇常較高。

在植物油中，除了椰子油、棕櫚油外，基本上都是以不飽和脂肪酸為主，含有一定量的亞油酸和 α - 亞麻酸必需脂肪酸，其中的單不飽和脂肪酸有降低「壞膽固醇」，升高「好膽固醇」的作用；多不飽和脂肪酸則會把好的與壞的膽固醇都降低，同時，因多不飽和脂肪酸具有很多活潑的化學特性，所以容易在儲存過程或在體內被氧化而變質，使食用油出現油耗味，其酸敗產物可破壞食油中的營養成分和腸道內的菌群平衡，干擾正常代謝，對心、肝、腎有毒性作用，嚴重的酸敗油脂有致癌作用。植物油基本不含膽固醇。

（2）常見植物油的特點

豆油　豆油含豐富的 ω-6 多不飽和脂肪酸和維生素 E、D，有降低心血管疾病，提高免疫力，對體弱消瘦者有增加體重的作用。豆油含的多不飽和脂肪酸較多，所以在各種油脂中屬於最容易酸敗變「耗」的，因此購買時一定要選出廠不久的，並盡可能趁「新鮮」食用。

① 葵瓜子油

含豐富的必需脂肪酸，其中亞油酸、α - 亞麻酸在體內可合成與腦營養有關的 DHA（二十二碳六烯酸），對延緩老年人大腦功能衰退有

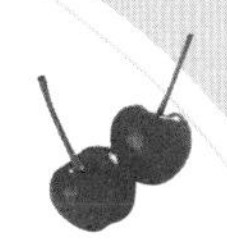

一定好處。孕婦吃葵瓜子油有利於胎兒腦發育。葵瓜子油含有的維生素E、A等，有軟化血管、降低膽固醇、預防心腦血管疾病、延緩衰老，防止乾眼症、夜盲症、皮膚乾燥的作用。它也含有較高的多不飽和脂肪酸，所以有與前述的豆油一樣的注意事項。

② 菜子油

菜子油的脂肪酸中有20～55%芥酸（二十二碳一烯酸），傳統技術生產的菜子油中含有很多芥酸，它不但有一股難聞的青草味，而且有導致動脈壁增厚，動脈硬化和高血壓、冠心病的副作用，所以不受大家的歡迎，並有「心臟病不要吃菜子油」的說法。而現在精製的菜子油，已把芥酸除去，故而已無此「後顧之憂」了。它含的單不飽和脂肪酸很高，故有與橄欖油相似的作用，它還有利膽的功效。由於菜子油是所有富含單不飽和脂肪酸食用油中價格最低的，所以越來越受到大家歡迎。

③ 麻油

麻油有「植物油之王」的美譽，富含多種不飽和脂肪酸、蛋白質、鈣、磷、鐵、卵磷脂及維生素A、D、E，有清除自由基，提高免疫力，延緩衰老，防治便祕、冠心病、糖尿病、頭髮早白以及潤膚美容的作用，中醫認為肺氣腫患者，在睡前及次日起床前喝一點麻油，可減輕咳嗽症狀，老年性慢性支氣管炎患者可以有選擇的食用。

④ 花生油

含豐富的油酸、卵磷脂和維生素A、D、E、K及生物活性很強的天然多酚類物質，所以有降低血小板凝聚，降低總膽固醇和壞膽固醇水準，預防動脈硬化及心腦血管疾病的功能。民間認為多吃花生油容易「上火」，這是由於花生油中的花生烯酸導致人體變態反應的緣故。因攝取的ω-6多不飽和脂肪酸明顯超過ω-3多不飽和脂肪酸的量，導致過度的免疫反應，使經常會遇到的普通病毒感染也會產生過於強烈反應，出現過敏（免疫功能正常的人不會發生此反應），所以容易發生濕症、氣喘、鼻炎等。

人們對花生油最怕的是它可能含黃麴毒素，特別是不法廠商用黴變的花生為原料，其生產的花生油則會含有較多的能致癌的黃麴毒素，所以你應該購買名廠生產的花生油，它的品質一般較可靠。

⑤ 橄欖油

它含的單不飽和脂肪酸是所有食用油中最高的一種，它有良好的降低低密度膽固醇（壞膽固醇），提高高密度膽固醇（好膽固醇）的作用，所以有預防心腦血管疾病、減少膽囊炎、膽結石發生的作用。橄欖油還含維生素 A、D、E、K 及胡蘿蔔素，對改善消化功能，增強鈣在骨骼中沉積，延緩大腦萎縮有一定的作用。但橄欖油價貴，味淡，缺乏誘人的脂肪香味，所以大多數中國人，特別是感覺器官功能降低的老年人對它的口味並不歡迎。

⑥ 沙拉油

它是植物油中加工等級最高的食用油，已基本除盡了植物油中的一切雜質和蠟質，所以顏色最淡。沙拉油適用於炒、炸、煎和涼拌，這是其他食用油所不及的。市場上有不同品種的沙拉油，如大豆沙拉油、菜子沙拉油、花生沙拉油、棉子沙拉油、葵瓜子沙拉油等多種植物油品種。

⑦ 茶油

茶油含的單不飽和脂肪酸與橄欖油相仿，所以有「東方橄欖油」之稱。據報導，某茶油產地的居民，其心血管疾病的發病率和死亡率都比其他地區的人群低。

⑧ 豬油

它含較高的飽和脂肪酸，吃太多易引起高血脂、脂肪肝、動脈硬

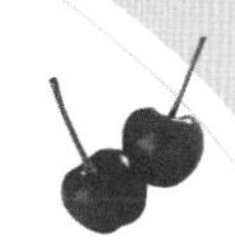

化、肥胖等，但也不要完全不吃，因為其含的膽固醇是人體製造類固醇激素、腎上腺皮質激素、性激素和自行合成維生素 D 的原料。老年人的血中膽固醇含量如果太低，更容易發生卒中（腦中風）和癌症。在動物實驗中發現，豬油中的 α - 脂蛋白能延長動物的壽命，這是各種植物油中所缺乏的。

⑨ 魚油

魚油不是常用於燒菜的食用油，它因多存在於魚的脂肪中而得名。在吃魚，特別是吃海魚的時候會攝取比較多。它含有豐富的 ω-3 多不飽和脂肪酸，其中的 DHA（二十二碳六烯酸）和 EPA（二十碳五烯酸）對人體有降血脂、防止動脈硬化，抗凝血，預防心腦血管疾病，健腦、保護視力等作用，所以一般作為保健食品服用。

⑩ 氫化植物油

氫化植物油的成分是反式脂肪酸，它能提高「低密度脂蛋白膽固醇」的含量（它會沉積於動脈壁上，引起動脈硬化，還能增加血黏度，容易引起血栓和高血壓及心血管疾病，並能降低「好膽固醇」濃度，故稱其為壞膽固醇）。在 20 世紀的後 10 年，經過歐洲 8 個國家聯合開展的人群研究結果顯示：反式脂肪酸導致的心血管疾病是飽和脂肪酸的 3～5 倍，並能透過胎盤和母乳使胎兒和新生兒比成人更容易患必需脂肪酸缺乏症，從而影響兒童的生長發育及神經系統的健康和損害，降低認知功能。另一項動物實驗研究證實，反式脂肪酸可以增加乳癌和糖尿病的發病率。

最近美國發表了一份有關反式脂肪酸研究結果，他們用 42 隻非洲綠猴分成兩組，吃兩種固定的營養全面的膳食，差別是一組吃含 8% 的順式單不飽和脂肪酸的膳食，另一組吃 8% 反式單不飽和脂肪酸的膳食，6 年後發現：吃反式脂肪酸的一組，促進肥胖的「力度」是順式不飽和脂肪酸的 7 倍，是飽和脂肪酸的 3 ～ 4 倍。且腹部脂肪積累多，血糖上升，出現了胰島素抵抗症狀，各種生化分析資料證實，它們有患糖尿病的危險。所以購買食品時一定要看清產品的配料表，如果反式脂肪酸居配料表的排名靠前，那麼其含量可能較高。它們包括：氫化植物油、酥油、高級酥油、起酥油、植物起酥油、液態酥油、植物奶油、人造奶油、人造黃油、瑪琪琳、植脂末、奶精。應少吃這些食品。

（3）應選擇多種植物油

我們每天吃的食用油應控制在 25 ～ 30 克間，不要為了追求菜餚的口味而加太多的油。

各種食用油都有其優點，也各有缺點，所以大家不要僅僅食用一種油，輪流吃多品種的食用油能夠產生互補優點，達到保護健康的目的。

動植物油都應該吃，但都不能吃得太多，因為人體需要的飽和脂肪酸、單不飽和脂肪酸及多不飽和脂肪酸的合適比例是 1：1：1，所以應吃多種食用油。當然，動物油更不能吃得太多，因為過多的飽和脂肪酸會與磷脂結合，使紅血球、神經細胞等細胞加速老化，失去彈性，並誘發動脈硬化、高血脂、高血壓等。

（4）應購買定型包裝的食用油

食用油都怕光、怕熱、怕水、怕氧，這些因素都會加速油脂酸敗，特別是植物油，因含的不飽和脂肪酸很多，所以更容易變質，所以你一定要到商品流通得快的商店購買最近生產的定型包裝的食用油，千萬不要買零賣的。因為散裝的食用油至少可能存在以下四大隱患：一是不能確定其是什麼廠生產的什麼品種食用油；二是可能係已經過期或即將過期的包裝產品拆開零售；三是可能為摻假偽劣產品；四是這些油已在空氣中曝露了很長時間，極易變質或即將變質。

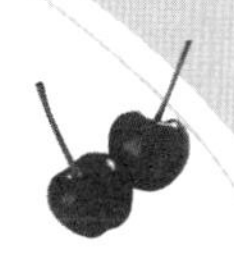

11. 老年人適量吃些玉米有好處

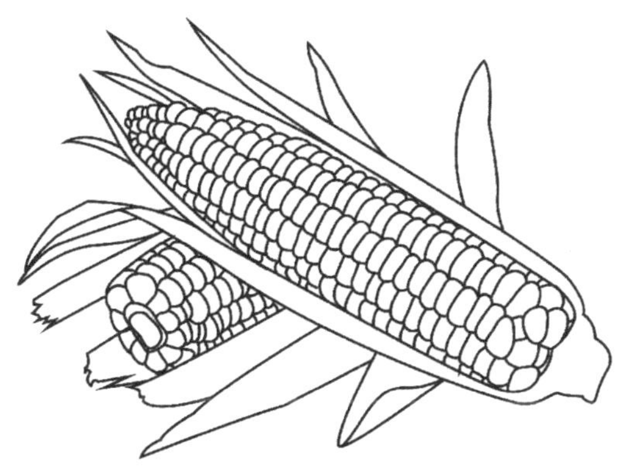

每 100 克新鮮普通玉米含有 22.8 克碳水化合物、4 克蛋白質、1.2 克脂肪、2.9 膳食纖維、0.16 毫克維生素 B_1、0.11 毫克維生素 B_2，還有鈣、磷、鉀、鐵鎂等礦物質。其中維生素總量為白米、麵粉的 5 倍多，而有一種特殊的甜玉米，它含的蛋白質、脂肪、維生素比普通玉米還要高 1 ～ 2 倍，其中有 13 種胺基酸高於普通玉米，而具有抗癌、提高免疫力等保健作用的硒高 8 ～ 10 倍，所以它的保健功能更好於普通玉米。

玉米含有 α、β、γ、δ 四種異構體的天然維生素 E，比醫院或藥房裡供應的人工合成維生素 E（只含一種有效的異構體）具有強數倍的抗氧化能力，延緩衰老的功能更強，對防治動脈硬化、心血管疾病有較好作用；玉米中的玉米黃素、葉黃素對增強人的大腦細胞功能，防止記憶力減退、視力退化有一定作用；玉米中的可溶性膳食纖維有通暢排便的作用，有利於腸道內有毒物質及致癌物排出。

玉米中的胡蘿蔔素在體內會轉變成維生素 A，具有一定的抗癌作用，對經常在電腦及電視前工作者的眼睛具有保護作用；玉米中富含穀胱甘肽，在減輕抗癌藥及放療副作用的同時也有抑制腫瘤生長的作用。

玉米含有豐富的不飽和脂肪酸，其中必需脂肪酸亞油酸高達 60%。美國的一份研究證實，常吃玉米及玉米油對降低膽固醇有益，對 70 名用多種方法治療無效的高膽固醇老年人，給予用玉米、蒜粉、黑胡椒、芹菜、番茄配製混合食物，每天吃 20 ～ 40 克，3 個月後血中膽固醇、甘油三酯都有明顯下降。

玉米中豐富的鈣、磷、硒、鐵、維生素 A 和維生素 B_1、維生素 B_2、維生素 B_6 和胡蘿蔔素對於糖尿病、膽結石等慢性病也有輔助治療作用。

現在世界上推崇的粗細糧混合吃的方法，其中有一種就是用玉米與大豆按 3：1 比例配製的食用方法。

12. 老年人健康長壽離不開乳酸菌

在我們每個人的體內和體表都存在著一些不會致人生病的細菌、病毒等微生物，其中的乳酸菌因與人體健康息息相關，所以是不可缺少的，因此也被稱為益生菌。

乳酸菌是個大家庭，其中包括乳酸桿菌、雙歧桿菌等有益菌。它是一類能發酵碳水化合物產生乳酸的細菌，並因此而得名。經研究發現，乳酸菌至少有以下有益作用。

(1) 保持腸道菌群平衡

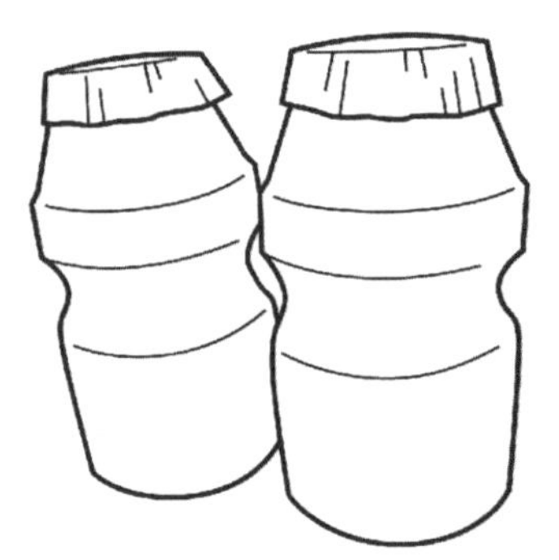

在人體腸道裡有 400 多種微生物，包括有益菌、腐敗菌、真菌、致病菌等。而健康人應該是以有益菌為主。乳酸菌在腸道內繁殖過程中產生的乳酸使腸道保持酸性環境，能抑制有害菌的生長繁殖，且其分泌的過氧化氫還能殺滅沙門菌、葡萄球菌、志賀菌等致病菌，所以當腸道中的乳酸菌佔優勢時就能預防腸道傳染病及腹瀉的發生。據報導，用乳酸菌治療結腸炎的有效率達 75 ～ 80%。

老年人以及睡眠不足、過度疲勞、精神緊張以及接受放療、化療、

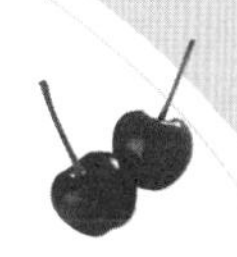

抗菌素、麻醉、手術等治療的人都會使腸道菌群平衡失調，致使腐敗菌、真菌及致病菌大量繁殖，出現口臭、食欲不佳、腸炎、肺炎或敗血症等。實驗證實，在發生上述情況時，補充乳酸菌可以預防或減輕上述多種症狀的出現，並可減少放療、化療時的副作用。經研究還發現，補充適量的乳酸菌可以延長腫瘤患者放療、化療後的存活期。

（2）幫助食物消化

乳酸菌及其代謝產物會促進人體消化酶的分泌和腸道蠕動，所以有助於消化，調節腸胃功能。對於不同狀況既可預防腹瀉，又可解除便祕。

（3）為人體提供更多的微量元素

在乳酸菌繁殖時能產生維生素 B_1、B_2、B_6、B_{12} 及葉酸、菸酸、胺基酸等營養素。酸性的腸道環境還可使鈣、鐵、磷變得可溶，從而有利於提高人體對食物中礦物質的吸收利用率，防止微量元素的缺乏。

（4）提高人體的特異性及非特異性免疫力

乳酸菌及其他代謝產物能誘導人體產生干擾素和促細胞分裂素，活化自然殺傷細胞（每個自然殺傷細胞可以殺滅 27 個癌細胞），促進免疫球蛋白的產生及淋巴細胞的吞噬作用，從而提高人體的免疫力，增強了對癌細胞的抵抗力。同時，乳酸菌的繁殖，減少了腐敗菌所產生的胺類、吲哚、糞臭素、硫化氫等有毒物質，避免這些有害物誘發的腫瘤。

（5）預防心血管疾病

乳酸菌在腸道裡繁殖，會產生可調節脂肪代謝的短鏈脂肪酸，所以能降低血清低密度脂蛋白膽固醇（壞膽固醇）的濃度；乳酸菌還能使膽固醇轉變成人體不能吸收的類固醇，因此有預防動脈硬化、冠心病等心腦血管疾病的作用。

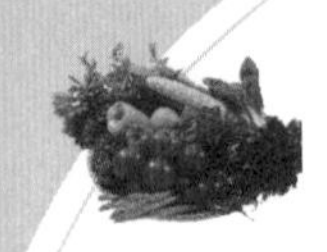

(6) 延年益壽

腸道中的腐敗菌分解蛋白質、胺基酸後所產生的屍胺、丁二胺、胍基丁胺等胺類會促使人體衰老，而乳酸菌有清除自由基和過氧化脂質的能力。但隨著年齡的增加，體內腐敗菌及「條件致病菌」會越來越多，有益菌則越來越少，所以會加快人體衰老進程。中國廣西的西馬地區是世界著名的長壽鄉，那裡的百歲老人，他們每克糞便中含雙歧桿菌（乳酸菌的一種）多達 1 億個，而一般地區的成年人含量不超過 1,000 個。不少專家認為，含有更多的乳酸菌能提高免疫力，維持心臟、肝臟良好的功能，從而有利於長壽。

(7) 柔嫩肌膚

有的老年人腸胃功能較弱，又喜食油炸類食物，飲食中又缺少膳食纖維，都會破壞腸道生態環境，加重腸胃功能紊亂，所以容易產生便祕。便祕使腸內毒素集聚，進入血液循環後會到達臉部微血管，導致色素沉澱、皮膚粗糙。在改變生活習慣的同時，服用乳酸菌製劑會有利於促使排便和腸道菌群平衡，減少腸內毒素的產生，並使肌膚恢復正常。

(8) 怎樣的乳酸菌製品是好的

如果需要補充乳酸菌，建議你在選購的時候掌握以下幾點：

活乳酸菌製品好於死乳酸菌。雖然死的乳酸菌及其代謝產物對人體也有一定的保健作用，但功效不及活的好，且只有活的乳酸菌才能在體內不斷繁殖，產生較持久的保健功能。

含多種乳酸菌的製品優於單種乳酸菌。乳酸菌屬是一個大家庭，不同的乳酸菌具有不完全相同的生理調節功能，用多種乳酸菌複配的製品具有「作用互補」、「互相促進」的作用，所以有更理想的保健效果。

含有「雙歧因子」的製品更能促進乳酸菌生長。由於低聚異麥芽糖等寡糖是乳酸菌繁殖的養料，在乳酸菌製品中若含有這種「雙歧因子」，

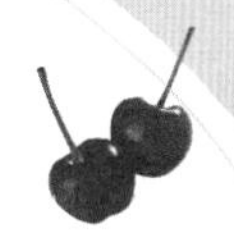

無疑能更有利於乳酸菌在體內繁殖。實驗證明，攝取低聚異麥芽糖後，有的人腸道內的乳酸菌量增加了100倍。

微膠囊包裝具有保護乳酸菌不被破壞的作用。因雙歧桿菌容易受氧及溫度等環境因素的影響而死亡，所以大多數活乳酸菌製品在運輸、儲存過程中活菌數會急劇減少。而且吃進去的活乳酸菌如果不受保護，在酸性太強的胃酸中也易死亡，因此很多乳酸菌製品在透過胃以後，活菌已所剩無幾了。而用微膠囊包埋的乳酸菌製品有抵抗氧、熱、光及胃酸的破壞作用，待到達鹼性環境的腸子後才被釋放，可以讓食用者獲得更多的活菌。

13. 老年人吃黑木耳好處多

老年人常有一些慢性病，應該多吃一些有保健作用的食物，而黑木耳就是一種具有特殊作用的天然食物。

中醫認為，黑木耳味甘，性平，有滋補、益胃、涼血、止血、清肺潤腸的功能，對咯血、吐血、鼻血、痔瘡出血、便祕有效。

黑木耳含有豐富的營養素，每100克中黑木耳含蛋白質12.1克、脂肪1.5克、碳水化合物65.5克、鈣247毫克、鐵97.4毫克、磷292毫克、硒3.72微克，還有胡蘿蔔素100微克、維生素B_1 0.17毫克、維生素B_2 0.44毫克、維生素E_1 1.34毫克、菸酸2.5毫克、膳食纖維29.9克。

黑木耳中的脂肪成分中含有卵磷脂、腦磷脂、鞘磷脂等磷脂類化合物。而人的大腦功能與磷脂代謝有關，即磷脂能改善大腦功能，增強記憶力。磷脂對於中老年人還有特別好的作用：延緩腦細胞退行性變化及記憶力下降，延緩老年人思維、記憶力減退及老年性癡呆的發生；磷脂還能降低血漿中膽固醇、脂肪含量。

黑木耳中的腺苷具有降低血脂、血黏度濃度，抑制血小板凝集以及

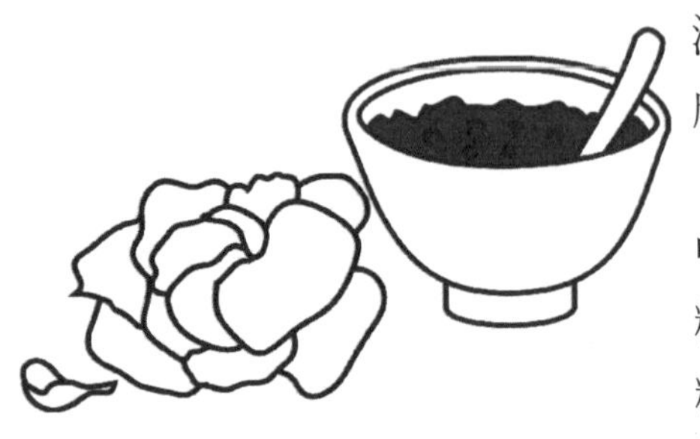

減輕動脈粥樣硬化、防止血栓形成，所以有防止中風發生的功能。

黑木耳中的碳水化合物成分中有甘露聚糖、木糖、戊糖等多元糖醇和膳食纖維。它們不會引起血糖和胰島素數值明顯波動，多元糖醇和膳食纖維都有預防便祕，改善腸內菌群平衡，預防腸癌的作用。含多元糖醇和膳食纖維的碳水化合物，因不是口腔微生物繁殖的營養物，所以不會引起齲齒。

黑木耳還含有一些對人體有益的生物鹼，具有促進消化道、泌尿道腺體分泌的特點，還有化解腎結石、膽結石，促使排出的功效。

黑木耳中的鈣是一般肉類的 30 ～ 40 倍，是牛奶的 2.3 倍，所以是人體鈣的良好來源，是預防骨質疏鬆的天然食品之一。

黑木耳中含鐵量是菠菜的 30 倍，豬肝的 4.3 倍，大多數肉類的 10 倍，因此是缺鐵性貧血者最好的補鐵食品之一。

如果要讓黑木耳對人體獲得良好的保健功能，必須要達到一定的劑量，並貴在「持之以恆」。每天早晨吃一小碗煮「韌」的黑木耳（稍加一點鹽，只要有一點鹹味即可，以免因淡而無味而難以下嚥。最好不要吃甜的，防止攝取過多的能量）。每天適量吃黑木耳的最早反應是「大便輕鬆了」，不少人經過數月或一年左右，原來的高血脂、高膽固醇、高血黏度都有不同程度的降低，達到或接近正常標準。有的高尿酸者也降到正常值範圍。

需告知的是：原來有出血傾向、消化不良、大便稀薄的人最好少吃或不吃；不宜吃新鮮的黑木耳，因為新鮮黑木耳含有一種叫卟啉的化學物質，吃後如果被太陽照射，有的人會出現皮膚瘙癢、水腫甚至皮膚壞死，假如水腫出現在咽喉部則會導致呼吸困難。而經過水煮、曝晒乾燥處理的黑木耳，其中的卟啉已被分解，所以就沒有此顧憂。

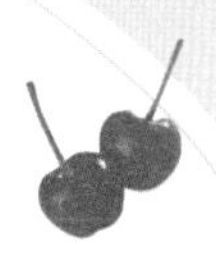

很多人抱怨買來的黑木耳燒不「韌」，口感很硬，雜質多等。其實市場上的黑木耳有兩種，一種是光木耳，體小、質軟，味鮮、吃口爽滑；另一種是毛木耳，體積較大，質地粗，不易嚼碎，味差。為了能買到優質黑木耳，建議你到有信譽的大店購買朵面烏黑，有光澤，朵背灰白色，耳體輕，無僵塊和雜質，用手緊握再放鬆，感到有彈性，稍有刺手感的（太軟的是含水量較高的）的黑木耳。有的商販為了增加分量，會在黑木耳中加糖或明礬，你只要用舌尖嚐一下，如有甜味或澀味，或是木耳較重的則肯定是摻雜的、品質差的。如果泡發的水呈黑色，則不能吃。

14. 吃蕹菜的常識

蕹菜又名「空心菜」，這是因為它的梗是空心的緣故。蕹菜品質脆嫩可口，是一種頗受老人們的歡迎的蔬菜之一。但是你可能不一定知道它有許多特性。

蕹菜含的水分多，而蛋白質、脂肪、糖類少，每 100 克含水分 92.9 克，蛋白質 2.2 克，脂肪 0.3 克，碳水化合物 3.6 克，只產生 25.9 千卡能量，因此產生的能量是較少的，非常適合肥胖、血脂高及需要減肥的人群常吃。蕹菜含有豐富的膳食纖維、礦物質和維生素，在各種蔬菜中是出類拔萃的，每 100 克蕹菜中含膳食纖維 1.4 克，有利於幫助胃腸蠕動，促進排便，並可作為慢性習慣性便祕及痔瘡患者的食療蔬菜，對預防和減少腸道癌變也有積極的作用。

蕹菜所含的胡蘿蔔素、B 群維生素和鐵、鈣略高於常見的蔬菜：每 100 克蕹菜中含胡蘿蔔素 1.52 毫克，維生素 B_1 0.03 毫克，維生素 B_2 0.08 毫克，尼克酸 0.8 毫克，維生素 C 25 毫克，維生素 E 1.09 毫克、鈣 99 毫克，磷 38 毫克，鉀 243 毫克、鐵 2.3 毫克，鋅 0.39 毫克、鈉 94.3 毫克，鎂 29 毫克，硒 1.2 微克。大家都知道菠菜中鐵含量很高，其實，蕹菜

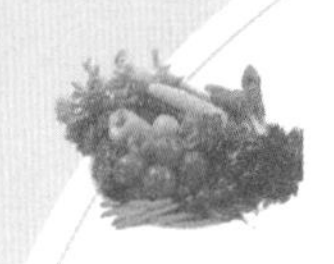

的鐵含量與其相差無幾，而蕹菜的鈣含量是菠菜的 1.5 倍，比其他葉菜就高得多了。

蕹菜中各種營養及保健成分還有助於增強體質，防病抗病：蕹菜中的葉綠素，有清齒防齲，潤澤皮膚、降膽固醇的作用；紫色蕹菜中含「類胰島素」成分，有部分降低血糖功能，可作為糖尿病患者的食療佳蔬；常吃蕹菜對於防治口臭、便祕、鼻出血、降低血壓也有一定功效。

蕹菜與菠菜一樣含草酸較多，遇上鈣質會生成一種不溶於水的草酸鈣，影響人體對食物中鈣的吸收。若草酸不在腸道中與鈣反應而被人體吸收，則會與血液中的鈣結合形成草酸鈣，它主要透過小便排出，容易引起腎、輸尿管、膀胱等泌尿道結石。要解決這個問題，方法很簡單，只要在開水中焯一下，絕大多數的草酸會溶在水裡了（菠菜、竹筍、毛筍等含草酸高的蔬菜都應該先焯水）。

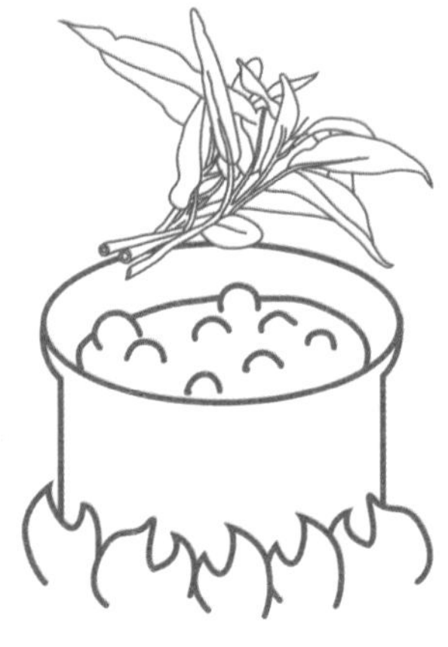

蕹菜屬於寒涼性蔬菜，故有清熱作用，但是對於身體虛弱、體溫偏低的人不宜多食。

蕹菜營養豐富又健身，但不易做得好吃，下述方法供你參考：先將蕹菜洗淨，（不要先切斷再洗，否則營養素容易從切口處流失在水中）；水燒開後放入蕹菜，焯一分鐘後撈出瀝乾，在消毒的砧板上切成段；用鹽、蒜茸溶入熱油，澆在蕹菜上拌勻即可。如果用油炒的話，不可炒得太爛，以免營養損失過多，且口感也不好。

15. 老年人常吃花生的好處

花生富含脂肪、蛋白質、多種維生素、礦物質及「保健成分」，中醫認為，花生味甘，性平，具有潤肺、補脾、和胃等功效，還有許多對

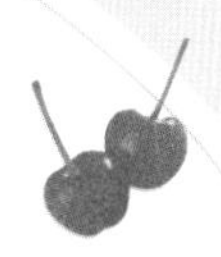

老年人特殊的保健作用。

（1）花生中的蛋白質

花生仁中含蛋白質 14.8%，在各種植物性食物中僅次於大豆，但其消化吸收率高於大豆，且沒有「豆腥氣」，也不會像吃大豆一樣產生脹氣。花生含的蛋白質中含有各種必需胺基酸，所以屬於完全蛋白質。其中賴胺酸可以彌補白米、麵粉、玉米等糧食中所缺乏的營養素；穀胺酸和天門冬胺酸對促進腦細胞的發育及增強記憶有良好的作用。

（2）花生中的脂肪

花生仁中含脂肪佔 44.3%，其中大多是不飽和脂肪酸，且有特殊保健成分的亞油酸、油酸佔 80%。亞油酸是人體的必需脂肪酸，自身不能合成，它是組成細胞組織的重要成分，對精子的形成，促進體內脂肪代謝、保護皮膚、降低膽固醇有著極好的作用。膽固醇與亞油酸結合後才能被代謝，所以對人體的脂類代謝，防止脂肪堆積有著極好的作用，適量食用有防止肥胖的作用。油酸可以明顯降低心血管疾病等多種危害因素。所以有助於預防冠心病、中風等疾病發生。

美國的一項研究報導認為，每天都吃花生仁或堅果的人可以減少患嚴重膽結石的風險，接受膽囊切除手術的風險比幾乎不吃的人低 22%。

（3）花生中的碳水化合物

花生仁含碳水化合物 21.7%，它是血糖生成指數低的食物，對控制餐後血糖有很好作用。美國哈佛大學的一項研究證實，每天吃一調羹花生或半調羹花生醬，可以降低 2 型糖尿病的發病風險 20 ～ 27%。

（4）花生中的其他有益成分

花生富含維生素 E 及維生素 B_1、B_2、B_6，其中含的天然維生素 E 比人工合成的維生素 E 的抗氧化、延緩衰老的作用強 10 倍，還具有很好的提高免疫力、降低心血管疾病及癌症的作用。花生衣及花生仁中的多酚類物質具有抑制血小板非正常凝集、擴張血管、改善微循環的作用，所以有保護心臟、預防心肌梗塞、延緩衰老的功能。花生衣能治療原發或繼發性血小板減少性紫癜、肝性出血、手術後出血等。用醋浸花生有降壓、降脂、擴張小動脈及改善微循環的功能。花生還含有膳食纖維、天然色素、硒、鈣、鋅、鐵元素等有益成分。

由於花生是一種產生能量較高的食品，所以不能吃得太多，每天吃50～100克是適宜的，否則很容易引起肥胖。痛風、大便溏薄者最好少吃。

（5）花生油

從花生中提取的花生油含豐富的油酸、亞油酸、卵磷脂和維生素A、D、E、K，其中的油酸含量僅次於橄欖油，所以近年來得到全世界的更加重視。它有降低血小板凝聚，降低總膽固醇和壞膽固醇含量，預防動脈硬化及心腦血管疾病的功能，這些功能對於預防老年人常見的卒中（腦中風）、心肌梗塞是需要的。

民間認為多吃花生油容易上火，這是由於花生油中的花生烯酸導致人體變態反應的緣故。人們對花生油最怕的是它可能含黃麴毒素，特別是不法廠商用黴變的花生為原料，其生產的花生油則會含有致癌的黃麴毒素，所以你應該購買名廠生產的花生油，它的品質一般較可靠。

16. 馬鈴薯是老年人兼菜兼糧的好食品

馬鈴薯的營養很豐富，每100克中含蛋白質20克、脂肪0.2克、碳水化合物17.2克、胡蘿蔔素30微克、鈣8毫克、磷40毫克、鐵0.8克、鋅1.37毫克、維生素C 27毫克、維生素B_1 0.10毫克、維生素B_2 0.03

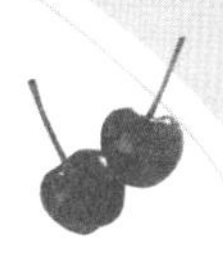

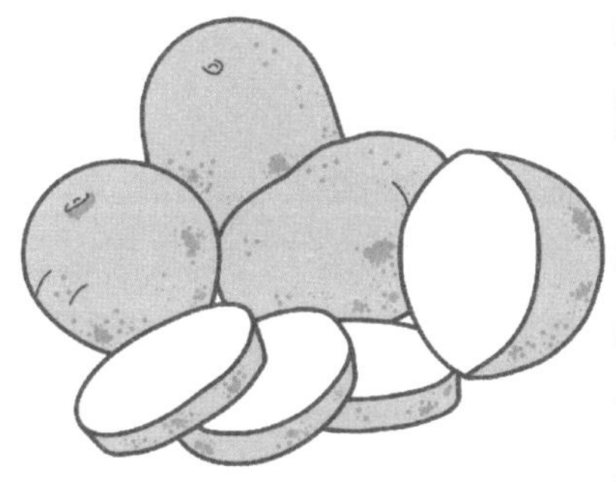

毫克、菸酸 1.1 毫克。蛋白質中的賴胺酸特別高。

研究證實，體重 70 公斤的人每天吃 800 克馬鈴薯加一個雞蛋就能滿足其 80% 的蛋白質需要量。500 克馬鈴薯加一個雞蛋的營養價值相當於 1,750 克蘋果。

馬鈴薯中含有很高的鉀，可增加鈉的排出，有利於腎炎患者的康復，對高血壓者也有輔助降壓作用。

中醫認為，馬鈴薯味甘、性平，有調中、健脾、益氣、消炎、強身益腎的功能，對消化不良、食欲不振、便祕、筋骨損傷、腮腺炎有效。

應注意的是：馬鈴薯因皮薄、肉嫩，所以容易破損，而冬天也易凍傷，使吃口變差。高溫時，特別受太陽照射非常容易發芽，不但降低了營養價值，還會產生有毒的龍葵素，吃後會引起頭暈、嘔吐、腹瀉，嚴重的可致死亡。馬鈴薯不要油炸，也不要用高溫烘烤，以免產生致癌的丙烯醯胺。

17. 聰明吃薑好處多

薑是廚房裡最常用的調味品之一，在燒煮魚和羊肉等菜餚時，加薑有很好的解腥、去臊作用。除了作為調味品，薑還有許多人不知的作用。

(1) 薑有哪些用處

❶薑含薑辣素、薑油酚、薑油醇、薑油酮、薑烯等有特殊保健作用的成分，因此，它具有特殊的調節生理作用。同時在我們日常生活中它還有很多實用價值。

❷燒煮雞、鴨、魚、肉時加薑片或薑塊，會使它們的滋味更香醇。

❸用糖、醋、鹽等做的冷拌菜時加些薑，會使酸甜味更誘人。

❹經常喝薑茶，有增強胃腸功能，幫助消化的作用。

❺薑中的薑辣素、薑油酮等有較強的抗自由基作用，因此，經常食用含薑食品有延緩衰老，減少「老年斑」產生的作用。

❻受寒或出現感冒初始症狀，手腳發冷時，可喝薑湯，用適量的生薑（最好是老薑）加紅糖，（如果沒有紅糖，也可以用白糖），燒煮後趁熱喝下，可使全身回暖，有預防感冒或防止病情進一步發展的作用。

❼腰背痠痛、病後虛弱者常食加薑燒煮的牛肉、當歸，有利於康復。

❽牙痛時，將薑片咬在痛處，有止痛作用。

❾暈車（船）的人，在上車（船）前，用膠布把薑片固定在臍部，可以防止暈車（船）。

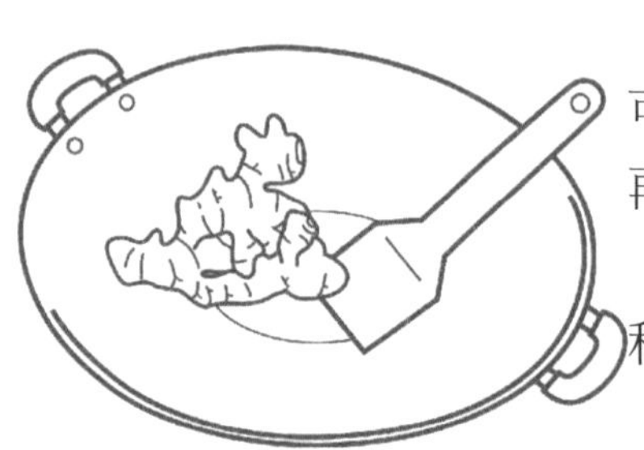

❿煎魚時，為防止魚皮黏在鍋上，可在倒油前，先用薑將鍋擦一遍，然後再加油煎，就可防止黏鍋情況的出現。

⓫醃鹹菜時，在其表面加少量薑末和白酒，可防止由真菌繁殖產生的白膜。

⓬刮生芋頭皮時，手會感到奇癢難受，若用薑擦拭局部，有良好的止癢效果。

⓭據報導，患有關節炎的人，每天吃 5 克拌在醋裡的薑片，3 個月後可見治療效果。

（2）嫩薑與老薑哪個好

嫩薑和老薑含的營養成分是不同的，每 100 克中含的營養素詳見下表。從表中可見，老薑的品質比嫩薑好，民間說的「薑是老的辣」確實是有道理的。

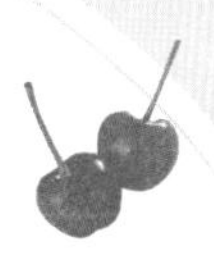

每 100 克嫩薑和老薑中所含營養素

名稱	熱量（千卡）	蛋白質（克）	脂肪（克）	碳水化合物（克）	維生素 B_2（毫克）	維生素 C（毫克）
嫩薑	79	0.7	0.6	3.7	0.01	2
老薑	1142	9.1	5.7	64.0	0.10	0
名稱	鈣（毫克）	磷（毫克）	鉀（毫克）	鈉（毫克）	鎂（毫克）	鐵（毫克）
嫩薑	9	11	160	1.9	24	0.8
老薑	62	22	41	9.9	—	85

有不少人喜歡吃經醃製的薑，它們雖然口味更佳，有更好的增進食欲的作用，但含的鹽分都很高：醃薑含的鹽是嫩薑的 5,000 倍，是老薑的 900 倍，因此不宜多吃，特別是老年人及有高血壓和腎臟疾患的人更不該吃。

（3）爛薑吃不得

雖然薑對人體有很多好處，但薑很易腐爛，特別是嫩薑，且薑爛了之後，因其口味和氣味沒有太大的變化，因此有的人以為爛薑可以照樣吃，這是極大的錯誤。因為薑爛了以後，會產生一種致癌力極強的黃樟素，它非常容易引起肝癌，所以爛薑只能扔掉，絕對不能吃。

18. 健康老年人不要忌諱吃雞蛋

雞蛋是一種營養豐富、價廉物美、產生熱能又不太高的天然食品。

雞蛋含有人體所需的9種必需胺基酸，所含的各種胺基酸比例又適當，人體對雞蛋中蛋白質的利用率接近100%，此外，雞蛋還富含脂肪、維生素A、維生素D及鈣、磷、鐵等礦物質。雖然雞蛋是每家每戶常吃的食品，但是許多人對它的認識常是不全面的。

(1) 吃蛋有利於大腦發育和功能正常

蛋類含的多種營養素除了在平衡膳食、均衡營養中具有特殊的作用外，蛋類又是富含膽鹼和磷脂的功能食品。膽鹼屬於維生素B複合體，它是人類生命早期大腦發育和出生後記憶改善的關鍵物質。膽鹼又是合成卵磷脂的構成成分。磷脂是人體所有生物膜的結構成分和功能成分，對於活化細胞膜中的超氧化物歧化酶（SOD）活性具有重要作用。它也是維持人體大腦正常發育，提高免疫力，延緩衰老所必需的營養成分。

(2) 吃蛋可增加肌肉量

正常人的骨骼肌在青春期後，特別是30歲以後會隨年齡的增長而逐漸減少，其結果是肌肉量變得越來越少，並可導致「少肌症」，這也是老年人的活動能力受到限制和健康品質不斷下降的原因之一。雖然進行體能活動可以增加老年人骨骼肌的肌肉量，但其前提是必須同時攝取優質的蛋白質，即需增加優質蛋白質的攝取量才可有效增加骨骼肌合成的原料和減緩肌肉組織降解速率。有人將老年女性分成吃動物蛋白質及植物蛋白質兩個組，觀察兩週後見到：吃動物蛋白質的人，其肌量降解速度少於吃植物蛋白質者，也即說明植物蛋白質不能有效抑制蛋白質的降解。出現上述結果的原因是由於動物蛋白質中必需胺基酸的含量高，比例合理，有利於促進機體蛋白質的合成；而植物蛋白質中必需胺基酸太少，能啟動蛋白質合成的能力較弱，達不到增加肌肉量的目的。

大家都知道，牛肉是含蛋白質很高的一種食品，而蛋類含的蛋白質雖比牛肉少，但能提高肌肉量的必需胺基酸則高於牛肉，所以它的實際

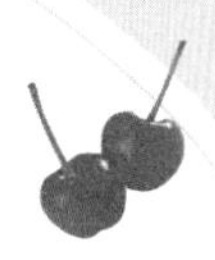

生物效價高於牛肉。而蛋類的資源豐富、價格相對便宜，加工方便，所以是公認的人類優質蛋白質最佳來源。

（3）吃蛋有利於預防老年性眼病

蛋黃中存在葉黃素和玉米黃素，它有強大的抗氧化作用，加上超氧化物歧化酶（SOD）的聯合作用，可減輕視網膜黃斑氧化程度，故有降低白內障及預防黃斑病變的作用。葉黃素和玉米黃素還可透過減少動脈硬化斑塊的形成，延緩眼底動脈硬化及降低冠心病的發生機率。所以蛋類有延緩和防止老年性眼病和心血管疾病發生的作用。

現在許多人，特別是中老年人怕吃雞蛋，更怕吃其中的蛋黃，原因是它含有較高的膽固醇，且不少人還認為膽固醇是引起心血管疾病的「罪魁禍首」。但近年的一些研究證實，膳食中的膽固醇與影響心血管疾病的危險因素——低密度脂蛋白膽固醇或血漿總膽固醇並不存在直接的因果關聯。

從美國的一份前瞻性研究資料顯示：對 11,700 名對象進行為期 14 年的前瞻性觀察後發現，每週吃少於 1 個雞蛋的人和每天吃 1 個雞蛋以上的人相比，發生冠心病的相對危險性沒有差異。美國自 20 世紀 70 年代起就提出了為預防冠心病要減少蛋的攝取量，結果是蛋的供應量逐年減少了，但冠心病仍是美國當前主要的死亡原因。該結果顯示：未發現蛋類的消費與心臟疾病發生有關聯。其原因是蛋中含有磷脂，而磷脂是一種強力乳化劑，能使膽固醇的脂肪顆粒變小，並呈懸浮狀態，容易被人利用，使血漿中膽固醇和血黏度降低，從而能避免膽固醇在血管中沉著，預防動脈硬化的發生。

（4）飼料雞蛋與土雞蛋

土雞蛋的口味比飼料雞蛋細嫩，蛋黃的顏色更深，味道也鮮美，所以更吸引人們的喜愛，這些特點是與土雞自由覓食，吃的是穀物、青草、蟲子等「雜糧」，使其蛋黃中富含顏色深的類胡蘿蔔素等有關。而飼料雞蛋吃的是人工配製的飼料，由於長得很快，所以雞肉中含有的鮮味物質聚集得較少，因此飼料雞蛋的味道不如土雞，許多人就認為其產的蛋「沒有營養」。然而透過對這兩種雞蛋的營養成分分析比較發現，飼料雞蛋中除了維生素 B_2 略低於土雞蛋外，蛋白質、維生素 A 和維生素 E、鈣、鐵等都高於土雞蛋。所以整體來說，飼料雞蛋含的營養素略優於土雞蛋。

想要口味好就吃土雞蛋，如果要營養好一些，價錢便宜些，可吃飼料雞蛋。

（5）蛋白與蛋黃

現在有一部分人，特別是中老年人吃蛋時只吃蛋白。其實，這種吃法對於大多數人來說是沒有必要的。

蛋清和蛋黃含的營養成分是不同的。雞蛋清中除了含蛋白質外其他營養素很少，而蛋黃中含的營養素則豐富得多。人們不吃蛋黃的理由是蛋黃含太多的膽固醇，然而每個蛋黃中除了約含 230 毫克膽固醇外，還有豐富的卵磷脂，雖然過多的膽固醇與動脈硬化、冠心病的發生有關，但膽固醇也是合成人體類固醇激素（特別是性激素）、膽汁酸以及維生素 D_3 的重要原料，所以膽固醇是一種人體需要的營養物質。由於人體內 20% 的膽固醇來源於食品，其餘 80% 由自身合成。

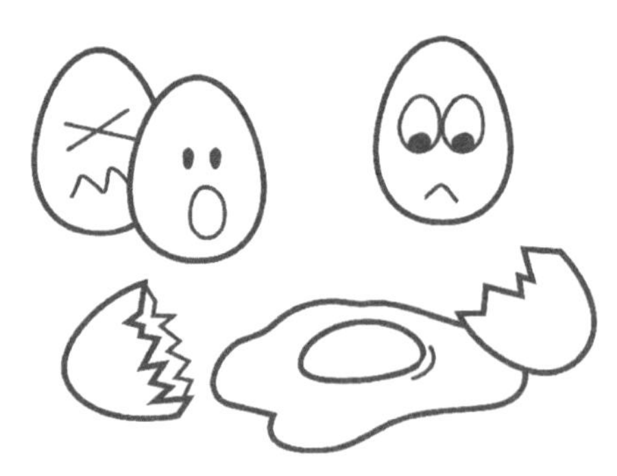

人體有「自身保護」作用，如果從食品中吃了太多的膽固醇，正常人會減少自身合成膽固醇量而保持血清膽固醇正常含量，倘若你的代謝出了問題，即使一點膽固醇也不吃，血中膽固醇也會偏高，當然，這種人應控制膽固醇攝取。

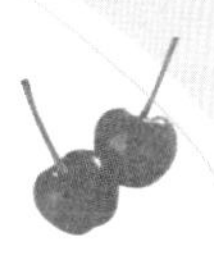

其實，蛋黃中有豐富的卵磷脂，它是一種強力乳化劑，會使血中膽固醇濃度下降，血黏度降低，避免膽固醇在血管壁沉澱。你一定發現，好的鹹蛋有游離的油，而生的蛋是看不見油的，這是因為蛋黃中原來存在的脂肪被卵磷脂乳化了，而在醃製鹹蛋的過程中，卵磷脂發生變性，致使油被游離出來了，由此可見，蛋黃中的卵磷脂對脂肪有乳化作用。臨床上還把卵磷脂作為治療動脈硬化的藥物呢！

（6）生雞蛋和熟雞蛋

現在不少人崇尚「自然」，認為吃「天然的」總是有益於健康的，所以雞蛋也要吃生的。經過檢驗發現，不但雞蛋的蛋殼上充滿了細菌，而且在 5% 的雞蛋蛋清中可檢出能引起食物中毒的細菌，有的被證實已被病毒、寄生蟲污染。

再從成分上分析，生雞蛋的蛋白中含有抗生物素及抗胰蛋白酶兩種能分別會抑制人體對生物素吸收和人體胰蛋白酶活力的物質，它們會造成人的營養不良和代謝障礙，所以生雞蛋是吃不得的。而且生雞蛋中的蛋白質難以被人消化，故從生雞蛋的蛋白質吸收率只有 50% 左右的角度看也不宜吃生雞蛋。

雞蛋在燒煮過程中，高溫不但可殺滅細菌、寄生蟲，而且可破壞其中的有害物質，所以吃熟雞蛋可使人免遭它們的危害，煮熟雞蛋的蛋白質結構由緻密變為鬆散，易為人體消化吸收，還可使其蛋白質的消化吸收率提高到 100%。

（7）老蛋和嫩蛋

雞蛋吃法多種多樣，就營養的吸收和消化率來講，煮蛋為 100%，炒蛋為 97%，半熟煎蛋為 98%，全熟煎蛋為 81.1%，牛奶沖蛋為 92.5%，生吃為 30% ～ 50%。因此，煮雞蛋是最佳的吃法，但要注意細嚼慢嚥，否則會影響消化和吸收。有一種「5 分鐘雞蛋」煮法，它不僅軟嫩、蛋香味濃，而且有益人體營養。

白煮蛋是最簡單的吃法，但方法很有講究：先將雞蛋洗淨，放在盛有冷水的鍋中浸1分鐘，然後用小火將水燒開，這樣做可防止蛋殼爆裂，再用小火煮3～4分鐘後取出，放在冷開水中浸半分鐘後再剝殼就會比較簡單，由於雞蛋蛋清在65℃，蛋黃在70℃開始凝固，以上介紹的燒煮方法和時間正好使蛋白、蛋黃全部呈軟嫩的固體狀，這時的口味最好，各種營養素也最利於消化吸收，而其中的有害物都已被破壞。

須提醒的是：不要把蛋燒得太老，因為燒久了會使蛋白中的硫離子與蛋黃中的鐵離子發生化學反應，生成褐色的硫化鐵，白白浪費了不少營養素。你一定有這樣的經驗：在吃白煮蛋時會發現蛋白與蛋黃交界處呈現褐色，這就是不能被人體吸收的硫化鐵，表示燒煮時間已太長。當然，過度加熱後，蛋白質過度凝固，也不利於消化吸收。

（8）炒雞蛋加味精

不少家庭和餐館在燒任何菜時都喜歡加味精，炒雞蛋也不例外，殊不知，此舉是多餘的。

味精的成分是穀胺酸鈉，而雞蛋本身就富含穀胺酸鈉，在加熱燒炒時，會使穀胺酸鈉發生化學變化，變成焦穀胺酸鈉而喪失鮮味，如果你再加味精，就會破壞炒雞蛋的自然鮮味，口味反而不佳。

（9）膽結石患者該不該吃雞蛋

膽結石患者怕吃蛋，這是因為怕引起膽絞痛，那麼這類患者是不是就不能吃蛋呢？

先讓我們瞭解這樣的生理現象：人們在進食高脂肪的食品時，會分泌大量膽囊「收縮素」，使膽汁從膽囊中排出，以幫助脂肪消化。膽結石患者的膽囊因受到結石的長期慢性刺激，使膽囊壁增生變厚，收縮功能大大下降。當患者吃了高脂肪食品時，處於病態的膽囊在「收縮素」

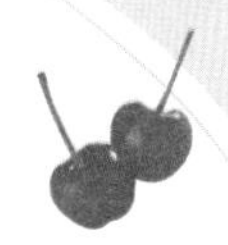

的作用下只能超負荷的收縮，並常會把結石移送至膽總管頸部形成堵塞，致使膽汁無法排出，而膽囊內壓力卻在不斷增高，就會誘發膽絞痛和膽囊炎發作，所以膽結石患者最怕吃高脂肪食物，特別是在吃荷包蛋和炒蛋時幾乎每次都會促使疼痛發作，故而對蛋敬而遠之。其實造成此後果的罪魁禍首並不是雞蛋，而是脂肪。如果一般的膽結石患者吃燉雞蛋或蛋湯、白煮蛋等沒有「油水」的蛋製品時就會相安無事。

（10）蛋中膽固醇新說

大家都知道，膽固醇是細胞膜的重要組成成分，並是合成腎上腺素、荷爾蒙的主要原料，參與體內維生素 D 的合成，具有重要的生理作用。

每天人體內有大量細胞會死亡，例如成人紅血球 3.5×1012 個 / 升，每天更新 0.8%，而新生的紅血球的細胞膜均含有一定量的膽固醇。

膽固醇的來源有兩種，內源性的由人體肝臟合成，其餘是外源性的。

外源性膽固醇的吸收量與內源性的合成具有相互制約的作用，透過自身的調節作用。研究證實，攝取 450 毫克膽固醇時吸收率為 50%，當攝取量增加時吸收率會隨之減少。食物中膽固醇的吸收率還與食品中脂肪量密切相關，脂肪高時膽固醇的吸收率就高，若膳食中沒有脂肪，膽固醇幾乎不能吸收。所以要減少膽固醇的吸收應該控制膳食中脂肪量。但是脂肪也不能太少，否則脂溶性維生素不能被吸收利用。肉類中含有的脂肪：豬肉 40%，牛肉 13%，魚肉 7%，雞肉 14%，鴨肉 30%，羊肉 16%，兔肉 2%，蝦肉 2%。

正常人每天膽固醇攝取量不要超過 300 毫克，而低密度脂蛋白高、糖尿病、心血管疾病者不超過 200 毫克。

對於膽固醇的攝取問題還存在分歧。許多學者認為，老年人為防治冠心病需限制的重點是能量的攝取，而蛋是產熱較少的食品，所以蛋類是絕大多數人可以食用的。但因為每減少攝取 100 毫克膽固醇，血漿膽固醇可降低 1%，所以不少營養工作者認為：血脂、膽固醇增高者還是應少吃蛋為好。但大多數人每天吃一個蛋是應該的。

有些人是必須要限制膽固醇的，如肝功能衰竭者，因其肝臟不能將蛋白質分解產物徹底降解，即不能分解蛋白質代謝時產生的氨轉變成無毒的尿素而被排出體外，結果使血氨濃度增高，導致肝昏迷，所以他們應根據醫囑少吃或不吃蛋類。

據美國報導，經過 15 年的研究觀察發現，雞蛋中的膽固醇對人體無害，吃雞蛋的人心腦血管疾病發病率，遠遠低於少吃雞蛋或不吃雞蛋的人。據研究，讓 24 名成人每天吃兩個半熟蛋，6 個星期後血脂並沒有上升，而對人體有益的好膽固醇（HDL）反而增加 10%。這是因為雞蛋中富含卵磷脂，它是一種強有力的乳化劑，能使膽固醇和脂肪顆粒變得極細，並順利透過血管壁並被細胞利用，從而減少血液中的膽固醇，使血脂及血黏度明顯下降。如果是用現代生物技術降低了傳統雞蛋中的膽固醇的效果更明顯，因為它富含 ω-3 脂肪酸，能使血脂及血黏度明顯下降。

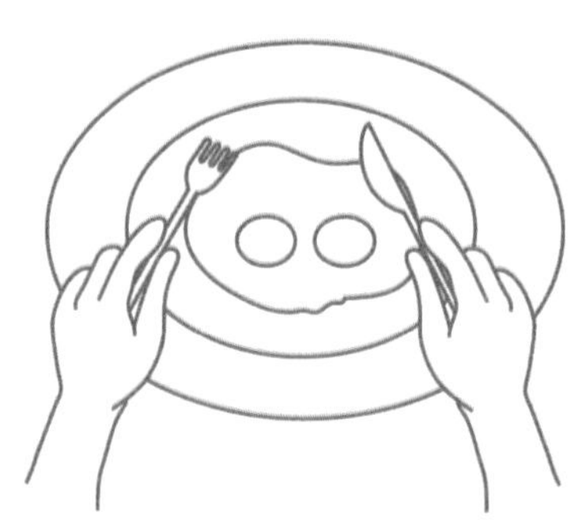

正常人，不管你是老年人，還是小孩，每天吃一個雞蛋都是應該的。中青年活動量多的人可以吃 2 ～ 3 個。

19. 番薯有很好的營養價值

番薯又稱為山芋，有的地方稱其為甘薯。番薯既可作主食，又可當蔬菜，蒸、煮、煎、炸等吃法眾多，也能成為席上佳餚。

在糧食供應缺乏的年代，番薯是用來果腹的最好食物，「薯豆半年

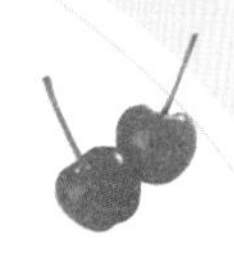

糧」就是因為薯類具有生長快，能救糧荒的特點。吃薯類曾經是貧窮的象徵，一旦經濟狀況好轉後就不再吃它了，而現今又被推崇為價廉物美的保健食品。

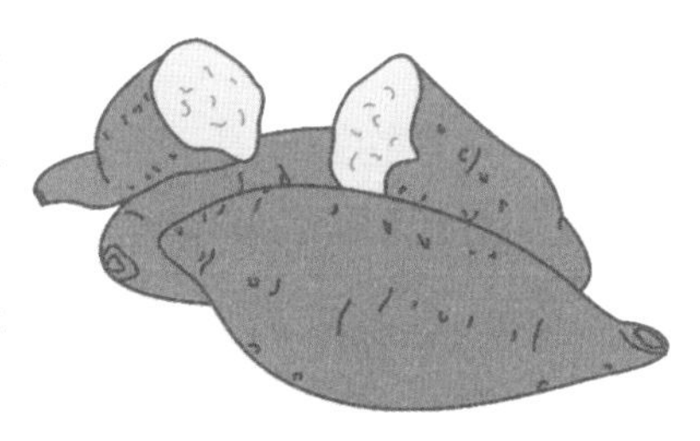

番薯含有豐富的胡蘿蔔素、維生素 A、B_1、B_2、C、E 以及鉀、鐵、銅、硒、鈣等 10 餘種微量元素，含的維生素 C 是一般糧食中所沒有的，而 B 群維生素含量也很高的，是一種低脂肪、高膳食纖維的營養價值很高的食品。

根據許多研究證實，吃紅番薯是不會使人發胖的，相反番薯還是一種理想的減肥食品，因為每 100 克鮮番薯僅含 0.2 克脂肪，只能產生能量 99 千卡，為白米的 1/4，同時又能有效地阻止糖類變為脂肪，有利於瘦身減肥。

番薯中還含有一種類似雌性激素的物質，對保護人體皮膚，延緩衰老有一定的作用；其中的黏蛋白及有抗氧化功效的多酚類化合物能夠提高免疫力；豐富的膳食纖維對增加腸蠕動，促進排便，防止腸癌有一定的作用，對老年性便祕有較好的療效；吃番薯後血糖上升慢，對控制血糖有益，對降低血壓也有一定的作用。

美國某醫院證實番薯中有一種活性物質——去雄酮，它能有效地抑制結腸癌和乳癌的發生；另一研究發現番薯中有一種叫脫氫表雄酮的物質，對防治癌症有一定的效果。

日本醫生透過對 26 萬人的飲食調查發現，熟番薯的抑癌率（98.7%）略高於生番薯（94.4%）。雖然生食番薯脆甜，可代替水果，但是老年人的牙齒及腸胃不適宜吃生的番薯，且因番薯澱粉中的細胞膜若不經高溫破壞，難以消化，生番薯中的氧化酶不經高溫破壞，吃後會產生不適感，引起腹脹、燒心、泛酸、胃疼等，所以只有煮熟變軟後，吃在嘴裡，甜））在心頭，才更有益。中醫認為濕阻脾胃、氣滯食積者應慎食。

番薯富含的鉀、β-胡蘿蔔素、維生素C、葉酸和維生素B_6均有助於預防心血管疾病。鉀有助於人體細胞液體和電解質平衡，維持正常血壓和心臟功能，β-胡蘿蔔素和維生素C有抗脂質氧化、預防動脈粥樣硬化的作用。葉酸和維生素B_6有助於降低血液中高半胱胺酸濃度，後者可損傷動脈血管。所以適量吃熟的番薯對健康是非常有好處的。

20. 這種吃法可以幫你解油膩

雖然大家都知道吃得清淡些對健康有益，但是到了逢年過節及親朋好友相聚時仍會吃進較多的「油水」，使人感到很難受。最好的預防方法是控制住自己的食欲，不要吃得太多、太飽，少吃太油膩的食物。老年人應該知道自己的弱點，對美味佳餚不要「愛不釋手」。下述方法對於解除油膩感有好處。

(1) 吃些蔬菜

蔬菜中的膳食纖維有促進胃腸蠕動，解除油膩作用，特別是蘿蔔、洋蔥效果更好，不僅能獲得維生素C，還有較強的解油膩、助消化的功效。尤其是吃生蘿蔔，對胃部脹滿有緩解作用。可能你有這樣的經驗：有的餐館在上菜前先供應一小碟生的蘿蔔「開胃菜」，因有這樣的功能，所以你可能會在該飯店吃更多的菜餚。洋蔥幾乎不含脂肪，有平肝、潤腸的功能，能減少油膩感和抑制高脂肪飲食引起的膽固醇升高。

(2) 吃些水果

不少水果有解油膩作用，例如木瓜有「百益果王」之稱，它富含17種以上胺基酸及豐富的維生素C及鈣、鐵等，特別是含有獨特的蛋

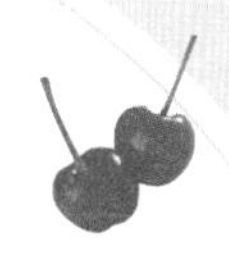

白酶，對肉類含有的蛋白質有較強的軟化作用。如果將木瓜與肉類一起燒，不但容易燒酥，且可以減少油膩感。木瓜有青木瓜及紅木瓜兩種，而青木瓜含有更多的木瓜酶，有更好的解油膩作用，適宜飯後吃。山楂有增加冠狀動脈血流量，降低血膽固醇，促進脂肪代謝的作用。蘋果含豐富的鉀，富含的果膠具有降低血中膽固醇作用，對解油膩也有好處。香蕉具有潤腸、解毒、解油膩作用。

（3）主食一定要吃

不少人在餐桌上不吃主食，這是絕對錯誤的。糧食中的碳水化合物應是人體能量的主要來源，它參與脂肪、蛋白質的代謝過程，使其完全氧化。碳水化合物不會像脂肪、蛋白質代謝過程中產生氨類、酮類、醛類等有毒產物，還為人體提供膳食纖維。

因此在品嚐美味的同時，應進食主食。最好的主食應以粗糧為主，包括全麥、玉米、燕麥、番薯、米等，它們具有良好的清火解油膩的作用。燕麥、玉米中含有比其他穀物更豐富的可溶性食物纖維，它不產生能量，既有利於減肥，又適合高血壓、冠心病、糖尿患者對食療的需要，具有降膽固醇、降血脂及去油膩作用。番薯含有豐富的膳食纖維和膠質類等物質，是「腸道清道夫」，有降低血中膽固醇、維持血液酸鹼平衡和「刮油水」作用。

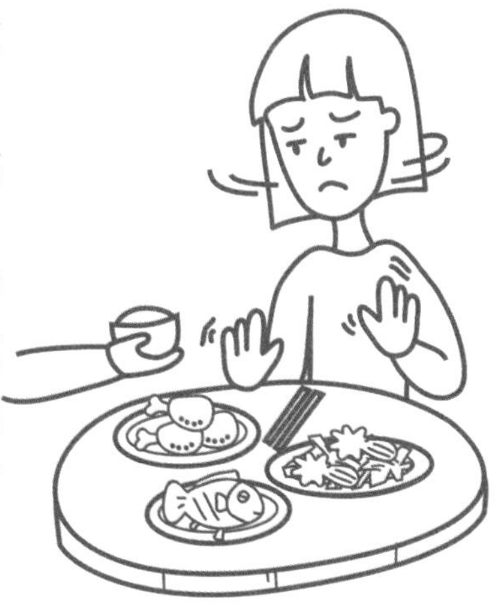

（4）喝點茶

最好是喝大麥茶或綠茶，可以促進腸蠕動，減少油膩食物在胃中的停留時間，且最好是喝溫熱的，它比冷的更能解膩，又能保護腸胃。有的飯店供應大麥茶（不少是免費的），一則表現出老闆對顧客健康的關懷，再則可以讓顧客在店裡多吃一些飯菜。

（5）喝點酸梅湯

酸梅湯營養豐富，含有大量的胺基酸、微量元素、膳食纖維等有利於人體健康的物質，酸梅湯的主要原料是烏梅、山楂，均是有效去油的食品，其中還有陳皮能抑制糖類轉化為脂類，對去除腸胃中存在的油膩有良好的作用。

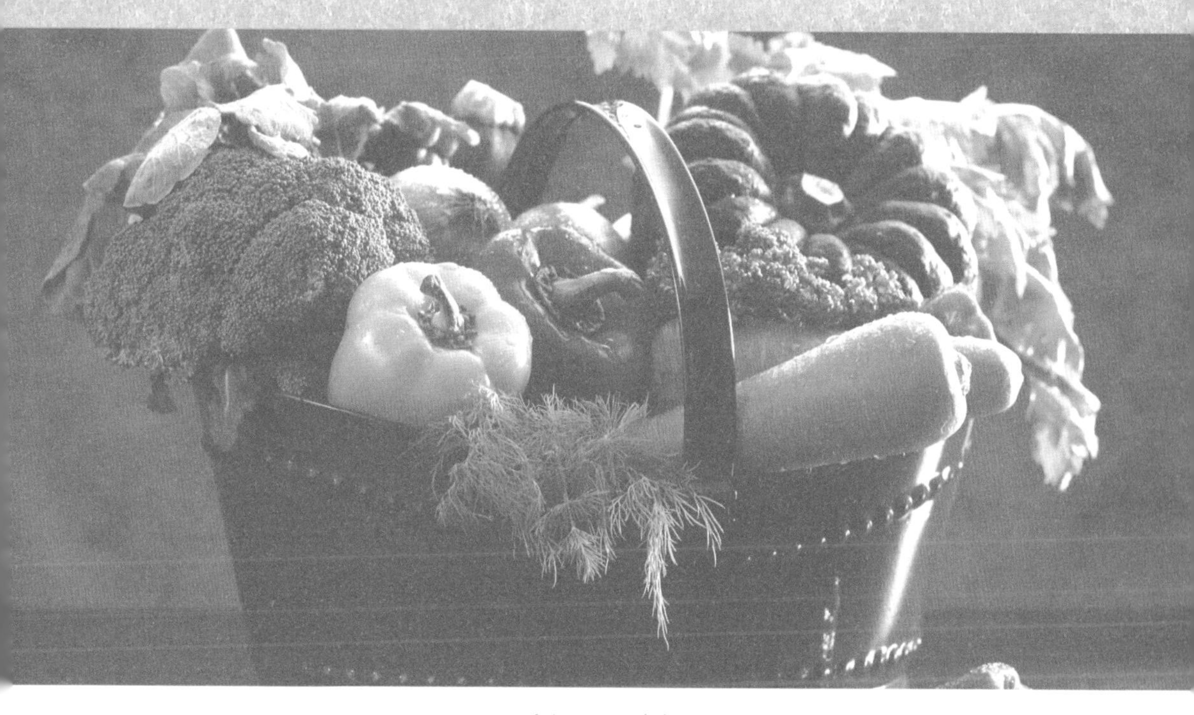

第三篇

飲食中應注意事項

1. 煮粥、燒菜時不要加鹼

不少老年人喜歡喝粥，為了使粥變得很稠，有的人在煮大米粥時喜歡加點鹼，使澱粉微粒更容易分散，蛋白質容易溶解於水中，口感變好。但是，他們可能不知道，這樣做的結果是破壞了白米、小米等糧食中極為重要的營養素——維生素 B_1 和 B_2。在各種維生素中，維生素 B_1、B_2 是人們極易缺乏的，這是因為它們在加熱環境中不穩定，特別在鹼性環境中更不穩定，即在 pH 值大於 7 的環境中（即鹼性環境）加熱，能使大部分或全部維生素 B_1 遭到破壞，失去活性。

經研究，在 400 克白米中加 0.06 克鹼熬成的粥，有 56% 的維生素 B_1 被破壞。因為維生素 B_1 是「神經營養素」，缺乏後不但容易引起腳氣病（注意，這不是真菌引起的腳癬），會產生指（趾）端麻木、肌肉痠痛、食欲差、健忘、焦慮不安等症狀，還可出現水腫、右心室擴大、心悸、氣促等。且加鹼後煮成的粥會加快人體對其中碳水化合物的吸收，使血糖較快升高，因此對糖尿患者也是不利的。

老年人一般吃蔬菜較多，而在煮菜時有的人喜歡加鹼，因為蔬菜加了鹼後熟得快，更容易燒酥，並能保持葉綠素原有的顏色，使之漂亮。而鹼會導致蔬菜中維生素破壞。

鹼的成分是碳酸鈉或碳酸氫鈉（即小蘇打），它們都含鈉（食鹽的主要成分），對吃得鹹的人更不利，特別是對預防心腦血管疾病沒好處。

在有的情況下，也有需要在煮粥時加鹼，這就是在煮玉米粥、玉米糊、製作饅頭等玉米製品時，宜添加少量鹼。這是因為玉米裡雖含有的菸酸很高，但其中 63 ～ 74% 是不能被人體吸收利用的結合型菸酸，長期食用這種玉米食品可能發生菸酸缺乏症——糙皮病。初期症狀包括軟弱無力、食欲不振、唇部乾裂、舌頭紅腫疼痛等，如病情持續發展，會使在日光下的皮膚發生皮炎，臉部、手腳皮膚發紅、長水皰、脫皮、褐色素沉澱、粗糙及多皺紋等症狀，有的表現為腹瀉和癡呆。為避免這種

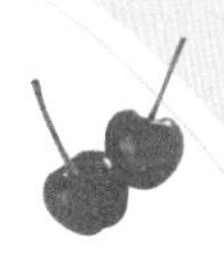

情況，最好的方法是在玉米食品中加點鹼，即在煮玉米粥、玉米麵糊、做饅頭時，適量放些鹼。這樣就可以使玉米中的結合型菸酸釋放出來，變成游離型菸酸，加鹼的玉米食品一般菸酸釋放率可達 37 ～ 43%，對營養素攝取很有好處。

要使白米粥變稠，可放一點糯米或燕麥，這樣做不僅口感好，而且不會破壞營養素。

2. 老年人夏天吃「苦」要適量

大熱天，不少老年人因出汗多，胃酸分泌減少、睡眠不佳等原因而出現味覺變差，食欲不振、消化不良、精神萎靡、身體消瘦等現象。有許多人都知道這時吃點苦味食物有好處，有利於恢復健康。

中醫學認為，大熱天出現上述一系列的不適是由於夏天暑盛濕重，既傷脾胃又傷腎氣後引起，適量吃一些苦味食物可以透過補氣固腎，健脾燥濕、解熱祛暑等作用達到減輕症狀的目的。現代科學研究證實，苦味食物含有較多的生物鹼、苦味酸、黃烷酮糖苷類、萜類、甾體類、胺基酸、維生素和礦物質，除了具有補充人體所需的多種營養素外，苦味還可刺激胃液和膽汁的分泌，促使消化系統的功能趨於正常，從而增進食欲，有助於消化吸收，增強體質，提高免疫力。而巧克力、咖啡、啤酒等苦味食物中的咖啡因、可可鹼有直接提神醒腦的作用。

多數天然的苦味物質具有毒性，尤其是那些腐敗和未成熟的食物常有苦味，所以人們會本能地拒絕這些惡臭和苦味的食物，也是包括人類在內的各種動物在長期進化過程中形成的一種自我保護機制。但是，後來的研究發現，適量吃些苦味物質不僅沒有毒，反而對身體有益，苦味的中草藥就具有某些保健功能和藥理作用，所以提倡有選擇地吃些苦味食物。雖然單純的苦味食物會讓人感到不愉快，但當它和其他食物調配得當時，就能起到豐富和改進食物風味的特殊作用，例如苦瓜盅、苦瓜炒蛋、苦瓜炒臘肉、苦瓜鱸魚湯等就有特殊的鮮香風味。

天然的苦味食物很多，尤其是大多數野菜都有苦味，諸如苦瓜、萵苣葉、馬齒莧、葫蘆、香菜、苜蓿、蘿蔔葉、苔菜、茴香等。在所有的苦味食物中大家最熟悉的是苦瓜，它的特點是性寒味苦，有消暑解熱、明目清心，刺激人體分泌唾液和胃液作用，從而能促使食欲增加；它所含的維生素 C 在各種瓜類中名列前茅，為黃瓜的 14 倍，冬瓜的 5 倍；苦瓜中還富含鉻，鉻是胰島素的重要組成成分，所以有促進葡萄糖分解，利於降低血糖，對糖尿患者有輔助降低血糖作用；苦瓜中的苦瓜素是一種「脂肪殺手」，它能抑制脂肪和糖類的吸收。

夏天吃苦味食物雖然有好處，但是不能太「苦」，因為過量吃苦味食物會因攝取過量的生物鹼等物質而引起噁心、嘔吐、疲乏、口乾等不適症狀。特別是體質偏寒的人，更容易出現副作用。以苦瓜為例，因其屬於輕瀉類食物，多食易損脾敗胃，因此最好不要空腹食用，對體質比較虛弱、脾胃虛寒、慢性胃腸炎、大便溏薄的人應少食或不食。尤其是老年人，他們的脾胃大多比較虛弱，更不適宜過多食用苦味食物。

總體上說，夏天吃苦瓜有一定的保健作用，但不是越多越好，同時也應同時吃多種其他食品，包括糧豆類、魚類、肉禽類、蛋類、其他蔬菜和水果，以保證人體能攝取所需的各種營養素。

在日常飲食中，即使不是夏天，適量地吃一些苦味食物也能產生增進食欲、促進消化的作用。此外，每個人對苦味的耐受能力也不同，進食苦味食物時還需根據個人的實際情況進行適當調整。

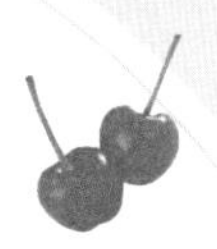

3. 食鹽攝取應適量，正確用鹽

（1）食鹽是人體必需的食物

食鹽是由鈉離子和氯離子組成，其化學名是氯化鈉。其中的鈉離子對維持人體細胞的正常滲透壓、酸鹼平衡和組織細胞之間各種物質交換以及肌肉、神經興奮性是必需的。同時，我們每天排尿至少有1500CC，沒有感覺的出汗（表皮水分蒸發）約600CC，如果活動量大或氣溫高，出的汗會更多，而尿和汗中都含有一定的鹽分，如果不能從飲食中補充足夠的鹽，或是因腎炎等疾病而無奈吃太少的鹽，都會出現因缺鈉而影響全身代謝，出現頭暈、嗜睡、乏力、心率加速、脈搏細弱，特別是在大量水瀉時因丟失太多的鹽時更易出現，甚至出現抽搐等症狀。食鹽中的氯離子是人體消化液胃酸的主要原料，在殺滅從消化道侵入的微生物，促進食物消化中產生非常重要的作用；而且，氯離子在穩定神經細胞膜電位中也扮演著關鍵的角色，所以我們每天應該攝取適量的鹽，從生理要求分析，每天吃2～3克鹽足夠了。

除非是因患了腎臟、心臟等需要控制鈉攝取的疾病外，一般人不要「禁鹽」，尤其是出汗多及有吐瀉症狀的人。同時，淡而無味的無鹽菜餚會使人難以下嚥，也影響食欲。

（2）鹽攝取過多的危害

高鹽飲食會加重腎臟和心臟的負擔，容易引起腎臟及心臟功能衰退。現在知道鹽的攝取量與高血壓發病率成正比，也是引發胃病、腎病、骨質疏鬆等疾病的主要原因。

20世紀50年代，歐美發達國家曾發起「抗鹽運動」，向百姓提出要少吃鹽。其依據是食鹽消耗量大的國家和地區，高血壓發病率也高。

例如，日本北方居民喜歡吃鹽醃食品，平均每天攝取鹽 26 克，該地區高血壓的發病率是 40%；而非洲有些地區的土著人，每天吃鹽 10 克，發病率只有 8.6%；因紐特人（原稱「愛斯基摩人」）每天吃鹽少於 4 克，青壯年人群中沒發現有高血壓的患者，連老人中也很少有高血壓的病人，當他們移居到發達國家，與當地人一樣飲食，攝取鹽增多後高血壓也成為常見病。

研究人員在動物身上的實驗也得出同樣的結論：用高鹽飲食餵養的小白鼠，結果有40%患了高血壓，且在停止高鹽飲食後，血壓也不下降。調查證實，食鹽攝取量多的地區人群，血壓值也高，並得出攝取鹽增加 2.5 克，收縮壓增高 2mmHg，舒張壓增加 1.7mmHg 的結論。

日本對 7 個縣 700 名居民作的一項調查結果證實，人群平均攝取鹽增加 1 克，人群平均壽命縮短半年。所以我們每一個人，特別是還有高血壓及心血管疾病的老人更應該少吃鹽。

高鹽還會影響鋅元素的吸收。由於鋅是體內 20 多種酶的組成成分及酶的啟動劑，鋅與蛋白質、DNA、RNA 的生物合成有密切關係；胰島素的分子中有兩個鋅原子，故胰島素的活性離不開鋅；缺鋅的孩子生長會停滯，性發育呈幼稚型，味覺減退；傷口不易癒合。

另外，高鹽飲食可使口腔唾液分泌減少，使上呼吸道黏膜抵抗病菌侵襲能力下降，造成因口腔正常細菌不能繁殖而導致口腔菌群紊亂，使致病菌繁殖。因此吃得太鹹的人容易感染上呼吸道疾病。

（3）正確用鹽

根據世界衛生組織的建議，成人每天攝取的食鹽應控制在 6 克以下。營養學會對人群鈉的攝取量，折合成食鹽：4 ～ 6 歲為 2.3 克；7 ～ 10 歲為 2.5 克；11 ～ 13 歲為 3.0 克；14 ～ 17 歲為 4.5 克；成人為 5.4 克，所以提倡每天每人鹽的攝取量不要超過 6 克是有依據的。

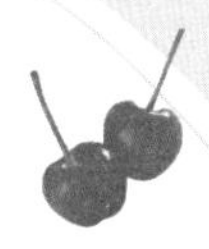

建議使用 2 克定量鹽勺，希望大家在燒菜時能控制鹽的加入量，每人每天不能超過 3 勺，但應注意的是：鹽攝取量還應包括你吃的鹹菜、醬瓜、鹹魚、香腸、鹹肉、火腿、醬油等食品中含的鹽，也應扣除你在外面吃飯和在飯店裡吃的餛飩、包子、熟食、各種菜餚等所攝取的鹽，還要扣除味精中的鈉離子（味精的主要成分是穀胺酸鈉）。總之，如果你吃的食物有上述情況，就應該在使用鹽勺時「手下留情」，以免吃進過量食鹽。

我們應養成少放鹽、味精、醬油的習慣，還應少吃鹹菜、鹹魚、鹹肉、醬菜、榨菜、醬瓜、豆腐乳、鹹蛋、速食麵等含鹽多的食品。

4. 掌握食品中的含鹽量

由於每天菜餚中鹽的加入量要扣除食品本身的含鹽量，不少讀者想知道，怎麼知道各種食品中的實際含鹽量。下述資料和方法可供你參考。

⌘ 速食食品

速食麵 2.9；油條 1.5；鹹麵餅 1.5；鹹麵包 1.3；麥胚麵包 1.2；法式麵包 1.2；牛奶餅乾 1.0；蘇打餅乾 0.8。

⌘ 肉類

牛肉乾 5.3；肉鬆 5.3；鹹肉 4.9；牛肉鬆 4.9；火腿 2.8；午餐肉 2.5；醬牛肉 2.2；叉燒肉 2.1；廣東香腸 2.0；火腿腸 2.0；生臘肉 1.9；熱狗 1.3；宮保肉丁 1.2。

⌘ 魚蝦類

鹹魚 13.5；蝦皮 12.8；蝦米 12.4；魚片乾 5.9；魷魚乾 2.5；蝦油 2.4、

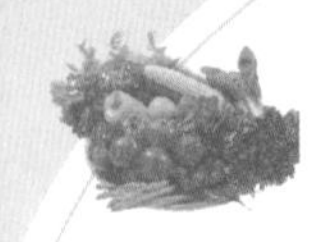

龍蝦片 1.6。

⌘ 禽類

燒鵝 6.1；鹽水鴨 4.0；醬鴨 2.5；扒雞 2.5；烤鴨 2.1；烤雞 1.2；肯德基炸雞塊 1.9。

⌘ 豆製品

臭豆腐 5.1；五香豆 4.1；素火腿 1.7；豆腐乾 1.6；蘭花乾 1.4；素雞 1.0。

⌘ 蛋類

鹹鴨蛋 6.9；皮蛋 1.4。

⌘ 醬菜類

醃蘿蔔 17.5；醃萵苣 11.8；榨菜 10.8；醃大頭菜 11.7；醃什錦菜 10.4；蘿蔔乾 10.2；醃黃瓜 7.8；醬瓜 6.4；醃雪裡紅 8.4。

⌘ 堅果

炒葵瓜子 3.4；小核桃：1.1；花生米 1.1；腰果 0.6。

⌘ 調味品

味精 20.7；豆瓣醬 15.3；醬油（平均）14.6；辣醬 8.2；紅豆腐乳 7.9；白豆腐乳 6.2；花生醬 5.9；甜麵醬 5.3；五香豆豉 4.1；陳醋 2.0。

說明：❶上列常見食物中的含鹽量是從食物中測得的含鈉量再折算成氯化鈉的數據。❷上述資料均是指每 100 克（2 兩）中的含鹽量（克）。

知道了常見的含鹽食物後就可計算還能加多少鹽。舉例如下：

如果一家三口當天的膳食中除了新鮮的菜餚原料外，還食用了用食

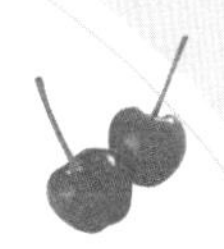

鹽加工過的食品，其鹽分攝取量如下。

❶醃黃瓜 50 克：其中含鹽 7.8×（50÷100）= 3.9 克；
❷肉鬆 100 克：其中含鹽 4.8×1 = 4.8 克；
❸烤雞 200 克：其中含鹽 1.2×2 = 2.4 克；
❹味精 2 克：其中含鹽 20.7×（2÷100）= 0.4 克；
上述 4 種食物共含鹽：3.9 + 4.8 + 2.4 + 0.4 = 11.5 克。
一家 3 個人適宜的攝取量是 18 克（6×3 = 18 克），所以可以用於炒菜等的用鹽是 18−11.5 = 6.5 克，約折合 3 鹽勺。

上述的計算只是告訴你怎樣計算、掌握每天的食鹽用量，實際使用時沒有必要這樣「克克計較」，只要大致接近就可，但是不要偏差太大。

5. 老年人飲酒要適量

不管是老年人還是年輕人，喜歡喝酒的人很多，這是因為喝酒能加速血液循環，可使人興奮，心情舒暢；又因酒可促進消化液分泌，所以能增加食欲；酒精又能抑制中樞神經系統，產生「借酒銷愁」作用；而且中國人自古就有「無酒不成席」的說法，尤其在節日及喜慶的日子裡，酒能營造良好的熱鬧氣氛。

對大數量人群的調查中發現，在長期多量飲酒或嗜酒的人群中，他們與肝癌、口腔癌、喉癌、食道癌、腸癌以及婦女的乳癌高發有密切的關係。美國馬里蘭的一個國立衛生研究所對 8,006 名研究對象進行調查後發現，大量飲白酒及威士忌的人患癌症的危險性分別是不飲這類酒精飲料者的 2.2 及 2.6 倍，每天飲 1,500CC 啤酒者，患直腸癌的危險性是不飲者的 3 倍。

加拿大的一份調查證實，大量飲用啤酒和烈性酒的人患食道癌的機率比普通人高 7 倍，患肝癌的機率是一般人的 9 倍，患結腸癌的機率增加 80%，患肺癌的機率增加 50%。

(1) 酒中含有哪些有毒物

酒的品種很多，但是不論是什麼酒，其共同的特點是都含乙醇，它對人有一定的毒性，而導致酒醉的原因除了酒精外，還有一些其他有毒物質，具體成分會因製酒的技術不同而不同，主要有以下幾種。

① 甲醇

甲醇是一種神經毒，可直接侵害視神經和視網膜，4CC 甲醇就可導致視野縮小，視力模糊，飲 7 ～ 8CC 甲醇即可使人失明。甲醇中毒也可引起呼吸困難、紫紺、抽搐、昏迷，甚至死亡。甲醇在體內的代謝很慢，速度只有乙醇的 1/6，所以很容易在體內蓄積，慢性危害的表現是出現頭暈、頭痛、心悸、視力不清等症狀，且治療效果較差。吃了用工業酒精兌製的假酒是引起甲醇中毒的最常見的原因，而用腐爛的水果、薯乾、馬鈴薯等原料釀造的酒及使用的麴種不佳，或發酵期太長以及技術不良等原因生產的劣質酒含的甲醇也是常見原因。

② 雜醇油

雜醇油是酒的芳香味成分，這也是有些人特別喜歡喝某種品牌酒的原因之一。雜醇油可使中樞神經系統充血，並因其被氧化分解的速度較慢，故在體內存在的時間較長，使人感到頭痛，並容易引起大醉，嚴重時出現僵直、驚厥、昏迷等。雜醇油是製造酒過程中的蛋白質、胺基酸和糖類分解後的異戊醇、正戊醇、異丁醇、正丁醇、異己醇、正己醇等。因為雜醇油有芳香味，所以酒廠一般不捨得把它丟棄掉。

③ 醛類

主要是指甲醛、乙醛、糖醛、丁醛等。其中甲醛的毒性最大，是甲

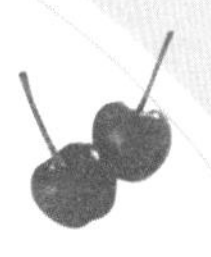

醇的 30 倍。甲醛是細胞原漿毒，輕的使人咽喉有燒灼感、頭暈、嘔吐，嚴重的可致昏迷和死亡。醛類主要存在於蒸餾過程揮發不全的劣質白酒或假酒中。

④ 氰化物

用薯類及果核浸泡製成的酒中含氰化物較高，若生產過程中排氣量不足也可使酒中含的氰化物超過衛生標準。氰化物有劇毒，中毒的初期症狀表現為乏力、頭痛、頭暈、流涎、口腔及咽喉麻木、噁心、嘔吐，繼之是呼吸及脈搏加快、皮膚及黏膜發紅、心律不齊、瞳孔縮小、抽搐、紫紺、昏迷、死亡。

⑤ 鉛

酒中的鉛主要來源於生產及盛放原料、成品的含鉛管道和容器，在不正規的小酒廠生產的酒中常會含有較高的鉛。鉛易在體內蓄積，如要依靠自身的代謝排出一半量的鉛約需 1,460 天。鉛主要損害人體的神經系統、造血系統及腎臟，常見的症狀是失眠、頭暈、頭痛、關節疼痛、貧血、記憶力下降、便祕或腹瀉。

⑥ 亞硝胺、黃麴毒素

在製酒的過程中，亞硝胺主要產生於用炭火烘烤麥芽時；黃麴毒素主要來源於黴變的釀酒原料。亞硝胺、黃麴毒素都是致癌物，雖然他們在短期內對於人體的毒性不會表現出來，但潛在的危害絕不能忽視。這些致癌物在整個生產過程中很難被除去。

(2) 幾句忠告

❶適量：有研究證實，每天喝的量若以酒精計不超過 25CC 時對絕大多數人是不會產生明顯危害的。根據 25CC 酒精量折算，喝啤酒就應控制在 750CC 內，葡萄酒只能喝 250CC，如果是 38 度的白酒，那麼

不要超過 75CC。要喝品質可靠的酒，對於無產品標示的酒絕不入口，也不要貪圖便宜購買劣質酒、假酒。

❷**禁忌：**不要在空腹時飲酒；原來有肝臟、腎臟等慢性疾患及哮喘史的人應該戒酒；過量喝酒會抑制正常生殖功能，懷孕 3 個月內的母親多喝酒會使胎兒畸形、智力發育異常。

❸**養成好習慣：**為了健康，在聚餐或歡宴時，應養成相互不強制勸酒的習慣，以免過量飲酒，做到絕不酗酒；「以酒解愁」愁更愁，應該用積極的方法解除煩惱，不要用飲酒的方法來摧殘自己。

6. 不要以為老母雞比童子雞更有營養

吃雞是民間最常用的滋補方式。不少老年人都有這樣的經驗：老母雞的味道比童子雞鮮，燉湯更甚，所以就認為老母雞比童子雞更有營養。

其實，從營養成分角度分析，童子雞肌肉中的營養成分比老母雞高，且主要是蛋白質含量比老母雞多。因為童子雞的雞肉佔體重的 60% 左右，而老雞的雞肉只佔體重的 40% 左右，因雞肉的主要成分是蛋白質，所以營養價值應是童子雞高於老母雞。而且童子雞的肉裡含彈性結締組織極少，經蒸煮之後，雞纖維容易分離，變得細嫩、鬆軟適口，所以容易被人體消化吸收。而老母雞含有較多的脂肪和彈性結締組織，不易被人體吸收。老母雞的雞肉及雞湯中含脂肪較多，其脂肪成分主要是「好處不多」的飽和脂肪酸，容易引起血中脂肪及膽固醇升高，引起動脈硬化，冠心病，使血壓持續升高，對老年人及有相關疾病的患者很不利。患有膽囊炎、膽石症的人忌食老母雞湯，以免刺激膽囊，引起膽絞痛發作；痛風症患者也不宜喝雞湯。

由於老母雞生長時間長，所以肉質中含的肌酐及肌酸等含氮的鮮味

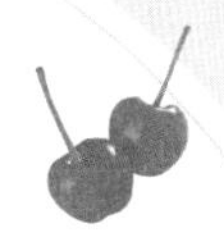

物質更加豐富，且脂肪多，所以味道更鮮美，而這些含氮浸出物只能給人美好的感官性狀，不具有很高的營養價值。

綜合上述分析可見，老母雞雖然鮮味好於童子雞，但含的蛋白質品質不如童子雞高，而脂肪又高於童子雞。所以老年人滋補吃雞應該首選童子雞。

民間認為，產後喝老母雞湯對產婦有滋補作用，這種說法經過研究是被否認的，特別是剛生產的婦女是不宜馬上喝老母雞湯的，因為老母雞體內含有較多的雌激素，產婦吸收後會抑制催乳素的分泌，造成產婦乳汁不足，甚至無奶。而童子雞更適合更多人群食用，尤其是老年人、孕婦、產婦及體弱者。

7. 吃太多全麥食品並不好

許多人都聽說「全麥食品」很有營養，吃了不會發胖，但是又不大相信，很想知道全麥食品到底有什麼特點。

全麥食品是用全麥為原料（穀物種子的全部，包括胚芽、胚乳以及富含營養成分的最外層「糠麩」）製成的食品，常見的全麥產品有全麥麵包、全麥餅乾、燕麥片、玉米花、糙米和粗磨的穀類食物等。進食全麥食品有利於減肥，其原因是：

❶全麥食品含有普通麵粉所沒有的麩皮，而麩皮的主要成分是膳食纖維。相同重量的全麥餅乾與普通餅乾相比，前者約含澱粉 70%，其餘都是只能產生較低熱量的麩皮；後者的澱粉含量佔 90% 或以上，膳食纖維不到 10%，即每 100 克高筋麵粉約能產生 350 千卡熱量，而同樣分量的全麥粉只產熱量 317 千卡，所以吃全麥粉產生的能量比一般麵粉要少 10% 左右。

❷全麥粉富含的膳食纖維人體不僅不能吸收，還會吸收很多水分，

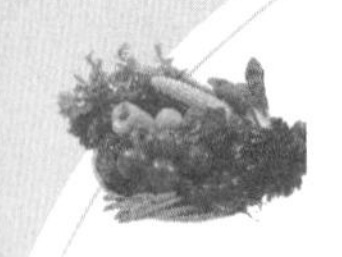

在胃中的停留時間比較長，可以增加飽腹感而減少進食，又由於全麥食品比較「粗」，所需咀嚼的時間長，因此一般不會連著吃很多，所以比較容易控制攝取總量，因此有助於保持適當的體重，有利於減肥。

但是你千萬不要以為吃全麥食品肯定不會發胖，這是因為對於減肥而言，營養專家都認為：「不在於你吃什麼，在於你吃多少」。對於全麥餅乾、全麥麵包來說，雖然產生的熱量比普通餅乾、麵包要少，但是吃多了同樣會導致肥胖。且大多數麵包、餅乾製作時都會添加一些黃油、植物油、人造奶油、起酥油等，全麥食品也不例外，又因為全麥食品的口感不好，有些商家為了讓其變得好吃，就會加入更多的黃油、糖等，如果全麥麵包聞起來很香，就是添加了許多上述調料，它們會提供很高的熱量。如果吃純全麥饅頭，或是吃番薯、蕎麥麵等同樣會有好處。

吃太多全麥食品會因攝取太多膳食纖維而有副作用，主要表現為：全麥食品中的膳食纖維會抑制進食，吃得太多會影響其他營養素的平衡攝取；膳食纖維會阻礙人體對鈣、鋅、鐵等礦物質的吸收，造成營養素缺乏；纖維素能夠增加糞便的體積，讓排便的頻率加快，但對於胃腸功能較差或大便次數多的老年人則別多吃。

8. 為什麼說吃得太多等於慢性自殺

吃是人的本能。在經濟落後、食品資源匱乏的年代或地區，人們追求的是如何能吃得飽，只要能滿足低水準的生命活動所需即可滿足。達到小康水準後，大家的錢包鼓了，大多數人常會因無法擺脫市場上琳琅滿目的食品的誘惑而天天享受美味佳餚。也有的人缺乏營養保健知識，認為吃得下或多吃些總是好事，而放縱自己的嘴巴。

這就是現在因營養過剩而致高血脂、脂肪肝、高血壓、心腦血管疾病、糖尿病、腫瘤逐年高發的主要原因。除此之外，這些「富貴病」還

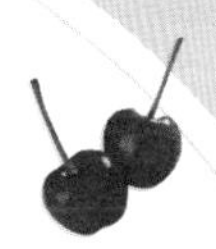

會損害人體免疫功能，降低了抵抗疾病的能力而容易得感冒、呼吸道感染及多種急慢性疾病。

有人對小鼠做過這樣的實驗：讓一組小鼠不加限制地任其吃高營養飼料，另一組給予適量營養。結果發現，前一組小鼠死得早，死亡的病因大多是肺部感染、冠心病和腫瘤。在惡性腫瘤中尤以乳癌發生率最高，達 71%。而另一組在較長的觀察期內無一死亡，也沒有患腫瘤的。在實驗過程中，還觀察到前一組因營養過剩而導致肥胖，血中膽固醇增加，並伴有胰島素分泌增多，而過多的膽固醇及胰島素會損害免疫功能，從而解釋了飽食一組小鼠多種疾病高發並導致死亡的原因。

美國曾報導過一項研究成果，認為大約有四分之一的人體內有一種特別的特質，叫 APOE4 的基因，帶有這種基因的人，在攝取能量過多（尤其是吃高脂肪食品）後，比常人更容易產生氧自由基損壞腦組織，從而加速了癡呆過程，如果再吸菸就更易發生「早老性癡呆」。

老年性癡呆是一種令患者、家屬和社會都感到無奈的疾病，它是一種由於腦纖維化、腦萎縮引起的精神病。主要表現為性格改變，變得自私、易怒和猜疑，記憶力迅速減退，甚至出門數步也回不了家，對親屬也不認識等。

老年性癡呆的形成機制雖有多種說法，而經過大量、長時間的調查發現，患者在其青壯年時期食欲比常人高許多。科學家分析後認為，如果吃得太多，尤其是吃那些難以消化的高脂肪食物，血液會在較長的時間內集中在消化系統，勢必使腦部血流減少。大腦如果長期處於慢性缺血情況下，就會使腦中的「成纖維細胞生長因子」明顯增多，其結果是腦中的微血管內皮細胞增生、脂肪細胞堆積，導致腦動脈硬化，從而出現大腦早衰和智力減退。

人類的心腦血管疾病、腫瘤、糖尿病的發病還在逐年增加，並導致成為死亡的前幾位原因。雖然醫學家對於緩解或改善這些疾病症狀有一些治療方法，但尚無根治的辦法，而老年性癡呆則更無良好的治療方法。這些疾病使患者的生活品質變差，給家屬也帶來很大的「麻煩」，並需為此長期付出不菲的醫藥費。

所以要把預防和推遲這些疾病的發生放在重要地位，要控制住自己的食欲，不要吃得太多，尤其是在中年後，吃七八分飽足矣。

9. 只吃菜不吃飯的減肥方法不正確

現代人的生活條件越來越好，超重和肥胖的人數也越來越多，其中不乏老年人，目前有許多不正確的減肥方法，只吃菜不吃飯就是其中之一，他們以為米飯、麵食等糧食是引起肥胖的罪魁禍首，其實是錯誤的。

米飯、麵粉等糧食的主要成分是由澱粉及膳食纖維組成的碳水化合物，澱粉在體內分解後變成葡萄糖，能為人體提供最經濟、最重要的能量，且葡萄糖是腦細胞唯一可以直接利用的能源，如果沒有足夠的葡萄糖，人體的記憶力會下降，思維變得遲鈍，學習和工作效率會變差。人體的各種平滑肌及骨骼肌活動的主要能源也是葡萄糖，缺乏後會導致整個人的各種功能下降。從長遠影響而言，缺乏碳水化合物還會導致免疫力低下及全身性營養不良。葡萄糖的最終分解產物是二氧化碳和水，可以直接排出體外，所以屬於「乾淨的廢物」。除了糧食外的其他食品常缺少碳水化合物，所以不吃糧食有害於健康。

多吃蔬菜是應該的，但是蔬菜缺乏優質蛋白質、脂肪、碳水化合物和脂溶性維生素，所以只吃蔬菜的人往往營養不良。由於蔬菜是一類口味不佳且不耐饑的食物，為了克服這些缺點，常會在加工時用較多的食用油，其結果是攝取了過多的脂肪，勢必增加高血脂、高膽固醇、高血壓、糖尿病、心腦血管疾病的患病機率，而同樣重量的脂肪產生的能量是碳水化合物的 2 倍還多，所以不但不能減肥，反而更胖。

大多數不吃飯減肥的人會增加菜餚的攝取，把平時只吃 2 ～ 3 個菜

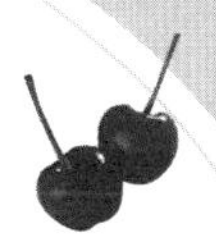

增加到 4 ～ 5 個菜或更多，其中的肉、禽等富含脂肪的菜餚代替碳水化合物後會提供更多的能量，所以達不到減肥的目的。有的人不吃或少吃糧食，卻多吃牛肉、豬肉，它們屬於「紅肉」，紅肉的特點是肌肉纖維粗硬、蛋白質含量較高。吃大量蛋白質會產生更多的含氮代謝廢物，要分解及排出這些有毒物必然會加重肝臟和腎臟的負擔，老年人的肝、腎功能本來就不如年輕時，如果這些臟器原來就有病，則會加重病情。太多的含氮廢物還會促進腸道中腐敗菌的繁殖，破壞了腸道中正常菌群的平衡，並可能增加患腸癌的風險；吃大量蛋白質會使尿酸增高，導致痛風病發作。有的研究還證實，光吃菜、不吃飯更容易得糖尿病。所以用不吃飯多吃菜的減肥方法是行不通的，有害無益的。

要真正有效的減肥，不論用何種方法，必須做到膳食控制與適當運動相結合，在開始的 1 ～ 2 個月內，每個月減重 3 ～ 4 公斤，以後每個月減重 1 ～ 2 公斤。

從平衡膳食的角度要求，每人每天平均攝取穀類、薯類（即雜糧）250 ～ 400 克，蔬菜 300 ～ 500 克，水果 200 ～ 400 克，畜禽肉類 50 ～ 75 克，魚蝦類 50 ～ 100 克，蛋類 25 ～ 50 克，奶類 300 克，豆類 30 ～ 50 克，油脂 25 ～ 30 克，鹽 6 克。

想要正確減肥還是要採取兩面兼顧的傳統方法：一方面均衡膳食，合理攝取各類營養素，並控制總能量的攝取；另一方面保持規律運動，增加能量的消耗。千萬不可不吃飯。

10. 老年人需正確使用味精與雞精

味精誕生至今已有 100 多年歷史了，而雞精是近 20 幾年才發明的「新產品」， 它們因為都有特別的鮮味，所以是廚房不可缺少的菜餚鮮味劑，不論是熱炒還是涼拌菜，做湯還是製餡都離不開它。不少人很想知道它們之間有什麼區別；雞精真的是雞的精華嗎？怎樣才是正確的使用方法。

(1) 味精和雞精是「兄弟」

味精的化學名字叫穀胺酸鈉，它是以糧食為原料，經過發酵後提純的結晶產品，吃適量味精的好處除了增加鮮味，促進胃酸分泌，提高食欲外，在胃酸的作用下還會分解為穀胺酸，而穀胺酸是人體需要的營養物質，是合成蛋白質的原料之一。有人研究後發現，穀胺酸還參與腦組織蛋白質的新陳代謝，可被腦組織氧化利用，對於改善腦疲勞及神經衰弱有一定的功用。

然而吃味精雖然有好處，也有壞處。大家都有這樣的經驗，吃得稍多，就會出現口乾、頭痛、乏力，甚至感到噁心、胸悶、四肢麻木、腹脹、嗜睡、肌肉痙攣等一系列不適症狀；個別人還會出現焦躁、心慌意亂，部分體質較敏感的人甚至會覺得全身骨頭痠痛、肌肉無力等。穀胺酸還可以與血液中的鋅結合，生成不能被人體利用的穀胺酸鋅而排出體外，導致人體缺鋅。

雞精是一種具有雞肉風味的複合鮮味劑，根據規定，它的主要成分也是穀胺酸鈉（味精），再加上肌苷酸二鈉、鳥苷酸二鈉和雞肉粉（雞精中的雞肉粉是用酵母等特殊的發酵技術，從雞肉、雞骨、雞蛋中提取的汁液，再將這種汁液經濃縮加工而成，其最大的特點是能溶入水，而營養成分與真正的雞肉相比差多了），複配後的雞精鮮味大大增加，其鮮度可以是普通味精的 20 ～ 30 倍。而市場上的雞精產品是加了鹽、澱粉和糊精的稀釋品，所以實際上，使用同樣數量的雞精，其鮮度只是味精的 1 倍左右，而市場上有的假雞精是在味精中加入了化學合成的雞味香精，所以感到有雞的「鮮香味」，但實際上一個「雞分子」也沒有。

味精、雞精都是增鮮味的調料，但如果不注意正確使用方法，不僅達不到理想的調味效果，甚至會產生副作用。

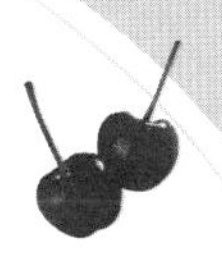

（2）味精的使用要點

❶味精經不起高溫處理，當烹調溫度超過 130℃時，穀胺酸鈉會轉變成焦穀胺酸鈉，不但沒有鮮味，而且有一定的毒性。所以使用味精應待菜餚烹飪完成後，把火關掉，在起鍋前再加入，切勿在燒煮、燜炒時放入，更不要在油煎、油炸時加入。

❷不宜在糖醋魚、糖醋排骨等酸性食物中添加味精，因穀胺酸鈉呈鹼性，在酸性食物中添加會引起化學反應，使菜餚走味。

❸注意鹹淡適度，適量的鹽有增鮮作用，但如果太鹹，就可能吃不出味精的鮮味了。若將食鹽與味精的比例控制在 3：1 或 4：1 範圍內，可達到圓潤柔和的口味。

❹做涼拌菜時，宜先將味精用開水溶解後再加入。因為味精的溶解溫度為 85℃，低於此溫度，味精難以溶解。

❺日本研究人員認為，長期過量食用味精可能導致視網膜變薄、視力下降，甚至失明，所以不應該用得太多。

（3）雞精的使用要點

因雞精的主要成分是味精，所以除了應遵守上述注意點外，同時還須做到以下幾點。

❶雞精中含有 10% 左右的鹽，所以在加雞精前就要控制食物中鹽的加入量。

❷雞精含核苷酸，它的代謝產物是尿酸，所以患有痛風的應慎用。

❸雞精溶解性比味精差，如在涼菜中使用時，更應先經溶解後再加入，只有這樣才能被味蕾更好地感知。

❹雞精中含有較多的鹽，其吸濕性強，更適合細菌繁殖，其保質期短於味精，所以用後應蓋緊容器，防止受潮。

(4) 容易犯的錯誤做法

在任何食品中加味精或雞精。有的人在烹製任何菜餚時都要加味精或雞精，並認為加得越多越鮮，這也是餐館裡的菜餚千菜一味的道理。其實你對加了較多味精、雞精的菜餚仔細品嚐，就會感到有一種似澀非澀的怪味。我們中國菜的特點之一是原汁原味，尤其是雞、鴨、魚、肉等本身有特有的鮮味和芳香味，經過烹飪後的紅燒肉、清蒸魚、白斬雞、老鴨湯、炒蘑菇等菜餚本身的鮮味就足以令人垂涎三尺，加了味精、雞精反而影響了純正的風味，只有對於那些原料本身不具有鮮味的海參、魚翅、豆腐、青菜、蘿蔔等葷素食品，在烹飪時加適量才是需要的。

加得太多。味精和雞精都含穀胺酸鈉，而穀胺酸鈉和食鹽一樣含鈉，現在知道，攝取鈉太多會促使高血壓、心血管等疾病的發生和發展，有報導，如果現在的人減少三分之二鈉攝取量，死於卒中（腦中風）及心臟病的人數可分別降低 40% 及 30%。因此從預防心血管疾病方面來說，味精、雞精都不宜多吃。每道菜加的味精或雞精不要超過 0.5 克。

11. 老年人不能太瘦

邁入老年以後，人體的基礎代謝會不斷降低，體內的某些成分會有所改變，各種器官的功能會衰退，進食量減少，營養素吸收減少而致消瘦。也有的人相信「千金難買老來瘦」而過分的節食，導致營養不良。據居民營養與健康狀況調查的資料證實，60 歲以上老年人體重偏低（體重指數小於 18.5）與消瘦（體重指數小於 15.0）的共佔 17.6%，比中年人高出 2 倍多，顯示老年人的營養不良不容忽視。

(1) 太瘦有什麼不好

體重過輕常是營養不良，且主要是蛋白質攝取太少的結果，對老年

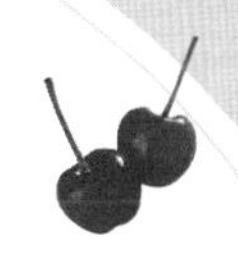

人的健康危害主要包括如下幾方面。

① 對疾病易感

太瘦的老年人常伴有代謝障礙，合成蛋白質的數量及品質降低，以致不能產生應有的免疫力，減弱了對疾病的抵抗力，所以，太瘦的老年人容易患多種急慢性傳染病。

② 對消耗性疾病難以抵禦

如果患上發熱、腫瘤等消耗性疾病時，因消瘦的老年人體內缺乏可以提供能量的脂肪，只能依靠氧化組織中的蛋白質，所以會更瘦，抵禦消耗性疾病的能力比體重正常的老年人慢很多，甚至會「抗不下去」。

③ 耐受力低下

在饑餓、手術、受傷、體力活動時不能像正常人一樣分泌更多的激素，啟動體內的各種修復因子對付上述情況，而需要更多的時間才能恢復到正常狀態。特別是在手術及創傷後不易癒合，因為傷口的癒合需要更多的蛋白質和能量，其中有一部分可以從飲食中補充，而更多的是需要動用體內的儲備，而消瘦的老年人卻沒有這些「本錢」，所以，癒合較慢，甚至難以癒合。

④ 特別怕冷

人體的脂肪有隔熱作用，太瘦的人體表缺乏脂肪層，無法抵禦外界冷空氣，也無法防止體內熱量的散發，所以特別怕冷。

⑤ 容易骨折

人體的骨密度與適當的體重有密切關係，太瘦的老年人骨密度也會降低，且在跌倒時缺乏脂肪的緩衝保護，所以更易骨折。

據日本厚生省對 5 萬名 40 ～ 79 歲人群歷時 12 年的一份研究報告顯示，40 歲時體重略為超重的人比偏瘦的人多活 6 ～ 7 年；而偏瘦者的平均期望壽命要比微胖者大約少 5 年。

（2）防止體重過輕的方法

① 攝取足夠的營養

老年人也要注意吃多種食物，應保證乳製品、禽類、水產品、瘦肉和豆製品等高蛋白質的攝取，以維持正常的體重。

② 不要強求一日三餐

老年人的胃腸功能減退，每餐常吃得很少，加上消化吸收功能差，如果不屬於超重及肥胖的話，不應像中年人一樣每天吃三餐，而是少量多餐，每天增加到 4 ～ 6 次，以防止、改善已經存在的營養不良。

③ 吃營養素補充劑

對於不能從食物中獲得足夠營養素的老年人，可以吃一點營養素補充劑，尤其是維生素和礦物質。

④ 治療疾病

老年人常患有胃腸道、心血管、支氣管炎、肺氣腫、癌腫等慢性疾病，疾病都會導致人體的營養不良，所以在改善營養的同時應該積極治療慢性疾病，否則難以改善消瘦。

⑤ 關注體重變化

適當營養的目的是保持老年人良好的狀態，但是不能營養過剩，體重指數不能超過 24，也不要低於 18.5〔體重指數＝體重（公斤）/ 身高 2（公尺 2）〕。若短時間內體重明顯下降則應到醫院檢查，明確是否患有消耗性疾病。

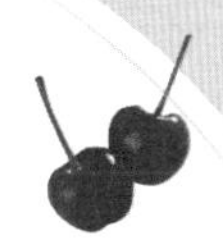

12. 這些食品多吃沒有好處

食品是人類生存的物質基礎，是人體所需的各種營養素和能量的唯一來源，因此我們應攝取各種各樣的食品，以獲得全面營養。但是有的食品應該少吃，以防止其中有害物質對人體的損害。下面幾種食品是我們容易疏忽的。

⌘ 燒烤

在肉、魚、雞等肉類中的蛋白質、脂肪在燒烤的高溫作用下會轉變成能致癌的多環芳烴、雜環胺，如果是用木炭作為燃料，那麼還會有更多的致癌物污染其表面，時間久了還會滲入內部。

⌘ 雞湯

雞湯中有豐富的多種營養素，但脂肪含量偏高，多吃容易引起因脂肪攝取過多而致血脂高、膽固醇高、動脈硬化，雞肉中溶於水中含氮物質對腎功能差的人會引起高氮血症。雞湯還會刺激胃酸的分泌，對有潰瘍病的人會使症狀加重。湯中高含量的嘌呤對於痛風患者也是「禍害」之一。老年人的消化能力及代謝功能都變差，多吃不易消化。所以，雞湯雖然是很好的補品，但不能多喝。

⌘ 醃製品

包括醃製的鹹魚、鹹肉、酸菜、鹹菜等。在醃製蔬菜過程中，特別是鹽少於 12%，醃製時間短於 15 天內的，食物中原有的硝酸鹽在還原菌的作用下轉變成有毒的亞硝酸鹽。在醃製魚、肉（如火腿、香腸、鹹肉等）時為了防止變質，並使肉質好看會加入亞硝酸鹽或硝酸鹽。而亞硝酸鹽會將正常血紅蛋白變成不能攜帶氧的高鐵血紅蛋白，使血液喪失攜帶氧氣的能力。攝取較多的亞硝酸鹽可出現缺氧症狀，出現嘴唇、指甲甚至全身青紫、頭脹、頭痛、嘔吐、手指麻木、呼吸急促、心律不整

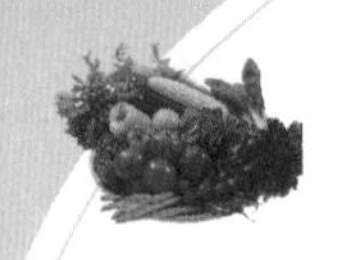

等症狀。亞硝酸鹽還會與魚、肉等蛋白質分解物結合，變成有致癌作用的亞硝胺。

中國廣東地區是世界鼻咽癌的高發地區，經過研究認為是與當地人從小愛吃鹹魚及油炸品，其中的 N- 二乙基亞硝胺和 N- 二甲基亞硝胺是主要致癌因素。

⌘ 膨鬆食品和油條

油條及龍蝦片等膨鬆食品中加入了能起膨脹作用的含鋁添加劑，而過多攝取鋁會抑制人體去甲狀腺素、多巴胺、5- 羥色胺等分泌，使神經傳導功能減退、記憶力降低，加速老年癡呆症的發生。煎油條的油常是反覆使用的，裡面會產生很多致癌物，變性後的反式脂肪酸對心腦血管疾病的發生、發展都會產生推波助瀾的作用。

⌘ 菠菜湯

菠菜是蔬菜中含營養素比較多的一種，但含有較高的草酸，而草酸很容易溶解於水中，喝菠菜湯就會攝取較多的草酸。由於草酸很容易與鈣結合成草酸鈣沉澱，不但使人喪失了人體需要的鈣，而且體內形成的草酸鈣容易在膽道、泌尿道沉積，形成結石。所以這種湯水最好不要喝。

⌘ 苦瓠瓜、苦瓜

這些植物所以會有苦味是因為含有較高的生物鹼、毒蛋白、苦質苷素，可引起頭暈、頭昏、噁心、嘔吐及腹瀉。

⌘ 番薯皮

它含較高的鹼性物質，可引起腸胃不適。有褐色、黑褐色斑點的番薯皮則證實已受黑斑病菌污染，更不能吃。黑斑病菌產生的番薯酮及番薯酮醇，吃後輕者噁心、嘔吐腹瀉；重者高燒、頭痛、氣喘、抽搐、昏迷，甚至死亡。番薯皮上的黑斑病菌產生的毒素是無法用水洗乾淨的，也不會被加熱蒸煮破壞的，所以燒熟也無濟於事，不能吃。

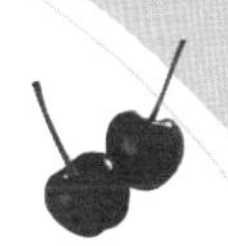

⌘ 馬鈴薯皮和馬鈴薯芽

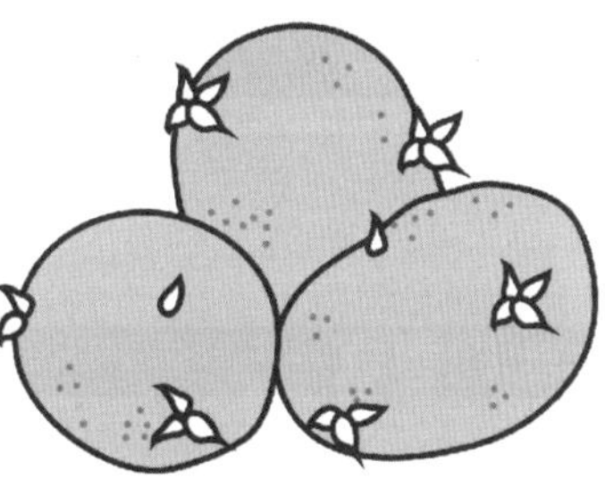

馬鈴薯皮和馬鈴薯芽含有有毒的龍葵素，常吃的人容易出現慢性健康損害。急性中毒可引起喉部麻癢、胃部燒灼感、頭暈、頭痛、瞳孔散大、耳鳴、嘔吐、腹瀉等症狀，重者血壓下降、抽搐、呼吸困難、心力衰竭，甚至死亡。

⌘ 白果和各種核仁

白果中含有白果酸、氧化白果酸、氧化白果亞酸、白果醇，它們中都含有一定量的有機氰化合物，多吃會使人氰化物中毒，引起口內苦澀、頭暈、頭痛、噁心、嘔吐、心慌、脈速、四肢無力，嚴重時出現呼吸微弱、昏迷、牙關緊閉、陣發性痙攣等。杏子、桃子、李子、梅子、枇杷等果核中也含有有機氰化合物，所以在吃上述水果或用它們做成的蜜餞時，不要吃裡面的核。不要生吃各種苦味果仁，也不能食用炒過的苦杏仁。若食用果仁，必須用清水充分浸泡，再敞鍋蒸煮，使氫氰酸揮發掉。

⌘ 柿子皮及有澀味的柿子

柿子在採摘後大多需經過脫澀處理，引起澀味的是鞣酸（又稱單寧），它在胃酸的作用下會形成大小不等的硬塊，如果這些硬塊不能透過幽門，就變成胃柿石，造成消化道阻塞，出現劇烈腹痛、嘔吐、甚至嘔血。由於柿子皮中含鞣酸特別多，因此柿子皮是不能吃的。

⌘ 久放的白糖

空氣中常有蟎蟲，而白糖是蟎蟲容易滋生的地方，如果吃這種未經燒煮的白糖，活的蟎蟲會引起腹痛、腹瀉、肛門燒灼感，若蟎蟲在腸黏膜上寄生可引起潰瘍。據研究，蟎蟲是引起老年人難治性哮喘、尿道感染、血尿的罪魁禍首。

⌘ 臭豆腐

豆製品的營養不容懷疑，但臭豆腐中的蛋白質經細菌的分解產物——揮發性鹽基氮和硫化氫是有害的，所以不要多吃。

⌘ 口香糖

偶爾吃點口香糖無可非議，但口香糖中加入了其他食品中都不允許加的石蠟。石蠟不是食品，所以應盡量少吃進去為好。咀嚼口香糖對提高大腦功能有一定好處，但反覆咀嚼口香糖會使唾液及其他消化液大量分泌，而人體並不需要那麼多的消化液，若是在空腹狀態，則可能損傷胃黏膜，如果是潰瘍病則會加重症狀。

⌘「太好看」的食品

喜歡「好看的」是人的本性之一。但是好看的食品不一定是好食品，例如大而通紅的葡萄可能是生澀的葡萄噴了催熟劑的產品；大如雞蛋的草莓、外表像「老虎腳爪」的番茄是用過膨鬆劑的；沒有蟲眼的蔬菜可能是用過大量農藥保護過的；發亮的粉絲或許是在原料中加過石蠟或吊白塊的；胖胖的水發魷魚、蹄筋是用工業用氫氧化鈉浸發的；紅紅的香腸是用下腳肉拌麵粉，再用色素混合而成的；鮮豔的糖果是合成色素的功勞……，所以你要有平常心，用「老眼光購買傳統食品」，不要吃過分漂亮的食物。

⌘ 畸形的食物

畸形的蛋（如蛋殼有突起，蛋白中有硬塊）常是受農藥、重金屬污染的結果；頭大、身瘦、尾尖或肝、腎腫大的魚含鉛、鉻等重金屬較高。

⌘ 速食麵

速食麵的原料主要是碳水化合物，市場上供應的速食麵大多是經過

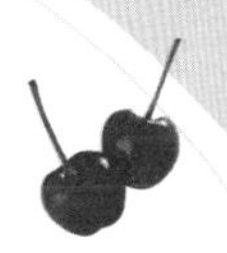

油炸的，雖然有良好的口感，感到噴香，但其缺乏優質蛋白質和許多種維生素及礦物質，且經過反覆炸製的油中含有多環芳烴，酸敗的油脂產生的醛、酮具有毒性，所以速食麵宜少吃為好。

⌘ 低溫長期保存的乳酪

李斯特菌特別容易在乳酪中繁殖，適合在低溫條件下繁殖的李斯特菌生長繁殖速度更快，並增加其致病力。有人做過的研究證實：在 4℃中取出的乳酪放在室溫下經過 7.4 小時後李斯特菌增加了 8 倍。所以經冷藏的奶類應趕緊喝完，否則容易引起李斯特菌食物中毒。因乳酪常是不加溫後吃的，所以必須更加注意衛生安全。

⌘ 散裝的蜂蜜

很多散裝的蜂蜜是被摻假的，且沒有經過檢驗的蜂蜜很可能是受肉毒梭菌和雷公藤鹼污染的。肉毒梭菌對人體危害很大，主要症狀為咀嚼無力、走路不穩、咽喉阻塞感、吞咽困難等運動神經麻痺症狀，甚至會致死。如果是含有雷公藤鹼（雷公藤植物的花粉釀成）可引起口乾、唇舌和四肢麻木、體溫升高、少尿、尿毒症等症狀。

⌘ 人造奶油

冰淇淋、起酥油等的主要成分是人造奶油，咖啡伴侶中的「植脂末」也是人造奶油，它是一類以天然植物油為原料，經過專門加氫技術製成，它有天然奶油的口感，用它製成的炸雞腿、炸薯條更香脆；因用人造奶油加工的食品不容易腐敗，所以能延長所加工食品的保質期而被廣泛使用。

它們的主要成分是反式脂肪酸，能升高人體血液中「壞膽固醇」的含量，降低「好膽固醇」濃度，增加血黏度，使人更容易形成血栓，促使動脈硬化和心腦血管疾病的發生和發展；可增加 2 型糖尿病發病危險；所以應少吃這類油脂和用它加工的食品。

最近美國發表了一份有關反式脂肪酸研究結果，他們把 42 隻非洲綠猴分兩組，吃兩種固定的營養全面的膳食，差別是一組吃含 8% 的順式單不飽和脂肪酸，另一組吃 8% 反式單不飽和脂肪酸，6 年後發現：吃反式脂肪酸的一組促進肥胖的「力度」是順式不飽和脂肪酸的 7 倍，是飽和脂肪酸的 3 ～ 4 倍。且腹部脂肪積累多，血糖上升，出現了胰島素抵抗症狀，各種生化分析資料證實，它們有患糖尿病的危險。

14. 老年人吃湯圓需知

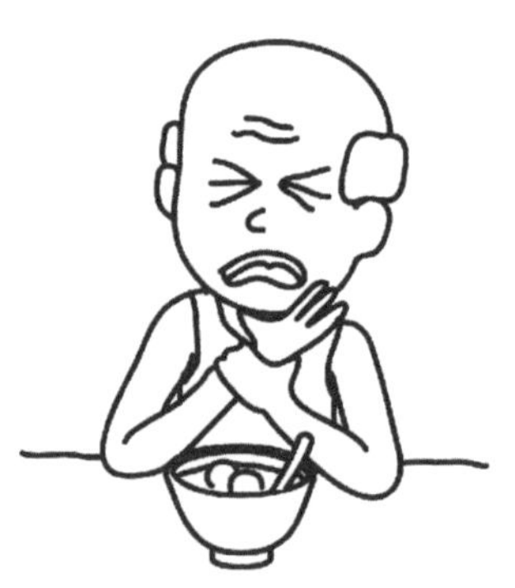

元宵又名湯圓，是中國人常吃的食品之一，正月十五元宵節是中國人吃元宵的傳統節日，各地有吃元宵的習俗。湯圓雖是常見食品，但不是每個人都適宜吃的，因為湯圓的主要原料是糯米，它有很大的黏性，不易於消化，且不論甜的還是鹹的餡子都含有較多的脂肪，會產生很高的能量，所以不論什麼年齡層的人都不宜多吃，特別是老年人，因老年人的消化酶和消化液的分泌減少，胃腸功能減弱，蠕動減慢，難以消化糯米做的湯圓。有的老年人吞咽反應變差，不小心可能會導致湯圓堵在咽喉部，出現呼吸困難，甚至窒息死亡。因此老年人宜少吃、慢吃或不吃為好。以下幾類人也要控制。

① 急性胃腸炎患者

患者的胃腸道正處於充血、水腫狀態，患者吃湯圓會加重胃腸道負擔，加重腹瀉，並使病情不易康復。

② 糖尿病患者及血糖偏高的人

大多數湯圓含糖量較高，患者若貪圖口福，會使血糖急劇升高，不

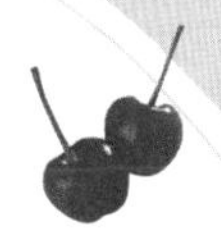

僅會加重病情，還可能誘發酸中毒，甚至昏迷。

③ 高血脂患者

湯圓都含有大量的油脂，多吃會導致血脂增高，血黏度增加。

④ 痛風病患者

高嘌呤、高油脂的食物會增加血液中尿酸的濃度，增加痛風病發作的可能。

⑤ 胃腸消化功能不良者及潰瘍病患者

湯圓是由糯米做成的，不易消化，吃後容易導致胃脹、胃痛、胃酸或腹瀉。對於潰瘍病患者，在糯米的刺激下會分泌更多胃酸，勢必加重對潰患部的刺激，不但加劇胃痛發作，還可能誘發胃出血、胃穿孔。

⑥ 發燒患者

發熱時，患者的胃腸道處於相對抑制狀態，吃不容易消化的湯圓會加重病情，不利於退燒。

⑦ 大病初癒者及中、大手術後不久的人

此類病患胃腸功能常尚不正常，而這時應該攝取更多的營養物質，食用不容易消化的湯圓不利於康復。

14. 你可能是不宜吃辣椒的老年人

辣椒是人們喜食的調味佳品之一，又是營養豐富的蔬菜之一。辣椒含有豐富的營養素，每 100 克中含維生素 C198 毫克，是常見蔬菜、水果中屬於較高的。其他還有維生素 B_2、胡蘿蔔素、鐵、鈣等。

不論是青辣椒或紅辣椒，都含有辣椒素，還能興奮舌頭上的味蕾，

因而有增加食欲的功能；刺激口腔黏膜及神經末梢促進唾液分泌，加強腸胃蠕動，有利於食物消化；辣椒素具有刺激性，能刺激消化道黏膜，尤其是能促進血液循環，使心跳加快。所以吃辣椒後，常使人感到發熱，特別是在寒冷季節，適量進食辣椒，不僅可抵禦風寒，還可預防傷風感冒、風濕病、腰腿痛等。辣椒素還具有防凍傷、脫髮和維生素 C 缺乏病（壞血病），夜盲症等功效，還能緩解胸腹疼痛，防止痢疾，殺滅腸道內寄生蟲。辣椒含有的維生素 C 有抗氧化的功效，能增強身體抵抗力，延緩衰老。

國外研究還指出，辣椒含有一種特殊物質，能加速新陳代謝，以達到燃燒體內脂肪的效果，從而起到減肥的作用；老鼠吃下富含辣椒的食物後，血液中的三酸甘油脂和低密度脂蛋白（俗稱壞的膽固醇）都明顯地減少了許多；這種物質還可以促進激素分泌，對皮膚有很好的美容保健作用。

由於辣椒有許多好處，所以不少生活上「不吃辣」的人也逐漸轉變成「常吃」，甚至到了非辣就吃不下飯的程度。但辣椒有好處也有壞處。中醫認為，辣椒屬於辛熱有毒，過食會使體內濕重，表現為皮膚痤瘡、血壓升高、痔瘡加重、鼻出血等。如果長期大量食用辣椒，則會引起胃部灼熱感、腹脹、腹痛、噁心、嘔吐、頭暈，甚至嘔血、尿血、鼻出血、血壓升高或下降。

動物實驗證實，辣椒對循環系統有一定影響，可引起短暫性血壓下降、心跳減慢及呼吸困難等。因此，不能過多食用辣椒。食用辣椒應適量，鮮辣椒每次 100 克、乾辣椒每次 10 克為宜。陰虛火旺、高血壓、肺結核、咽喉炎、食道炎、胃腸炎、胃潰瘍以及痔瘡等患者均應少吃或忌食辣椒。

有吃辣習慣的人，每月吃一、兩次麻辣火鍋，或平時菜中加幾滴辣油，用辣椒當作調味料亦無妨，但不應吃得太多。很多女性發現多吃辣椒容易上火，導致臉上出現「小痘痘」，所以為了漂亮，雖然愛吃辣椒，

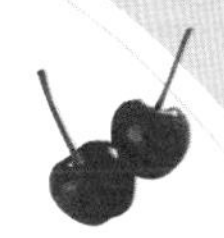

也應克制食欲，少則有益，多則有害。

不宜多吃辣椒的人

❶心腦血管患者　辣椒素會增加血液循環，使心跳加快、從而加重心血管的負擔，對於原有心腦血管疾病的人可能促使發作，甚至心力衰竭。而大多數老年人的心血管功能都不太「健康」，故而宜少吃或不吃。

❷胃潰瘍、慢性胃炎　在辣椒素的刺激下，胃腸黏膜充血、水腫、蠕動增加，不利於原有病變的恢復。

❸膽囊炎、膽石症、胰腺炎患者　在辣椒素的作用下膽囊收縮，膽道括約肌痙攣，使膽汁排出受阻，促使膽囊炎、膽石症、胰腺炎的發作。

❹痔瘡患者　辣椒素刺激痔靜脈擴張、充血，加重痔瘡出血、下垂等症狀。同時辣椒素會加重便祕，使痔瘡症狀更加重。

❺結膜炎患者　吃辣椒易上火，會加重結膜炎、紅眼睛的症狀。

❻其他　甲亢、腎臟疾病、皮炎患者等都可能因吃得太辣而加重病情，不利於健康的恢復。

現在不少飯店、火鍋店生意興隆，麻辣湯、麻辣火鍋、麻辣燒烤很受顧客的歡迎，不少以前沒有吃辣習慣的家庭也吃起辣椒，有的地方還有吃辣椒比賽，但希望大家做到「適可而止」，少吃有利於健康，多吃傷身體，尤其是老年人要控制好自己，當然有了「禁忌症」更不能吃。

15. 你或許不宜吃大豆及豆製品

大豆是一種營養豐富的價廉物美的食品，常吃豆製品的好處大家都知道，中國營養學會建議成人男性每天吃大豆及其製品 40 克，女性 30 克，吃這樣的量對正常人是適當的，但是不是所有的人都適合吃大豆和豆製品。

(1) 天然大豆也含有對人不利的物質

由於大豆含有胰蛋白酶抑制劑（即抗胰蛋白酶因子）、細胞凝血素等毒物，前者會抑制小腸中蛋白酶的活力，降低蛋白質消化、吸收和利用，在動物實驗中還發現其有抑制生長的作用，常吃會引起肝腫大；後者使紅血球凝固，並影響動物的生長；大豆中還有致甲狀腺腫大的物質。

大豆中的皂角素有很強的起泡性，在超過 80℃時就可引起豆漿的「假沸」，出現很多泡沫，使人以為已經煮開而誤食，結果是出現了主要表現為刺激胃腸道的噁心、嘔吐、腹脹、腹瀉等急性中毒症狀。由於包括廚師在內的許多人對「假沸」並不知情，這是造成學校學生、職工餐廳大範圍豆漿、豆奶食物中毒的原因。

豆類中的胰蛋白酶抑制劑、紅血球凝血素等所有的有毒物質，只要經過徹底燒煮都能被分解破壞，所以燒熟煮透以及吃經過加工的豆製品都是安全食用大豆的可靠方法。

(2) 這些人群應慎吃豆製品

① 動脈硬化者

豆製品含有豐富的甲硫胺酸（蛋胺酸），大量攝取豆製品後，其中的甲硫胺酸（蛋胺酸）在酶作用下會轉變成同型半胱胺酸，它會損傷動脈血管的內壁細胞，誘發動脈硬化，而大多數老人的動脈都有硬化，所以宜適量食用，每天最好不超過 30 克。

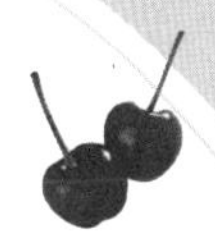

② 貧血者

過量攝取黃豆蛋白質可抑制食物中鐵的吸收，從而出現缺鐵性貧血，表現為不同程度的頭暈、倦怠、心悸等症狀。

③ 子宮肌瘤患者

因為子宮肌瘤是一種依賴於雌激素生長的腫瘤，並受雌激素刺激而生長，而大豆中的異黃酮有類雌激素作用，雖然作用不是太強，但還是以少吃或不吃為好。

④ 腎功能衰竭、尿毒症及糖尿病腎病患者

這些患者必須控制氮的攝取量，因為他們對蛋白質分解後所產生的含氮廢物不能全部排出，所以稍多即會加重病情；另一方面，為了維持這些患者獲得少量優質蛋白質，他們需在限量範圍內食用適量的含必需胺基酸較多的食品。而與動物性蛋白質相比，豆類含的非必需胺基酸較高，必需胺基酸少，所以宜選用動物蛋白為好。

⑤ 痛風病患者

因為豆類食品（乾豆、扁豆、豌豆等）含嘌呤較高，經代謝後會使血清中尿酸增高，容易引起痛風病的發作。

⑥ 潰瘍病及胃炎患者

豆類含的水蘇糖和棉子糖等低聚糖，雖然不能被人體消化酶分解而消化吸收，但可被腸道細菌發酵，產生一些氣體，引起噯氣、腸鳴、腹脹等症狀；整粒豆中的膳食纖維還會對胃黏膜造成機械性損傷，所以應避免吃炒黃豆，特別是患有胃炎、潰瘍病的人。吃經過加工的豆漿、豆腐等豆製品不但能消除不利因素，還可提高其中營養素的消化利用率。

大豆及其製品是一類含有豐富營養素和保健成分的價廉物美食品，且它不含膽固醇，所以是天然的「保健食品」。為了安全和健康，建議你適量食用。吃前一定要把它燒熟煮透，特別容易疏忽的是家庭煮豆

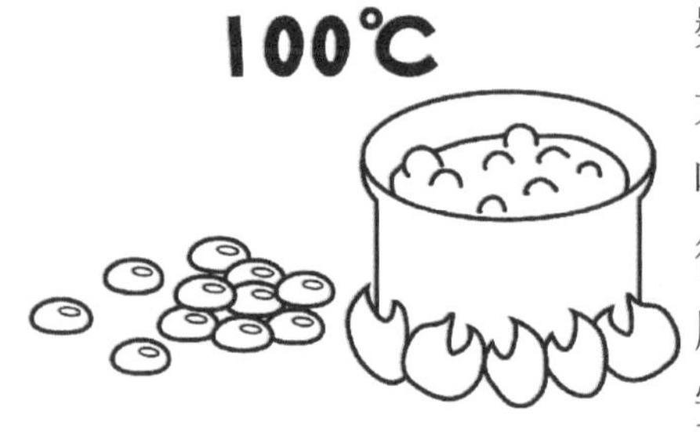

漿時須注意，豆漿在 80℃就會產生大量的泡沫，不要以為它已經煮熟就喝，否則必定會出現中毒症狀，只有待加熱到 100℃，泡沫全部消失，徹底破壞了其中的有害物質後再吃就平安無事了。一定要購買有品質保證的豆製品。對於是否真的屬於應禁食的族群範圍，最好徵求醫生的意見。老年人及患有某些疾病的人只能吃適量。

16. 空腹吃香蕉有什麼不好

香蕉是一種營養豐富的水果，每 100 克中含水分 75.8 克，蛋白質 1.4 克，脂肪 0.2 克，碳水化合物 22.2 克，膳食纖維 1.2 克，鉀 256 毫克，鎂 43 毫克，鈣 0.9 毫克，鐵 0.6 毫克，磷 9 毫克，鋅 0.18 毫克，硒 1.86 微克，維生素 B_1 0.02 毫克，維生素 B_2 0.04 毫克，尼克酸 0.7 毫克，維生素 C 8 毫克，胡蘿蔔素 60 微克等。還含有多巴胺等有益成分。香蕉中含有的胺基酸多達 14 種，因其有益成分豐富，所以有「百果之冠」的稱號。因香蕉有潤腸通便、健腦益智、清熱解毒、通血脈、降血壓等功效，因此除了作為水果食用外還有一定的保健和輔助治療某些疾病的作用。老年人每天吃一根香蕉是有益的。

由於香蕉含有較高的碳水化合物，所以有時也可以當作糧食食用，但是有的人在空腹情況下用香蕉充饑，結果會感到諸多不適。其原因是空腹時，胃中沒有可以消化的食物，香蕉中的鉀與鎂很快被吸收，致使血液中鉀與鎂濃度快速升高，若血鉀高於 5.5 毫摩爾 / 升，就可能會抑制心血管功能，出現肌肉麻痹，感覺麻木，乏力，嗜睡等症狀，又由於血中鈣與鎂的比例失調，也會導致生理功能失衡。且香蕉含有的某些成

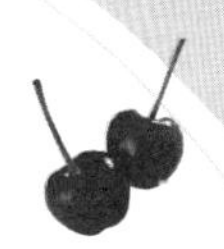

分會刺激空胃，加快腸胃蠕動，促進血液循環加快，增加心臟負擔，如果是老人或是原來的心臟功能不好，還有可能誘發心肌梗塞，所以不要空腹吃香蕉。

香蕉是各種食物中含鉀較高的一種，血中含鉀過低或過高都會導致嚴重的後果，正常人會透過小便來控制血中鉀的濃度。但是腎炎、尿少、腎功能不全者因不能很好地排出多餘的鉀，所以會引起高鉀血症，這類人不宜多吃香蕉。

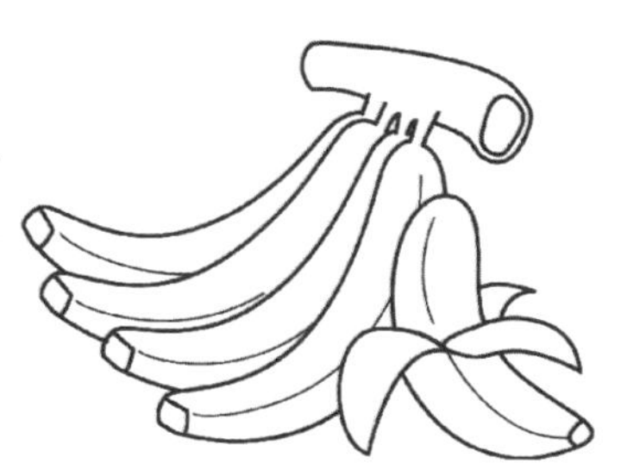

17. 吃柿子需知

成熟的柿子中含碳水化合物很多，每 100 克柿子中含 10.8 克，其中主要是蔗糖、葡萄糖及果糖，這也是吃柿子感到很甜的原因。柿子中的其他營養成分則不多，只含有少量的脂肪、蛋白質、鈣、磷、鐵和維生素 C 等。

另外，柿子富含果膠，它是一種水溶性的膳食纖維，有良好的潤腸通便的作用，對於改善便祕、保持腸道正常菌群生長等都有很好的作用。

中醫認為，柿子性寒，味甘、澀，有清熱去燥、潤肺化痰、軟堅、止渴生津、健脾、治痢、止血等功能，可以緩解大便乾結、痔瘡疼痛、出血、乾咳、喉痛、高血壓等症。所以，柿子是慢性支氣管炎、動脈硬化、高血壓、內外痔瘡患者的天然保健食品。

吃柿子雖然對人體有很多好處，但是空腹不宜吃柿子，這是因為柿子含有較多的鞣酸及果膠，在空腹情況下它們會在胃酸的作用下形成大小不等的硬塊，如果這些硬塊不能透過幽門到達小腸，就會滯留在胃中

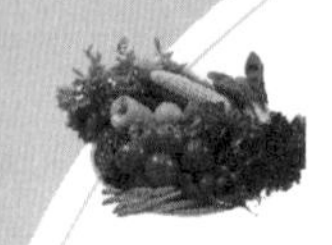

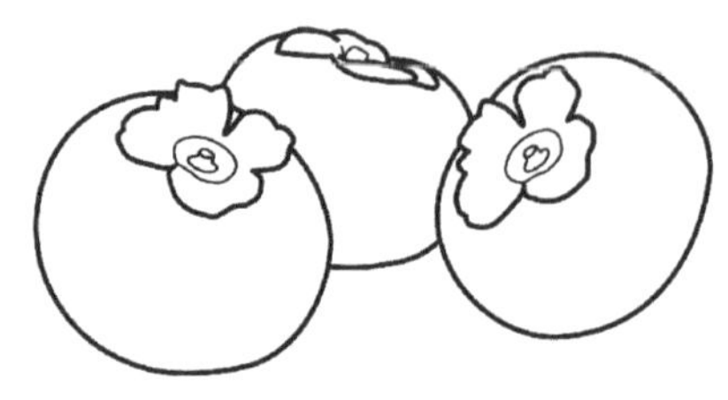

形成胃柿石，小的胃柿石最初如杏子核，但會愈積愈大。如果胃柿石無法自然被排出，那麼就會造成消化道梗阻，出現上腹部劇烈疼痛、嘔吐，甚至嘔血等症狀，曾在手術中發現大如拳頭的胃柿石。如果胃中有食物的話，就可避免胃柿石的形成。

除了空腹不吃柿子外，也不要與含高蛋白質的蟹、魚、蝦等食品一起吃，因為含高蛋白質的蟹、魚、蝦在柿子中的鞣酸作用下，很易凝固成塊，即胃柿石。中醫學也認為，螃蟹與柿子都屬寒性，故而不能同食。

另外需注意的是：柿子中的鞣酸能與食物中的鈣、鋅、鎂、鐵等礦物質形成不能被人體吸收的化合物，使這些營養素不能被利用，所以多吃柿子容易導致這些礦物質缺乏。特別是貧血者不要吃，因為柿子中的鞣酸會妨礙鐵的吸收，加重貧血。

又因為柿子中含糖較多，所以人們吃柿子比吃同樣數量的蘋果、生梨更有飽腹感，從而會影響食欲，並減少正餐的攝取。一般認為，不在空腹的情況下，每次吃柿子不要超過 200 克為宜。

柿子皮是不能吃的。不少人覺得吃柿子的同時咀嚼柿子皮比單吃柿子更有味道，其實這種吃法是不正確的。因為根據柿子在樹上成熟前能否自然脫澀分為澀柿和甜柿兩類，市面上的柿子大多數屬於澀柿，必須在採摘後先經人工脫澀後方可供食用，引起澀柿澀味的物質是鞣酸。而柿子中的鞣酸絕大多數集中在皮中，在柿子脫澀時，不可能將其中的鞣酸全部脫盡，如果連皮一起吃更容易形成胃柿石，尤其是脫澀技術不完善時，其皮中含的鞣酸更多。

糖尿病患者不要吃。因柿子中含 10.8% 的糖類，且大多是簡單的雙糖和單糖（蔗糖、果糖、葡萄糖即屬此類），因此吃後很易被吸收，使血糖升高。對於糖尿病患者而言，尤其是血糖控制不佳者更是有害的。

購買柿子時，需注意，現在市場上有一些看上去很誘人的紅柿子，

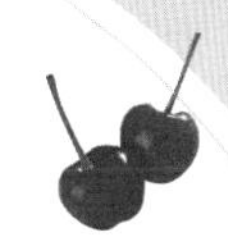

但吃起來一點也不甜，它們很可能是用激素催熟的。因從外表上很難區別，所以若買得比較多，建議你先買一個嚐嚐，再決定是否需買更多。

18. 吃這些食物前先要「打底」（不要空腹）

為了從中攝取所需的能量和營養素，我們每天要吃多種食物，同時美食也是一種享受，至少不應對人體造成不適及危害。由於每種食品有各自的特點，有的雖有很好的營養，但是需要與別的食品一起吃才能發揮更好的效果；有的食物對胃有一定的刺激作用，若有其他食物「打底」，就能興利避害；有的食物很容易被人體吸收，當其中某種成分快速被吸收到血液中會對人體產生不良影響，因此也應避免在空腹時吃。

⌘ 牛奶、豆漿

豆漿和牛奶富含蛋白質，空腹喝會較快透過胃進入腸道，由於沒能經過胃酸及胃蛋白酶的充分作用，所以其中的蛋白質不能被很好地吸收，浪費了寶貴的營養素。對於經過胃手術，特別是用胃與空腸直接吻合手術的人（正常人是胃中食物先經過十二指腸再到小腸），流質食物會直接進入小腸，會出現非常難過的頭暈、出冷汗、嘔吐等「傾倒綜合症」。有「乳糖不耐症」的人，因對牛奶中的乳糖不能消化，會出現腹脹、腹瀉等症狀。而且空腹飲用時，其中的大量蛋白質，只能轉化為熱能消耗掉，不能發揮應有的營養滋補作用，所以牛奶、豆漿最好與饅頭、麵包、餅乾等含澱粉類食品同食。

⌘ 糖

糖是一種極易消化吸收的碳水化合物，空腹吃糖太多會使血液中的血糖突然增高，若人體在短時間內不能分泌足夠的胰島素來維持血糖的正常標準，會致血液中的血糖驟然升高，對健康不利，尤其是糖代謝不正常的人症狀更明顯，甚至會昏迷。

⌘ 番薯

番薯中含有很多鞣酸和膠質，如果空腹吃，會刺激胃壁分泌很多胃酸，引起泛酸、燒心等不適感。

⌘ 黑棗

黑棗含有大量果膠和鞣酸，這些成分與胃酸結合，同樣會在空腹的胃內容易凝結成硬塊。

⌘ 冷凍食品

空腹時吃大量冷凍食品，特別是大口喝溫度太低的冰啤酒、冰果汁、冰水等，在胃中的低溫飲料，沒有其他食物幫它提升溫度就容易引起腸胃痙攣，出現攣縮性腹痛。低溫降低腸胃的功能，誘發胃炎和潰瘍等疾病，損傷內臟器官及免疫力；低溫還可導致頭痛、三叉神經痛、心悸、低血糖等。女性月經期間還會致月經紊亂。

⌘ 酒

空腹飲酒，特別是高度酒是引起胃炎和胃潰瘍等多種病變的重要原因。且因酒精被很快吸收至血液中，亦增加肝臟的負擔；空腹飲酒對大腦也會產生不良刺激，所以很容易發生酒醉。

⌘ 茶

空腹飲茶會稀釋胃液，降低消化功能，清晨大量喝濃茶還會引起「茶醉」，表現為頭暈、心慌、四肢無力、胃腸不適、腹中饑餓等。

⌘ 大蒜、辣椒、胡椒、生蔥

它們屬於有強烈刺激性的調味品及食品，它們在空腹狀況下，沒有其他食物作保護會對胃黏膜、腸黏膜造成強烈的直接刺激，導致胃黏膜損傷，腸胃痙攣，出現嘔吐、絞痛等症狀。

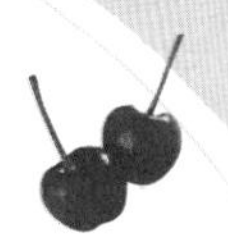

⌘ 山楂

含有有機酸、果酸、山楂酸、枸櫞酸等，若空腹食用會刺激胃酸快速分泌，對胃黏膜造成不良刺激，並導致腹脹、噯氣、泛酸，加重胃病。

⌘ 橘子

含有機酸，對胃黏膜有刺激作用，含大量胡蘿蔔素，空腹大量吃還可引起皮膚黃染。

⌘ 鳳梨

含蛋白分解酶，空腹食用會損傷胃黏膜，可能引起過敏性休克。

⌘ 優酪乳

因優酪乳中的有益菌最適酸鹼度 pH 值是 5.4，而空腹時胃中的 pH 值是 2 ～ 3， 這時吃優酪乳，有益菌很快會死亡，使優酪乳的保健作用減弱。而飯後兩小時飲用，或睡前喝，既有滋補保健、促進消化作用，又有排氣通便作用。

19. 常吃高蛋白食物不利健康

大家都非常關心自己的健康，尤其是生活條件越來越好後更是如此。在吃的方面，不少人堅信「傳統觀點」，認為多吃肉、魚、蝦、蛋、雞等含蛋白質高的食品只有好處，沒壞處。其實這種觀點是不全面的。

(1) 蛋白質對人體具有重要的生理作用

在人體的組成成分中，除了水以外，蛋白質佔體重的 70 ～ 80%。成人的體重中 20% 是蛋白質。在各器官中，肌肉、腦、心、毛髮、指甲、激素、血液、胃腸等組織含蛋白質比例更多。若蛋白質攝取不足就容易出現抵抗力下降、容易感染；水腫、貧血、傷口不易癒合、孩子生長發育不良，成人加速衰老。特別是人體的小腸黏膜，因1～2天需更新一次，所以當蛋白質供應不足時，腸黏膜及其分泌消化液的腺體首先受到影響，出現消化不良，慢性腹瀉等症狀。

人體組織的蛋白質是透過新陳代謝在不斷地進行更新的，每天參加代謝的蛋白質約300克，它們被分解成胺基酸，然後再合成新的蛋白質，並被重複循環利用。每天從糞便及毛髮、指甲、皮膚細胞脫落等約失去22克的蛋白質。所以必須從食物中補充足量的蛋白質，以保持人體的蛋白質平衡。

但是，蛋白質不是愈多愈好。包括蛋白質在內的所有營養物質被人體吸收利用後，都會被排出體外。蛋白質分解的最終產物含氮，它必須在肝臟裡轉變成尿素後才能透過小便排出體外。如果攝取量大大超過需要量，那麼過量的蛋白質會生成過多的氮，勢必加重肝臟和腎臟負擔。

若肝、腎功能欠佳，則尿素在體內被積蓄，不但降低了人體的抵抗力，又因產生過多能量在體內會被轉變成脂肪，使人發胖，並導致由肥胖引起的動脈硬化、高血壓及心腦血管疾病等。你也許不知道，過量攝取蛋白質還與許多疾病的發生、發展有關。

① 癌症

蛋白質，特別是動物蛋白質過剩容易致癌。吃過多的肉類和膽固醇的食物不僅容易患動脈硬化，也影響血液循環，使供給細胞的氧氣減少，因此增加了癌症的發生機會。

在某些癌症患者的食譜中也發現，當增加蛋白質時，癌腫長得更快，這是因為癌細胞代謝比正常細胞快，它需更多的原料——蛋白質，才能使癌細胞長勢超過其他細胞。

② 代謝性疾病

蛋白質常含較高的嘌呤，它在體內代謝後產生大量尿酸，尿酸鹽結

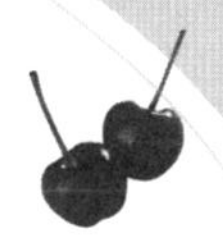

晶會沉積於關節腔內，引起急性炎性反應——充血、關節液增加，引起疼痛等痛風症狀。痛風患者都有這樣的體會：凡是吃多了雞、肉、魚、蝦等高蛋白質食品，就會引起痛風發作，若再飲酒，則因酒中的乙醇（酒精）代謝後產生的乙酸會阻止腎臟對尿酸的排出，所以發作得更厲害。

③ 肝病

肝病患者的肝臟功能會變差，若蛋白質攝取過多，會將其轉變成脂肪儲存起來，容易成為脂肪肝，加重了肝臟的負擔。由於患有肝病的人，常不能完全將蛋白質分解後產生的氮變成尿素，容易導致氮質血症，使人發生「氮中毒」，嚴重的可致肝昏迷。所以重症肝炎及肝硬化有肝昏迷趨勢的患者，一定要控制蛋白質攝取量，或禁食蛋白質。

④ 腎病

急性腎炎患者及腎功能不全的，因為排尿能力降低，所以不能全部排出尿素，若攝取太多的蛋白質，則會加重氮質血症，甚至出現尿毒症。

⑤ 其他疾病

許多臨床實踐證明：長期、過多攝取蛋白質的人，更易導致骨質疏鬆、動脈硬化、心血管疾病、腦損傷及精神異常。過量的蛋白質在代謝過程中還會產生過多的氧自由基，它也是致人未老先衰及加速衰老的原因之一。

（2）蛋白質的適宜攝取量

按照產生能量的比例計算，我們每天攝取的碳水化合物（主要是糧食）應佔能量的 55 ～ 65%，脂肪為 20 ～ 25%，蛋白質是 10 ～ 15%。

由於在加工食物時會損耗一部分蛋白質，加上人體對食物中蛋白質的利用率高低不一等原因，所以攝取量必須大於理論的損失量：根據營養學會的推薦，60 歲以上的女性每天攝取 65 克，男性 75 克，而學齡前兒童每天應攝取 35 ～ 55 克蛋白質；小學生應為 55 ～ 75 克，中學生以上的女性為 80 克，男性為 85 克。若是強體力勞動者，則每天應攝取 80～90 克。

動物性食物中含有較多的必需胺基酸——優質蛋白質，對處於生長期的孩子及運動員等特殊人群是必需的，可滿足生長發育的需要或讓肌肉長得更結實。但豬肉等動物性食物中常含有較多的脂肪，所以在過多攝取動物蛋白質的同時會攝取太多的脂肪，而過多的脂肪所產生的能量會使人發胖。老年人宜適量吃些牛奶、蛋類、魚類及穀物、蔬菜、水果等動植物蛋白質，對人體吸收和利用蛋白質有更好的作用。

20. 不要以為血脂越低越好

血脂是血漿中脂肪類物質的統稱，包括膽固醇、三酸甘油脂、磷脂等。它們在血液中與不同蛋白質結合在一起，均以脂蛋白形式存在。

膽固醇是一種「油」，它不溶於水，在血液中膽固醇必須與載脂蛋白（一種蛋白質）和磷脂結合後，才能在血液中自由流動。因此，總膽固醇就是血液中各種脂蛋白所含膽固醇的總和。其中根據其結構又分成低密度脂蛋白膽固醇（壞膽固醇）和高密度脂蛋白膽固醇（好膽固醇）。

高血脂是指血漿中總膽固醇、三酸甘油脂及低密度脂蛋白膽固醇過高。眾所周知，高血脂可引起動脈硬化、冠心病等疾病，但是血脂也不是越低越好。據研究，血漿膽固醇過低會使人容易衰老，易患癌症和抑鬱症，患帕金森病的機率也較高；血漿膽固醇過低者的血管壁彈力降低，脆性增加，人稍一激動，血壓易增高，腦內小血管容易破裂出血。膽固醇含量過低，往往會使皮質激素合成減少，從而導致應激能力降低，免疫力下降，使抗病能力減弱，或者導致荷爾蒙合成減少，影響正常性功能；血清膽固醇濃度過低還可導致自殺和攻擊行為的增加，死於其他疾病的可能性越大。

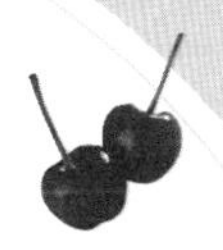

流行病學調查發現：歐美國家由於膳食中脂肪、蛋白質攝取量都很多，因此，高血脂、高膽固醇發生率高，冠心病發病率也高。美國的一項調查證實：在血膽固醇低的高血壓患者中，其腦出血發病率及死亡率均最高。據一項研究也顯示，腦出血患者血膽固醇明顯低於其他患者。這是因為低膽固醇血症使細胞脆性增加，導致血管壁脆弱，腦內小血管易破裂，從而容易發生腦出血。上述現象告訴我們，高血脂、高膽固醇血症造就了冠心病和心肌梗塞的高發生率，但許多中風發生的主要原因不是高血脂及高膽固醇血症，而與血膽固醇過低有關。

就飲食而言，絕大多數營養學家主張食物多樣，穀物為主，同時提倡經常吃適量魚、禽、蛋、瘦肉，少吃肥肉和葷油。一般認為，每人每天膳食膽固醇攝取量不超過 300 毫克是適當的。血液中的三酸甘油脂應該低於 150mg/dl；膽固醇應該保持在 108 ～ 200 mg/dl。膽固醇和甘油三酯都是人體必需的營養物質，既不能太多也不能太少。

21. 老年人應該避免貧血

據營養與健康狀況調查的資料證實，60 歲以上老年人貧血率愈來愈高。由於血紅蛋白是體內運輸和交換氧氣的必需工具，而鐵和蛋白質是製造血紅蛋白的主要原料，兩者缺乏，必然導致血紅蛋白的製造發生困難，不僅可引起貧血，而且對血液運載氧的能力也會有降低。

老年人貧血的主要原因除了生理功能自然衰退外，還與不當的飲食習慣密切有關，特別是長期素食更會導致貧血。成人每天應該攝取鐵 10 ～ 15 毫克，但是是否被吸收還決定於鐵的種類和性質：人體攝取的鐵以動物性鐵為好，不但含鐵高，且吸收率高，血紅素鐵存在於動物中，可在小腸中直接被吸收，吸收率為 11 ～ 25%，而非血紅素鐵主要存在於植物型食物中，吸收率小於 10%。長期吃素者因為素菜中沒有血紅素鐵，所以容易貧血。蔬菜中的佼佼者菠菜雖然含鐵多，但同時含有草酸，所以會阻礙鐵的吸收。茶葉、咖啡中的鞣酸會與鐵結合成不溶性的複合物，也會影響鐵的吸收。

(1) 貧血對老年人的健康損害

❶免疫力下降：貧血致使全身缺氧，各種功能下降，免疫力下降，對疾病的抵抗力減弱，容易感染各種疾病。

❷神經系統受損：頭暈、眼花、耳鳴、乏力、疲倦、心悸、氣促、記憶力下降、憂鬱等。

❸體力下降：稍稍活動就出現心慌氣短。

❹心血管系統：缺血導致心臟負擔增加。心臟擴大及以心律失常為特徵的貧血性心臟病，還可能發生心力衰竭。

❺消化道症狀：貧血致使消化酶分泌減少，出現厭食、消化不良、舌炎、舌痛、腹脹、腹瀉、嘔吐、便祕等。

❻泌尿道症狀：貧血也使腎臟缺血，腎功能下降，出現小便中含氮量增加，甚至出現蛋白尿。如果原來有腎臟疾病則會使病情加重。

(2) 如何防治老年人貧血

❶ 均衡膳食：老年人應該有高品質蛋白質及富含容易吸收鐵的食物，而植物性食物常缺乏優質蛋白質，且植物鐵常不易吸收，所以老年人不宜常吃素，而應吃適量的魚、瘦肉、禽類、蛋黃、肝臟和雞血、鴨血等動物血，它們不但含鐵高，還含有製造血紅蛋白不可缺少的維生素 B_{12}。貧血若不十分嚴重，只要調整飲食，均衡攝取上述含鐵食物就可以改變貧血的症狀，也可以常吃黑木耳、紫菜、黑豆、黑芝麻、芝麻醬、海帶等。多吃富含維生素 C 的新鮮水果和蔬菜，可以在腸道中將非血紅蛋白鐵轉變成血紅蛋白鐵，如果將含有血紅蛋白鐵與維生素 C 一起吃，可以使鐵的吸收率提高 2 ～ 3 倍。

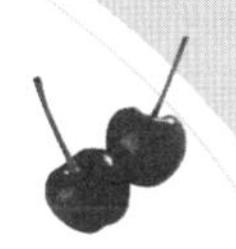

❷增加食物攝取量：貧血的老年人常伴有全身營養不良症，所以應增加總的食物攝取量，滿足造血原料所需的能量、蛋白質、鐵、葉酸、維生素 B_{12} 的供應。

❸用鐵鍋燒菜：讓鐵鍋中脫落的鐵分子分佈於菜餚中，使防治缺鐵性貧血效果更好。

❹食用含鐵營養素補充劑：如果老年人的胃口不好，或其他原因致使攝食不多，不能達到營養素攝取量要求時，應該吃含鐵、維生素 C 及 B 群維生素的營養補充劑。須知的是補鐵不能太多，過量會沉積於肝臟、心臟等臟器中，產生不良作用。

❺藥物治療：貧血是一類疾病，雖然大多數與營養有關，但並不一定全是由於缺乏營養素引起，所以，當透過膳食仍不能改善貧血的老年人應該到醫院去查明原因，採取積極的治療方法。

22. 吃蔬菜需講究安全，方法正確

現代的科學研究證實，常吃蔬菜不但可以為人體提供多種營養素，還具有潤腸通便、降血脂、抗衰老、預防糖尿病和腫瘤的作用，蔬菜中的成分還有利於乳酸菌等有益菌的生長，因此吃蔬菜已成為大多數人的好習慣，老年人的菜譜中更少不了蔬菜。但是要有正確的加工、烹調、配膳和吃法。

(1) 認真洗

雖然現在有所謂的「綠色食品」，但由於尚沒有簡便的方法來鑒別其是否真的不殘留農藥、化肥；而用人與動物糞便作為肥料的，如果沒有經過「無害化」處理還可能有致病的病毒、細菌和寄生蟲，所以還是要好好地對蔬菜進行浸泡和洗滌。馬鈴薯、茄子去皮以後或切成小塊後

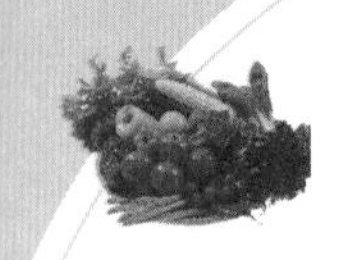

容易氧化變色、變質，營養素減少，故宜在初加工後應立即燒煮，也可暫時浸在清水中，那樣就不會變色了。

(2) 先洗後切

大多數蔬菜是需要切小後再加工、燒煮的。不少人是按照飯店和餐廳工作人員的方法先把蔬菜切小後放在水池浸洗，其結果是蔬菜中的許多水溶性維生素、礦物質和其他營養素從切口中流出，大大降低了營養價值。正確的方法是先把黃葉及不需要的殘葉摘掉，經沖洗後再浸泡半小時（最好是每 10 分鐘換一次水，共 3 次），然後沖淨，再將洗淨的蔬菜切成條、絲、片、塊。

(3) 盡量保留蔬菜汁

蔬菜汁中含豐富的營養素，應盡可能保留它，所以在做包子、餃子、餛飩餡子時，不要把蔬菜汁擠掉，否則會損失 70% 以上的維生素和礦物質。正確的方法是將蔬菜和香菇、香乾、肉類一起剁切、攪拌，使蔬菜汁混合至整個內餡中。

(4) 趁新鮮並吃完

大多數蔬菜中的維生素 C、葉酸是越新鮮，含量越多，而亞硝酸鹽是越不新鮮含量越多，亞硝酸鹽可使正常血紅蛋白變成高鐵血紅蛋白，從而失去攜帶氧氣的能力，容易使人缺氧。此外，亞硝酸鹽還可以與食品中的伯胺、仲胺結合成可以致癌的亞硝胺。所以蔬菜應盡可能趁新鮮加工，加工好了就吃，這時的吃口最好，且營養也易吸收，同時也可避免放久了變質。

(5) 蔬菜不是都可生吃的

現在很多人主張「返璞歸真」，提倡「吃天然」，但這是有前提的。只有個別品種及用科學方法種植出來的蔬菜才是可以生吃的，它們必須

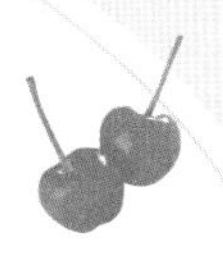

是無毒無害，且在種植、加工、儲存、運輸中是未受污染的。所以生吃的蔬菜應該是專門生產、加工、包裝的。現在大多數蔬菜都是噴灑農藥的，且常不止一種，因此或多或少含有農藥，特別是外層葉子含量更多。有的「有機蔬菜」用了含有寄生蟲卵和致病微生物的糞便作肥料，生吃很不安全。而如刀豆、扁豆本身含有毒素，必須經過加熱，破壞其中毒素後再吃才是安全的。

（6）有的新鮮蔬菜吃不得

新鮮的木耳和金針菜都含有毒素，只有去除毒素後才能吃，否則會中毒。例如新鮮金針菜含有秋水仙鹼，吃進體內後會變為類秋水仙鹼，只要一次攝取 0.1 ～ 0.2 毫克（相當於吃 50 ～ 100 克新鮮金針菜）就會中毒，攝取 20 毫克秋水仙鹼還可以致命。而經過加工的木耳、金針菜的「乾貨」，再經水發後吃最安全。對不認識及來路不明的蘑菇不能吃，每年有許多人因吃毒蘑菇導致中毒、死亡的教訓不能忽視。

（7）用焯燒的方法加工蔬菜好處多

很多蔬菜是含有草酸的，特別是菠菜、冬筍、毛筍、空心菜中含量更多，草酸很容易與食品中的鈣結合成為不溶性的草酸鈣，使人體白白浪費了寶貴的鈣資源。如果放在開水中焯 1 ～ 2 分鐘（不要切碎），讓草酸溶於水中後再取出加工就可避免鈣的流失；蔬菜經過短時間焯燒仍能保留大多數營養素，且能保持綠色蔬菜的天然色，使蔬菜既好看，又有營養。若用燒煮方法加工蔬菜，則應急火快炒，以盡量減少營養素的損失。青菜燒 10 分鐘，其中的維生素 C 只剩下 40% 了。反覆加熱蔬菜，葉酸的損失率可達 50 ～ 60%。

（8）蔬菜與葷菜都要吃

蔬菜中含有豐富的維生素 C、礦物質、纖維素等，但缺乏優質蛋白質和脂溶性維生素 A、D 及維生素 B_{12} 等，所以常吃素的人很容易得營養缺乏症。因此吃蔬菜的同時應該吃魚、蛋、肉類、乳製品等，尤其是老年人及處於疾病康復期的人。

(9) 用油要適量

有的人怕吃葷油，以為素油多吃無妨，所以在炒菜時加很多油，其實這種做法是錯誤的。動物油和植物油的主要區別是前者含的飽和脂肪酸較後者多而已。不管是動物油還是植物油，每克都產生 9 千卡的熱量，多吃都會使人攝取能量過多，同樣會引起肥胖，誘發高血脂、糖尿病、心血管疾病等。所以也應控制素油的攝取量，每天食用油不要超過 30 克，最好控制在 25 克之內。

(10) 有的果皮不能吃

大多數果蔬皮含的礦物質、維生素和膳食纖維比果肉多，所以很多營養學家提倡連皮一起吃，但是現在的果蔬基本上都是噴灑農藥或有些注入荷爾蒙，有的賣家還對賣相不好的水果用洗衣粉、洗滌劑浸泡，使用光亮劑，致其光彩奪目，但增加了有害物。

所以在加工時以去皮為好。荸薺皮會積聚生長的水田和河泥環境中寄生的某些生物排泄物與有毒物質，皮中常含薑片蟲；山芋皮中常受黑斑病毒的感染，致使皮呈褐色或有黑褐色斑點及斑塊，並產生有毒的番薯酮、番薯酮醇，它們會損害人的肝臟，嚴重的會出現頭痛、高燒、氣喘、抽搐和昏迷，有的人曾因吃得太多，治療又晚而不治死亡的。

23. 吃大豆與豆製品的正確方法

大豆又名黃豆，以大豆為原料可製成多種豆製品，且食用方法多樣，營養也很豐富，不論在貧窮或富裕的家庭都是不可缺少的價廉物美

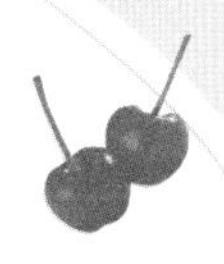

的天然食品，也是老年人的優質食品來源之一。

雖然大豆含有很好的營養，但由於其內部結構緊密，很難消化和吸收，而用不同加工方法製成的豆製品的消化率是不同的：炒大豆，其中蛋白質消化率不足 50%，如果燒煮成煮黃豆可提高到 65%，做成豆漿上升至 85%，加工成豆腐或豆腐乾等豆製品的消化率可達 92 ～ 96%。

大豆所含脂肪中 85% 是不飽和脂肪酸，且以亞油酸（它是人體的必需脂肪酸）最多；大豆不含膽固醇，所以是許多膽固醇偏高者的良好脂肪來源；還有 1.64% 的磷脂，大豆磷脂是卵磷脂、腦磷脂、肌醇磷脂等的複合混合物，有改善記憶力、降低膽固醇、調節血脂、延緩衰老、維持細胞膜結構和功能完整性的作用；還含有具強抗氧化能力的脂溶性維生素 E。

大豆中蛋白質中的胺基酸組成接近人體需要，且富含白米、麵粉等糧食中缺乏的必需胺基酸——賴胺酸，所以常吃大豆或豆製品可以提高膳食中蛋白質的質和量，也可增加維生素、礦物質的來源。

大豆中的異黃酮有類雌激素作用，而基本沒有雌激素的副作用，是改善婦女更年期症狀的最安全、有效的天然「藥物」。

（1）不同技術製成的豆製品

以大豆為原料製成的各種豆製品，不但增加了安全性，也便於做成多種菜餚，口味更佳，也使蛋白質等營養素消化吸收率大大提高。常見豆製品的加工技術特點如下。

❶**豆漿：**大豆經篩選、洗滌、浸泡、磨碎、燒煮加熱而成。

❷**豆腐：**是豆漿加凝固劑（如石膏、葡萄糖酸 - δ - 內酯等）壓型後的產品，根據其含水量不同可分為豆腐花、嫩豆腐、老豆腐。

❸**豆腐乾、百頁：**將豆腐脫水後即是（若加調料則是香乾）。

❹**炸豆腐、素火腿、素雞：**豆腐脫水後經油炸成。

❺**豆腐皮：**將豆漿加熱濃縮，對上層揭皮冷卻即成。

❻**黃豆芽：**黃豆芽是黃豆吸收水分後發芽的產物。

❼**豆腐乳、豆豉、臭豆腐乾：**它們是一類經過發酵的豆製品。豆腐乳是用豆腐晾曬、培菌、發酵、醃製、裝罈、再發酵而成；豆豉是用黑豆等經清洗、蒸煮、製麴、成麴、洗黴、再發酵、冷卻、曬乾即成；臭豆腐乾的生產在各地採用的方法不同：是將豆腐胚浸入用芥菜梗、筍頭、莧菜、薑、甘草、調料等發酵的滷汁缸（好的滷汁需經過 1 年半發酵）中而成；有的地區是將豆腐胚浸在隔年的鹹菜滷中；或是把豆腐胚放在缸裡發酵而成（這種生產方法如有污染，食用後可能發生「肉毒中毒」）。每 100 克豆製品的主要營養成分見表 4。

表 4：每 100 克常見豆腐製品的主要營成分

	黃豆	豆漿	老豆腐	嫩豆腐	豆腐乾	豆腐皮	百頁	臭豆腐乾
蛋白質（克）	35	1.8	12.2	6.2	16.2	44.6	24.5	10.2
脂肪（克）	16	0.7	4.8	2.5	3.6	17.4	16.0	4.6
碳水化合物（克）	34.2	1.1	2.0	2.6	11.5	18.8	5.5	4.5
維生素 B_1（毫克）	0.42	0.02	0.05	0.02	0306	0.31	0.04	0.02
維生素 B_2（毫克）	0.20	0.02	0.03	0.04	0.03	0.11	0.05	0.11
鈣（毫克）	191	10.0	138	116	3.8	116	313	720
磷（毫克）	465	30	158	90	273	318	309	166
鉀（毫克）	1503	48	106	154	140	536	94	136
鎂（毫克）	8.2	0.5	2.5	1.5	4.9	13.9	6.4	4.2

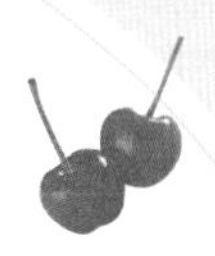

（2）吃豆製品的幾點提醒

❶盡量吃經過加工的豆漿和豆製品：因為經過水浸和加熱能除去大豆中固有的有害物，減少豆腥味（豆腥味中含有 40 多種成分），並有利於其中營養素的吸收。黃豆芽除了含有黃豆中原有的營養素外，還可增加原料中沒有的維生素 C。

❷有消化道疾病的人應少吃炒黃豆、油黃豆：大豆中的碳水化合物中有 13 ～ 15% 的成分是人體不能消化吸收的水蘇糖和棉子糖和大豆細胞壁，它們在腸道細菌的作用下會發酵，產生二氧化碳和氨，使人感到脹氣難受，所以老人及腹部手術、患有潰瘍病和消化不良的人應不吃或少吃。

❸吃豆製品不會影響礦物質吸收：豆製品富含礦物質，但有人以為，大豆中的植酸會與食物中的鋅、鐵、鈣等螯合，影響礦物質的吸收利用。實際上由於大豆中含的植酸只有 0.2%，所以是不會出現影響礦物質吸收的後果。

❹謹防劣質豆製品的危害：由於生產豆製品的技術並不複雜，要求的生產工具、設備也極簡單，所以很容易製造偽劣產品。例如在豬棚、垃圾堆邊生產的豆製品經常被有關職能部門查獲，但又屢禁不止；用髒水或將骨科病人廢棄的石膏生產豆製品也不少見；用發黴變質的黃豆加工成各種豆製品，其含有大量黃麴黴菌及其毒素，黃麴毒素是世界上目前發現的最強化學致癌物之一，它主要引起肝癌，還可以誘發腎癌、直腸癌、骨癌、乳癌、卵巢癌等。

❺不吃無根豆芽：豆芽正常的培育期是 10 ～ 15 天，而使用尿素或氨水、赤黴素後能將培育期縮短到 3 ～ 7 天，而且豆芽長得更白、更嫩、更粗壯。有的豆芽作坊為了使豆芽鮮嫩白亮、賣相好，還漂白豆芽。鑒別的方法一是看豆芽莖，用有害物質浸泡過的豆芽莖粗壯，色澤奇白，而自然培育的豆芽身挺直稍細，芽腳不軟、脆嫩，有光澤。折斷豆芽莖後，有水分冒出的是催生出來的豆芽，無水分冒出的才是自然培育

的豆芽。二是看豆芽根，用有害物質浸泡過的豆芽根短、少根或無根，而自然培育的豆芽根鬚發育良好，無爛根現象。

❻少吃臭豆腐：臭豆腐本身所以會「聞聞臭，吃吃香」，是由於豆腐在發酵過程中分解蛋白質後產生許多胺基酸，增加了鮮味，而臭味是因為其含有很多硫化氫、硫醇、氨等臭味物質，它們對人體是有毒的，而且在發酵過程中還會產生很多對人體有害的揮發性鹽基氮，所以整體講臭豆腐不是好食品。在各種豆製品中，最容易「上當受騙」的就是劣質臭豆腐乾，據已經查實的有多種：將工業用綠礬、硫化鈉生產的臭豆腐又黑又臭，若再加碳酸氫鈉，浸泡出的臭豆腐不但更臭，而且可以讓很薄的豆腐胚變得很厚；有的人用水溝裡挖出的污泥、污水浸豆腐胚製造臭豆腐；執法者曾發現，不法分子為了使上市的臭豆腐更臭，還把「成品」放在不加蓋的馬桶邊或糞缸邊過夜，以便能吸收更多的氨味。

❼不要吃路邊的炸臭豆腐：這些臭豆腐的原料來歷不明，且路邊供應的煎臭豆腐用的油幾乎是從不更換的，由於反覆煎炸，油中含有很高的致癌物質和反式脂肪酸，而臭豆腐本身的味道會掩蓋劣質油炸出的臭豆腐的很多缺陷。

24. 雞蛋與鵪鶉蛋的營養價值大同小異

蛋是一類含優質蛋白質、價廉物美的大眾化食品，它含有人體需要的 9 種必需胺基酸，人對雞蛋中蛋白質的利用率接近 100%。雞蛋還含有較豐富的維生素 B_2、葉酸、膽鹼、維生素 B_{12}、維生素 A 和鐵、鋅、硒及葉黃素、玉米黃素等。蛋類還是少數含有維生素 K 和維生素 D 的天然食品之一。

而且，蛋類又是一種產能不多的食品，每 100 克雞蛋只產生 144 千卡能量（同樣量的巧克力產能 586 千卡；豬蹄 336 千卡）。所以蛋類是

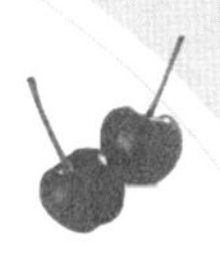

一種營養價值高而產熱不多，其「功能性作用」遠遠大於能量作用的食品。對於逐漸走向衰老的中老年人以及需要控制體重的人們都是理想的優質營養滋補食品。據一份調查顯示，不吃蛋類的人群，他們缺乏某些營養素的比例較常吃蛋的人為高：吃蛋的和不吃蛋的相比，維生素 B_{12} 攝取不足的人數比例分別為 10% 和 20%，缺乏維生素 A 為 16% 和 21%；缺乏維生素 E 為 14% 及 22%。

有人以為鵪鶉蛋比雞蛋更有營養，所以只吃鵪鶉蛋不吃雞蛋。那麼鵪鶉蛋的營養是不是真的比雞蛋好呢？是不是所有的人都應該吃鵪鶉蛋呢？

經過研究發現，雞蛋與鵪鶉蛋所含的蛋白質、脂肪、碳水化合物和礦物質等營養素含量基本相同，都是典型的高蛋白質、低脂肪食物。略有差異的其他營養素含量是：雞蛋中維生素 A 含量是鵪鶉蛋的 4 倍；雞蛋所含的甲硫胺酸（蛋胺酸）、苯丙胺酸、異亮胺酸、亮胺酸、蘇胺酸等比鵪鶉蛋高；而雞蛋中 B 群維生素少於鵪鶉蛋，特別是鵪鶉蛋含的維生素 B_2 是雞蛋的 2 倍；鵪鶉蛋中的膽固醇多於雞蛋，含的磷脂、鈣、鐵也高於雞蛋；鵪鶉蛋所含的賴胺酸比雞蛋高。由於鵪鶉蛋中蛋白質分子較小，所以比雞蛋更易被吸收利用（吸收率都接近 100%）。

鵪鶉蛋中含較多的卵磷脂和腦磷脂，是高級神經活動不可缺少的營養物質，具有健腦的作用，因其含磷脂高於雞蛋，所以對少年兒童更適宜，而老年人不宜多吃鵪鶉蛋，因為其含膽固醇高（但是偶吃無妨），而一般老年人每天吃 1 個雞蛋是適宜的。

鵪鶉蛋和雞蛋都不能生吃，因為都含抗生物素，影響蛋白質的吸收。在不同的加工方法中，以蒸煮後吃為最好，其消化率和吸收率幾乎都可達到 100%。

由於鵪鶉蛋的價格是雞蛋的 2 ～ 3 倍，所以一般而言，吃雞蛋比吃鵪鶉蛋經濟。

25. 食品添加劑，有益還是有害

食品中發現三聚氰胺、蘇丹紅、甲醛後大家都把其禍根歸罪於食品添加劑，這是不正確的，因為我們吃的眾多食品中都離不開添加劑，而出問題的是不合法使用食品添加劑。

（1）為什麼要使用食品添加劑

從東周起就開始用鹽滷製造豆腐，該技術漂洋過海名揚全球，其中的鹽滷就是添加劑，只要控制加入量肯定是安全的，對此從來沒有任何懷疑過。食品中使用食品添加劑的原因歸納起來有下列四個方面：

❶滿足食品加工技術的需要：例如生產果凍、霜淇淋需加入增稠劑；做豆腐需加凝固劑；加磷酸鹽使肉製品口感更嫩；麵包鬆軟必定要加膨鬆劑。

❷為了使食品的感官性狀更好：例如肴肉、火腿帶有紅色需加亞硝酸鹽；使用色素能使拉花蛋糕更誘人，增加喜慶氣氛；糕點加人工甜味劑使不宜吃糖的人可吃到甜食；香精使霜淇淋更誘人等。中國菜餚那麼豐富，如果離開鹽、糖、醋、雞精、味精等調味品（實質上也屬添加劑）就無能為力了。

❸控制食品中微生物的繁殖，防止食品腐敗變質：例如為防止久存的醬菜、果醬、果汁、醬油等變質，常需加入防腐劑，所以可以有半年，甚至超過24個月的保存期。如果不用防腐劑，它們在冰箱中也只能保存幾天。

❹為防止食品在保存過程中變色、變味、變質：例如油脂及食品中的脂肪很容易酸敗變「耗」，產生毒素和令人不愉快的味道和氣味（臭油味），而加入抗氧化劑可延緩這個過程。

從上面幾點用途可知，如果沒有食品添加劑，我們就不可能在商場裡見到那麼多琳琅滿目的食品，吃不到那麼多美味可口的食品，市場裡

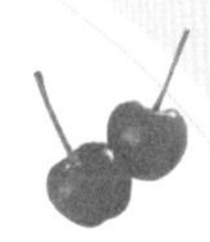

的食品不可能有那麼長的保存期……

(2) 食品添加劑的使用規定

根據法律解釋，食品添加劑是指在食品生產、加工及保藏過程中有意識地加入到食品中的少量化學合成物質或天然物質。允許使用的食品添加劑必須是經過嚴格的安全毒理學試驗證實，在一定使用限量內長期使用對人體安全無害，並有嚴格的衛生標準和品質標準，最後還需經衛生部門批准、公佈，才可按規定的用量，並在規定的食品中使用。同時，使用食品添加劑時不應掩蓋食品本身的缺陷（例如不可將黴變的糧食「化妝」成新米）或以摻假、摻雜、偽造為目的（例如人造雞蛋），不應降低食品中的營養價值。

(3) 使用食品添加劑的前提是安全

食品添加劑有天然和化學合成兩大類。其中利用動物、植物或微生物的代謝產物為原料，經提取後獲得的是天然食品添加劑；而用化學的方法將某幾種元素或某幾種化合物透過一定的化學反應而制得的是化學合成食品添加劑。

現今我國允許使用的食品添加劑其中絕大多數是用人工合成的方法製的。它們都是經過嚴格的安全性實驗，並按規定程式檢驗才被允許使用的。這裡舉一個食品中允許加防腐劑審查的例子：果汁飲料很易變質，在每公斤的果汁飲料中可加不超過 0.5 克化學防腐劑山梨酸。那麼山梨酸的毒性有多大呢？經過對大白鼠實驗結果證實（毒性實驗一般不能在人體上完成），致畸、致癌、致突變試驗陰性，可使實驗動物中一半大鼠死亡的山梨酸的劑量是每公斤體重吃 7.3 克，如果折算到 50 公斤體重的人，要達到中毒致死劑量是 365 克山梨酸，相當於這人吃了 2,090 瓶 350CC 加了山梨酸的果汁飲料，實際上沒有人會一下子吃那麼多果汁的。而且加稍多山梨酸後，飲料的口感就會變壞，又會使食用者的咽喉部感到不適，再結合其他慢性影響等方面綜合考慮，最後才定下來既有良好防腐作用，又不影響口味及不對人體健康產生危害的加入劑量。

同樣道理，對食用合成色素、甜味劑等各種食品添加劑都需做類似的實驗，在按規定劑量及使用物件的前提下，用目前的科學技術和認識水準等方面來分析都是安全的。至於天然食品添加劑，雖然本身絕大多數是安全的，但在提取天然食品添加劑過程中也常需使用一些化學試劑，成品中可能會有化學物殘留，且天然植物也可能曾使用過農藥，並有殘留，個別天然食品添加劑的毒性並不亞於合成食品添加劑，例如從豆科種子中提取的天然香料香豆素對肝臟有明顯的毒性，故而未批准使用，所以天然食品添加劑也不是絕對安全的。現在可以從天然植物中提取的香料有近 2,000 種，而經過鑒定屬安全範圍而允許作為食品添加劑使用的卻只有屈指可數的幾種。

天然色素還有一個明顯的缺點：每批原料含的天然色素深淺不一，天然色素不但穩定性差，著色力低，需用比人工合成色素大幾十至幾百倍的量才能達到理想的著色效果。而且，即使加的量很大，仍很容易褪色。由於其有那麼多的缺點，所以要想達到人工合成色素相同的效果必須增加更多的成本，這就限制了它的實用價值。

現代食品生產已離不開食品添加劑。只要是按規定做過安全性實驗，並經過專門部門批准，且是按規定使用的，不論是天然的，還是人工合成的食品添加劑，有理由認為都是安全的，而超劑量、超範圍使用都可能是有害的。當然，未經批准的任何所謂「食品添加劑」，都是絕對禁止使用的。

作為消費者，要提高維護自身權益和健康的意識，不要只對會引起泌尿道結石的三聚氰胺奶粉等嚴重危害性的食品才引起重視或恐慌，而對於「無證食品」、「馬路食品」等存在潛在危害的則照吃不誤。在挑選食品時，要到信得過的商店購買正規廠生產的食品；不要過分追求外表和口味，尤其是對待「傳統食品」應該用「老眼光」來認識它：過分

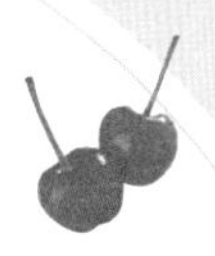

白亮、過分亮麗、口感過分好的腐皮、麵條、粉絲等食品很可能是被某些非食品添加劑加工過的；不要購買來源不明的食品。購買食品時應索取統一發票，以便萬一需要時用作維護自身權益的依據。

大多數老年人比較節儉，常會選擇一些比較便宜的食物，但是需知道，在大多數的情況下是「便宜沒好貨」，而且老年人最容易接受一些「騙子」的花言巧語而上當受騙，故而在購買食品時應睜大眼睛，不但要看價格、外表，更要看食品的內容和標籤，選擇大廠、名廠近期生產的新鮮食品，也不要因「特價」而一次買得太多。

26. 食物相剋，大多數不可信

不少老年人非常關注什麼食品與哪種食物相剋，所以在吃多種食品時「顧慮重重」。

食物相剋來源於百姓的生活經驗及食療健身的總結，也見《本草綱目》、《食療本草》等醫學古書，但是由於當時認知的局限性，從現代營養科學的觀點分析，許多觀點並不科學，因此不要把流傳的某些缺陷看作是禁忌，不要把某些不正確的觀點讓民眾連燒飯煮菜也戰戰兢兢。因為人體需要多種營養素，必須從多種食物中才能獲得，吃得雜一些是大有好處的，只有這樣才能做到平衡膳食，即使不同食物中有些搭配存在缺陷也不會產生嚴重後果。舉幾個流傳較廣的實例如下。

⌘ 馬鈴薯燒牛肉

相剋的理由是馬鈴薯容易消化，牛肉則難以消化，同吃會延長食物在胃中停留時間，導致胃腸功能紊亂。實際上人體對不同食物的消化速度的確有快有慢，但是這並不影響人體的消化吸收功能。雖然牛肉富含蛋白質，肉質緊密，難以消化，但是不會因馬鈴薯而不消化，仍會慢慢

消化。馬鈴薯富含澱粉、維生素和膳食纖維，與牛肉同吃可以達到營養互補，不會影響健康

⌘ 南瓜和羊肉

相剋理由是羊肉大熱補虛，南瓜補中益氣，兩者同食難以消化，產生胸悶、腹脹及消化不良的症狀。其實羊肉富含蛋白質、B 群維生素、礦物質，而南瓜含有較多的胡蘿蔔素、碳水化合物，兩者同吃可以達到營養互補的作用，常吃能提高人體免疫力，對防治高血壓、肝臟疾病有好處。南瓜和羊肉同煮還有消除羊肉膻味的作用。

⌘ 栗子和牛肉

相剋理由是混吃可以引起嘔吐。其實栗子富含蛋白質、微量元素、多種維生素、膳食纖維，含脂肪很少。中醫認為栗子有健胃、益氣、補腎、強心的功能，牛肉具有溫補不上火、強筋壯骨的作用，栗子和牛肉一起燒煮，不但對正常人還是胃腸功能虛弱的人都非常合適。但是多吃栗子會引起腹脹，牛肉吃得過多難以消化，所以不要吃得太多，這與搭配禁忌是兩回事。

⌘ 菠菜和豆腐

相剋的理由是菠菜中的草酸與豆腐中鈣、鎂形成不能被人體吸收的草酸鈣、草酸鎂，容易引起結石。其實只要將菠菜先在沸水中焯一下，就可去除 80% 以上的草酸，再與豆腐一起搭配燒煮就沒有這個後顧之憂了。根據最新的研究證實，如果吃菠菜前不去除其中的草酸反而很容易引起結石，因為草酸與富含鈣的豆製品一起燒，形成的草酸鈣能從腸道中排出，從而避免了因草酸被吸收到血液後與血液中的鈣結合成草酸鈣，且必須從腎臟排出，容易引起泌尿道結石。由於菠菜中還有較多的鉀、鎂等礦物質，它們的攝取可以減少鈣的排出，菠菜中的維生素 K 是人體生成骨鈣素的必需成分，在補充鈣的同時攝取維生素 K 能提高

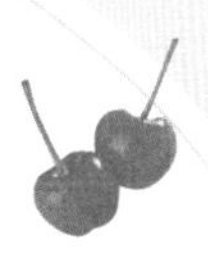

鈣的利用率，從而有利於補鈣，所以菠菜燒豆腐是種科學的加工方法。

⌘ 白蘿蔔和紅蘿蔔

相剋理由是白蘿蔔含有維生素C，紅蘿蔔含有能破壞維生素C的酶。其實黃瓜、紅蘿蔔等很多天然植物中都含有能破壞維生素C的酶，但在烹調加熱過程中都會被分解，並不影響白蘿蔔中維生素C的吸收。

⌘ 蔥和蒜

相剋理由是它們都會刺激腸道，引起腹瀉、腹痛。其實只有同時生吃，且數量較多時，才的確會對腸胃虛弱的人產生刺激作用，而在燒熟後，其中具刺激作用的硫化物會分解成甜味物質，就不再有刺激作用。

⌘ 大豆和豬蹄

相剋理由是大豆中的植酸含某種纖維成分，與豬蹄中的礦物質生成複合物，會影響礦物質的吸收利用。其實大豆與蔬菜、水果、粗糧、番薯等許多植物都含有植酸，按上述理論，似乎大豆都不可以與富含礦物質的魚類、禽類、瘦肉一起燒煮。實際上，大豆和豬蹄一起搭配能提高兩者的營養價值，且提高女性的賀爾蒙含量，有促進乳汁分泌的作用。

⌘ 芝麻和雞肉

不能同吃的理由據說是大量食用會致死。其實芝麻和雞肉都是人們喜歡的食物，雞肉富含優質蛋白質，芝麻富含不飽和脂肪酸、維生素E及鈣，兩者不可能產生劇毒的東西，沒有科學依據說明兩者同吃會出現嚴重後果。民間就有芝麻里脊雞、雞肉芝麻條、芝麻怪味雞等名菜，產婦還有吃麻油雞作為產婦調理的營養品。當然，任何食物「大量食用」都是有害的，這不能成為不可同吃芝麻和雞肉的理由。

⌘ 人參和蘿蔔

人參不可與蘿蔔同服的流傳甚廣，在許多書籍中也有記載，其根據是蘿蔔能消氣，人參有補氣作用，兩者相互作用必定會抵銷各自的功效。現代科學研究認為蘿蔔含有豐富的澱粉酶，所以有幫助消化，消除胃腸脹氣的作用；人參大補元氣，主要是能提高人體生理活動，但是有的人吃人參後會因消化吸收不良而出現腹部悶脹，此時如果吃些蘿蔔就能防止人參的副作用，促進人參的補氣成分的吸收，所以不該認為兩者是不能一起吃的。

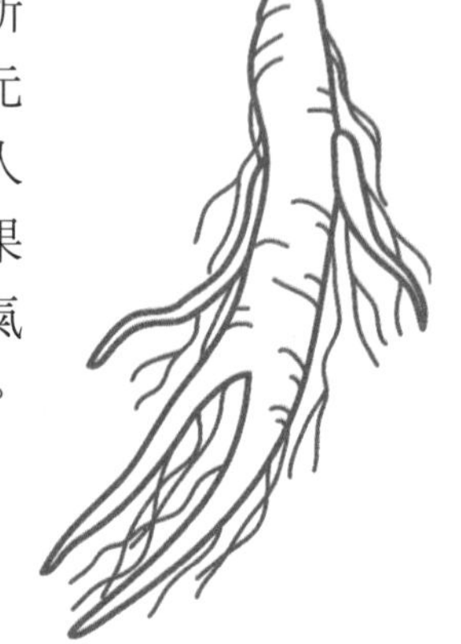

27. 蜂王漿和蜂蜜可以混吃嗎

一般來說，蜂王漿含水分 64 ～ 69%、粗蛋白 11 ～ 14%、脂類 6%、碳水化合物 13 ～ 15%、礦物質 0.4 ～ 2%、未確定物質 2.8 ～ 3.0%。蜂王漿還含有較多的維生素，特別是 B 群維生素特別豐富，主要維生素有 B_1、維生素 B_2、維生素 B_6、維生素 B_{12}、菸酸、泛酸、葉酸、生物素、維生素 C、維生素 D 等，其中泛酸含量最高。

蜂王漿對機體有清除體內多餘的自由基、促進新陳代謝、預防動脈硬化、擴張冠狀動脈、降低血糖、增強記憶力、促進造血功能、增強組織再生能力、延緩衰老、提高機體免疫功能等作用，所以蜂王漿是許多老年人常吃的保健品。由於蜂王漿有澀酸味，有的人食用後還會因對咽喉的刺激而導致嘔吐，所以可以用 1 份蜂王漿加 5 ～ 10 份蜂蜜，即 1：（5 ～ 10），攪拌均勻後服用。最好在早晨空腹和晚上臨睡前食用，每次折合蜂王漿 3 ～ 4 克。食用方式以含在口中或放在舌下讓它慢慢吸收方式為最佳。由於蜂王漿的比重比蜂蜜小，所以容易上浮，因此每次食用前還需攪拌。

新鮮蜂王漿因營養豐富，遇熱極不穩定，所以常溫下放置極易變質，在常溫下放置 1 天，活性物質就明顯下降，而在低溫下比較穩定，

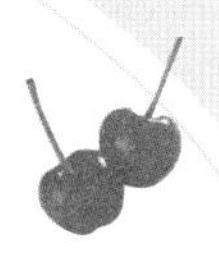

在 -2℃時可保存 1 年，在 -18℃時可保存數年不變，所以必需保存在冰箱冷凍室內。蜂王漿曝露在空氣中會被氧化、水解，光對蜂王漿也有催化作用，使蜂王漿顏色加深。

隨著年齡的增加，人體各種器官的生理功能都會逐漸下降，各種細胞再生能力下降，細胞數目減少，而蜂王漿有促進組織再生的能力，達到延緩衰老之功效，蜂王漿還具有活化人體間腦細胞的能力，可延緩神經細胞老化。蜂王漿中也含超氧化物歧化酶（SOD），它是體內自由基的主要清除劑，可彌補年老時體內 SOD 的下降，而達到抗衰老目的，所以蜂王漿適應於一般中老年人及體衰人服用。成人使用劑量太多容易上火，出現呼吸困難、眼瞼浮腫、眼屎多、痤瘡等症狀，所以在服用蜂王漿時應注意觀察，如果感到不適或出現哮喘、皮膚紅、癢等過敏症狀時應立即停止服用。

28. 價格高的食品不一定是營養高的食品

現在人們的生活水準越來越好，吃「高檔」食品的人也越來越多。有的老年人回想起以前吃不飽，吃不好的苦日子，而現在生活條件好了，最想改善的就是吃。高檔食品價格不菲，那營養價值是否也很高？

食品價格高除了有的是因為加工特別考究、高額運輸費（特別是進口的）或有特別的品牌外，大多是屬於「物以稀為貴」之列。產量越少的價格越貴是市場規律，而有的食品稀少，很多是由於因環境污染、濫捕濫殺或因保護珍稀動植物的需要的結果，例如野生的大黃魚、鰣魚、刀魚、銀魚等。

價格昂貴的魚翅取自鯊魚等軟骨魚類鰭中的軟骨。該軟骨是一種略帶彈性的堅韌組織，由軟骨細胞、纖維和基質所構成，它的主要成分是軟骨黏蛋白、膠原和軟骨硬蛋白等膠原蛋白。從營養學的角度講，膠原蛋白就是一種普通蛋白質，雖然乾品魚翅含蛋白質高達83.5%，若以蛋白質一項進行評價，魚翅確實要比瘦肉（21.7%）、雞蛋（12.7%）及黃豆（35%）高出許多。

但由於其缺少必需胺基酸——色胺酸，所以屬於「不完全蛋白質」，人體對這種不完全蛋白質的吸收率很低，如果吃魚翅的同時不補充色胺酸，營養意義就不大了，還不如喝牛奶、吃黃豆。有的營養學家認為其營養價值跟魚凍或肉凍差不多。更由於魚翅自身無鮮味，倘無鮮料，就味同嚼蠟，所以在烹調時必須加配料，一般同時用上好火腿或雞湯、禽畜肉、蝦、蟹等一起加工煨爛，因它們都含有較多色胺酸，與魚翅配合既賦予鮮美之味，又彌補缺少色胺酸的缺憾。

又如刀魚，現在每公斤的價格高達數千元。據報導，因為環境遭到破壞後，洄游魚種瀕臨滅絕，刀魚幾乎已「絕跡」。其實刀魚雖然味道鮮美，但是其營養價值並不比價格便宜的青鯰魚高。

因此，不要以為食品的價格越高營養越好，要吃多種食物，牛奶、雞蛋及普通魚類是最廉價、良好的蛋白質來源。控制脂肪和鹽的攝取，常吃蔬菜和水果有利於健康。特別是深顏色的蔬菜因含有更多的黃酮類成分，比淺色蔬菜具有更強的抗氧化能力。老年人還是吃粗茶淡飯更有營養，更有利於健康。

29. 為何說「沒不好的食品，只有不合理的膳食」

食品種類繁多，不同食物有許多不同成分，每種食物含有的營養素都不可能是全面的，人體只有透過吃多種食物才能獲得需要的各種營養素。組成人體的成分非常複雜，它們都需要從食物中獲得，並透過代謝轉變成自身細胞組織，食物中的有些營養素在體內是可以互相轉化的，再被人體利用。 但是有40種營養素須從食物中獲得，否則就會出現營

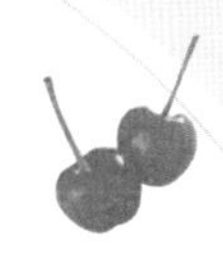

養缺乏症，它們是：

❶蛋白質中的必需胺基酸共9種：亮胺酸、異亮胺酸、賴胺酸、甲硫胺酸（蛋胺酸）、苯丙胺酸、蘇胺酸、色胺酸、纈胺酸、組胺酸。

❷脂肪中的必需脂肪酸共2種：亞油酸、α-亞麻酸。

❸常量元素共7種：鈣、磷、鉀、鈉、鎂、硫、氯。

❹微量元素共8種：鐵、碘、鋅、硒、銅、鉻、鈷、鉬。

❺維生素共14種：維生素A、維生素D、維生素E、維生素K、維生素B_1、維生素B_2、維生素B_6、維生素B_{12}、維生素C、菸酸（尼克酸）、泛酸、葉酸、生物素、膽鹼。

人體對上述40種營養素必須從不同食品中獲得，這些營養素會在人體新陳代謝時被消耗，所以需經常補充，如果長期不能得到補充就會出現營養缺乏症。

常吃多種食物不但有利於提高食欲，不會產生厭食，還可以獲得不同的營養素，避免出現某種或某幾種營養素缺乏。營養學家普遍認為食物本身不分好壞，只要是符合食品安全衛生要求的食物，都認為是好的，關鍵是搭配合理與否及攝取量。即使是現代人公認的容易導致動脈硬化、冠心病、卒中（腦中風）的動物脂肪也是如此。

例如肥肉在我國自然災害的年代及一些能量攝取不足的人來說是一種非常好的營養食品，可為他們彌補因能量攝取不足而產生的一系列症狀，提高他們的工作能力及預防疾病的免疫力，所以對這些物件肥肉是很好的食品，而肥肉對於能量過剩的人來說則是應該避免食用的。

又如高蛋白飲食在幾十年前「糠菜代糧食」的中國人和全世界所有貧窮者是一直被嚮往的高級營養食品，但是對現代營養過剩的人及患有腎臟、肝臟疾病的患者來說則是必須控制的。因此，對於整個人群而言，包括脂肪、蛋白質等各種營養素都是重要的，只是應有恰當的攝取量。

各種各樣的食品各有不同營養成分及優勢，用多種食物合理搭配才可以彌補不同食物的缺陷達到平衡膳食的要求，從能量的攝取來分析也能使蛋白質、脂肪及碳水化合物比例合適。所以合理搭配十分重要。

假如用肉、魚、蝦、蛋、豆製品等含高蛋白質的食品搭配每天的膳食就是非常錯誤的（不少老年人為孩子準備的膳食常犯此錯誤），而不吃蛋類的素食者容易出現蛋白質缺乏，正確的搭配是每天吃適量的糧食、肉禽類、牛奶、蔬菜、水果等，且搭配的數量合理就能符合平衡膳食要求的。營養學會建議每天吃穀類及雜豆 250 ～ 400 克，蔬菜 300 ～ 500 克，水果 200 ～ 400 克，畜禽肉類 50 ～ 75 克，魚蝦類 50 ～ 100 克，蛋類 20 ～ 50 克，奶類 300 克，大豆類及堅果 30 ～ 50 克，油 25 ～ 30 克，鹽 6 克，水 1,200CC。

30. 吃糖果前需先瞭解其特性

我們吃的糖果，除了供糖尿病患者（包括一些怕胖的人）吃的是不為人體吸收及利用的低度聚合的糖（寡糖類）或像甜葉糖苷等甜味劑外，其成分都是白糖、紅糖、冰糖、葡萄糖和麥芽糖，其實它們與糧食的主要成分一樣均屬碳水化合物。雖然糖類除了給人好口味及供應能量外，別無其他營養價值，但因各種糖類在體內代謝最後都是以葡萄糖形式為人體提供能量，且葡萄糖是大腦活動的唯一能量來源，所以糖類是人體需要的重要營養素之一。

在很長的一段時間裡，不少人認為，吃糖是引起肥胖、心腦血管疾病、癌腫等的萬惡之源，現在有更多研究認為，說吃糖有那麼多的健康損害是沒有直接證據的。因為吃太多的糖與吃太多的脂肪、蛋白質、酒類和其他碳水化合物一樣都可增加能量的攝取而引起肥胖等不利影響。

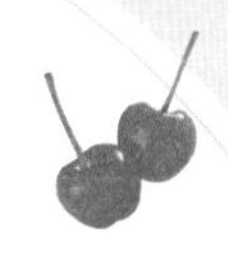

現在的觀點是適量吃糖（以每公斤體重計不超過 1 克，每天最多不超過 50 克）沒壞處，同時，糖的好口味也是人們享受生活的一個重要內容。

在挑選糖果時許多人主要是從外形、包裝、顏色等方面來決定的，其實，不同糖果在營養價值上也是有區別的。

⌘ 水果糖

水果硬糖含糖量最高，一般在 85% 以上，有的高達 98%。水果糖常有各種漂亮的顏色，這是因為加了某種色素，不同水果口味均來自各種香精。對此大家不要恐慌，因為只要是國家允許添加的色素及香精應該都是安全的，可以放心食用。吃水果糖，從本質上說就是吃白糖。

⌘ 酥糖

酥糖大多是用芝麻、花生、核桃、瓜仁等為糖心原料，大約含 5% 的蛋白質、10% 脂肪，也有部分礦物質和維生素，其餘是糖，它是一類有一定營養價值的糖果。

⌘ 堅果糖

這類糖是指花生糖、芝麻糖、核桃糖等，其中花生、芝麻、核桃佔的比例為 30 ～ 50%，所含成分與酥糖相仿，也是一類有較好營養的糖。

⌘ 牛軋糖

好的牛軋糖的原料是白砂糖、麵粉、芝麻，添加桂花、豬油、蜂蜜等，除了含有較高的脂肪和蛋白質、糖類外，還有維生素 A、維生素 E、卵磷脂、鈣、鐵、鎂等營養成分。根據中醫原理，牛軋糖有補血明目、祛風潤腸、生津通乳、益肝、養髮、延緩衰老之功效。

⌘ 牛奶糖

從名字上看它是以牛奶為主的糖，實際上並非如此，大多數奶油硬糖含蛋白質 2%，脂肪約 6%，糖 85%。而奶油軟糖含的脂肪有的可達

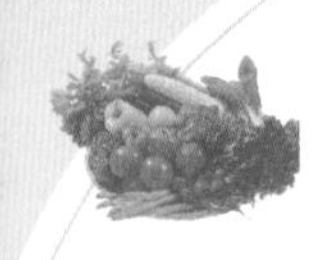

10%，太妃糖高達 25%，糖佔 70% 左右，好的奶糖是一種不錯的營養來源。需注意的是現今的不少奶糖加的不是奶油而是人造奶油——氫化植物油，含有較高的反式脂肪酸，濃濃的奶油味是奶油香精給予的，常吃這種奶糖對人體有不利影響。

⌘ 巧克力

正宗的巧克力是高脂肪、高能量的糖果，其蛋白質約佔 4%，脂肪含量一般在40%以上，糖40%。在各種糖果中它算是含有較多的鈣、鉀、鎂等礦物質和維生素 B_1、維生素 B_2 的。除此之外，巧克力中的可可成分還含具有保健作用的多酚類化合物，能夠延緩衰老、提高免疫力。含有 70% 可可以上的巧克力顏色更黑，味道有點苦澀，但對心血管有保護作用。市場上出售的巧克力一般只含 20 ～ 30% 可可，對心臟沒有保護作用。現在還有一些用氫化植物油、色素、香精、糖做成的「巧克力」，吃起來如同嚼蠟，則沒有什麼好的營養成分和保健作用。

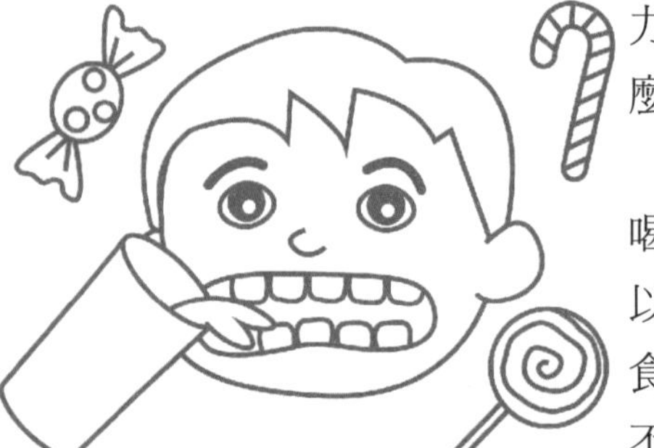

需告知的是：吃了糖以後，要喝點水，清除殘留在口腔中的糖，以防齲齒發生；吃了糖果要減少糧食的攝取量；糖尿病患者以少吃、不吃糖為好。

31. 乳糖不耐症的老年人也可喝牛奶

牛奶是一種蛋白質、脂肪、多種維生素和礦物質等營養素齊全的天然食品。它含有人體必需的 9 種必需胺基酸，其含的鈣更是高居各種食品之首，且很易被人體吸收，所以每人每天都應該喝奶或吃乳製品。

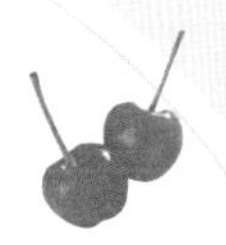

包括老年人在內的許多人，一喝牛奶就會出現肚子咕咕叫、噯氣、腹脹，或有腹痛、腹瀉，所以不敢再喝牛奶，他們屬於因乳糖酶缺乏而致的「乳糖不耐症」者。

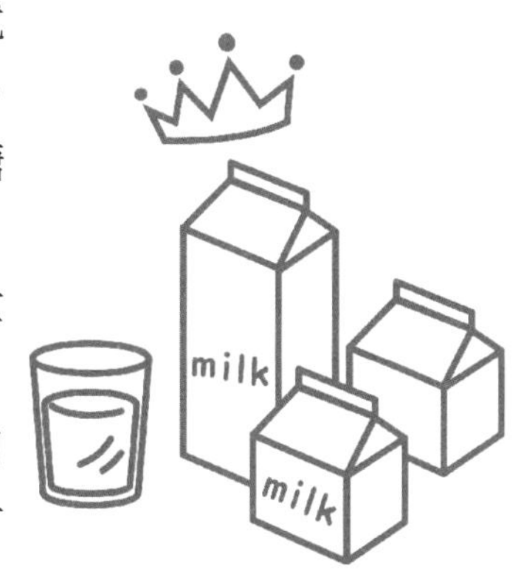

其實，因這種原因而不喝牛奶的人全世界都有，只是中國人佔的比例多一些罷了：在北歐乳糖酶缺乏者僅佔 2 ～ 15%，美洲白人為 6 ～ 22%，我國為 85 ～ 95%。那麼什麼原因使他們成為「乳糖不耐症」的呢？

(1) 牛奶中的乳糖與人體中的乳糖酶

牛奶中含有 4.2 ～ 5.0% 乳糖，乳糖是奶中的主要碳水化合物成分，正常情況下，乳糖進入人體後，可在乳糖酶的作用下分解成葡萄糖和半乳糖的「單糖」，並作為營養物質被人吸收。人體若缺乏乳糖酶，就不能將乳糖分解成「單糖」，從而造成乳糖消化不良，而沒有被分解的乳糖進入結腸後會被結腸內細菌發酵，生成醋酸、丙酸、丁酸等有機酸和甲烷、二氧化碳、氫氣等氣體，使人感到腹痛、腹脹和腹瀉等不適症狀。

人體缺乏乳糖酶的原因主要有三個：一是有的人一生下來就是先天性的乳糖酶缺乏者，但這是極個別的；二是一部分人得了感染性腹瀉後引起小腸上皮細胞損傷，因為人體分泌乳糖酶的部位是在小腸黏膜，小腸上皮細胞受到損傷就會使乳糖酶分泌減少，這時喝牛奶就會出現前述症狀。其中大多數人在腹瀉康復後，其分泌酶的功能會恢復正常，再喝牛奶就無妨，但也有少數人則不能完全恢復；三是「原發性乳糖不耐症」者，這是一批隨年齡的增加，乳糖酶分泌隨之下降的人群，「乳糖不耐症」者大多屬於這一類，所以很多老年人不敢喝牛奶。

有人作過研究認為，自嬰兒出生起及以後的成長過程中，如果不間斷的天天喝奶（母乳中也有乳糖），其中的大多數人以後都能正常、持

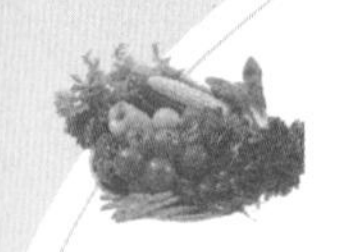

續分泌乳糖酶，但是「斷奶」後，乳糖酶的分泌就會逐漸減少。需告訴你的是：並不是缺乏這種酶的人喝奶後都有症狀，在實驗中發現，有明顯症狀的人只佔20%左右，他們常因喝牛奶後感到不適而不願喝牛奶。

（2）怎樣吃能避免出現乳糖不耐症症狀

牛奶是人類最理想的營養品，因此最好一生都不要「斷奶」，對於乳糖不耐症者可以透過以下三種方法使他既能喝牛奶又不出現症狀：

第一種方法是改喝優酪乳。優酪乳是用乳酸菌發酵牛奶的產品，因在發酵時，乳酸菌已分解了一部分乳糖，所以乳糖不耐症者喝優酪乳後不再會出現不適。優酪乳還保留了牛奶中一切有益成分，又在發酵過程中新合成了B群維生素和維生素K，還對牛奶中的蛋白質、脂肪進行了「預消化」，從而變得更易被人吸收。

第二種方法是在喝牛奶的同時吃些麵包、饅頭或肉、蛋等葷素食品，因延長了牛奶在消化道的停留時間，從而不產生前述症狀。

第三種方法是調整好每次的喝奶量，將每瓶牛奶分成2次或3次喝，就可不出現症狀。

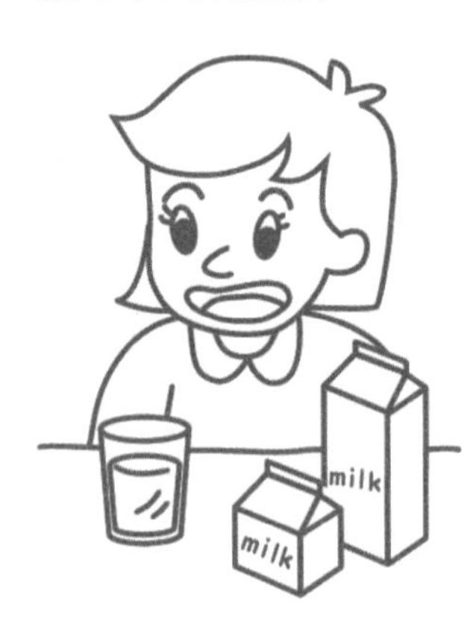

市場上有一種經過酶處理，使牛奶中乳糖降到0.5%以下的，這麼低含量的乳糖不會引起乳糖不耐症，可以放心喝。

為了你的健康長壽，預防缺鈣和難治的骨質疏鬆症，也為了你能獲得最好的天然營養，希望你不要拒絕牛奶。即使是缺乏乳糖酶的乳糖不耐症者，只要調整好每次喝奶量或同時吃些其他食品，或者用優酪乳替代等，就可讓你每天與「奶」相伴。

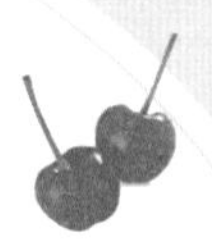

32. 老年人應該多吃鮮魚，少吃鹹魚

魚不但味道鮮美，並是公認的營養價值極高的動物性食品，它比畜、禽類的肉更易消化吸收，且營養素的利用率極高。

雖然不同魚類的營養成分不完全相同，但是魚類基本上都富含優質蛋白質，佔 15 ～ 20%，從魚的蛋白質組成分析，它包含有人體所需的各種必需胺基酸，特別是其中的賴胺酸，它是米、麵等糧食中最缺乏的，所以常吃魚就可避免賴胺酸缺乏症的發生。魚類蛋白質的平均吸收率高達 97%。魚類含的脂肪，除了鱈魚、鰣魚等少數品種特別高外，一般都比較低，然而其含的脂肪 60% 以上是對人體健康極為有益的不飽和脂肪酸，是人體必需脂肪酸的重要來源，魚類脂肪的吸收率一般也在 95% 左右。

尤其是海魚中的脂肪，富含 DHA、EPA 等 ω-3 系列不飽和脂肪酸，有助於大腦及神經發育，防止中老年人動脈硬化和心血管疾病等有重要作用。魚類含的碳水化合物很低，大多在 1.5% 左右，而鯧魚、鰱魚、銀魚等品種不含碳水化合物，是糖尿病患者很好的食品。

海魚的肉和肝也是維生素的 A、D 重要來源。此外，魚類還含有豐富的維生素 B_1、B_2、B_{12} 及碘、鈣、磷、鐵等礦物質。由於魚體的結締組織比畜、禽類少，因此吃起來比較嫩，除了對魚類有過敏的人外，是不同年齡、不同體質人群（包括大多數患者）都適宜的食物。對於吃魚有過敏史的人，應該辨別是什麼魚引起過敏，不要盲目的就此不吃魚。

我們主張經常吃魚，最好天天餐桌上都有新鮮的魚，至少每週吃 3 ～ 4 次魚，其中至少有 1 ～ 2 次是海魚，對於你的健康是重要的，但應少吃鹹魚，因為常吃鹹魚會同時攝取太多的鹽而導致高血壓等疾病高發，同樣也應少吃鹹肉、鹹雞、鹹鴨。從

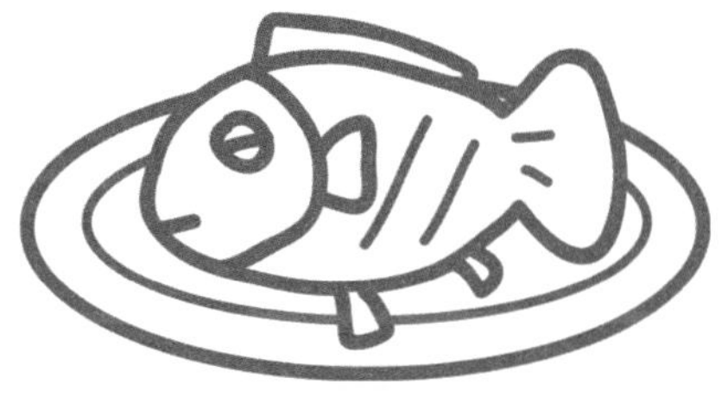

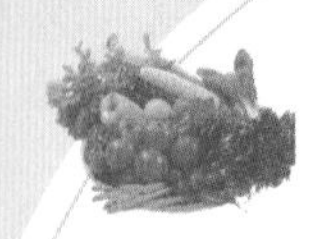

小就常吃鹹魚還與鼻咽癌的高治病率有關。

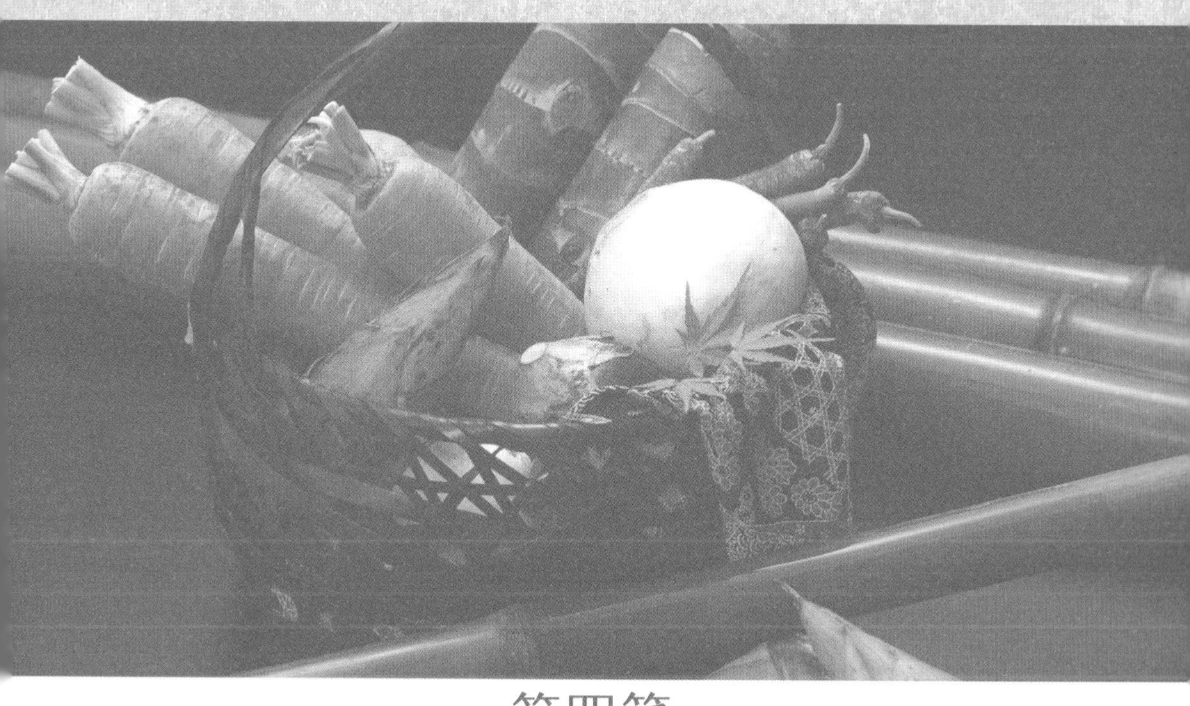

第四篇

老年病患者的食物

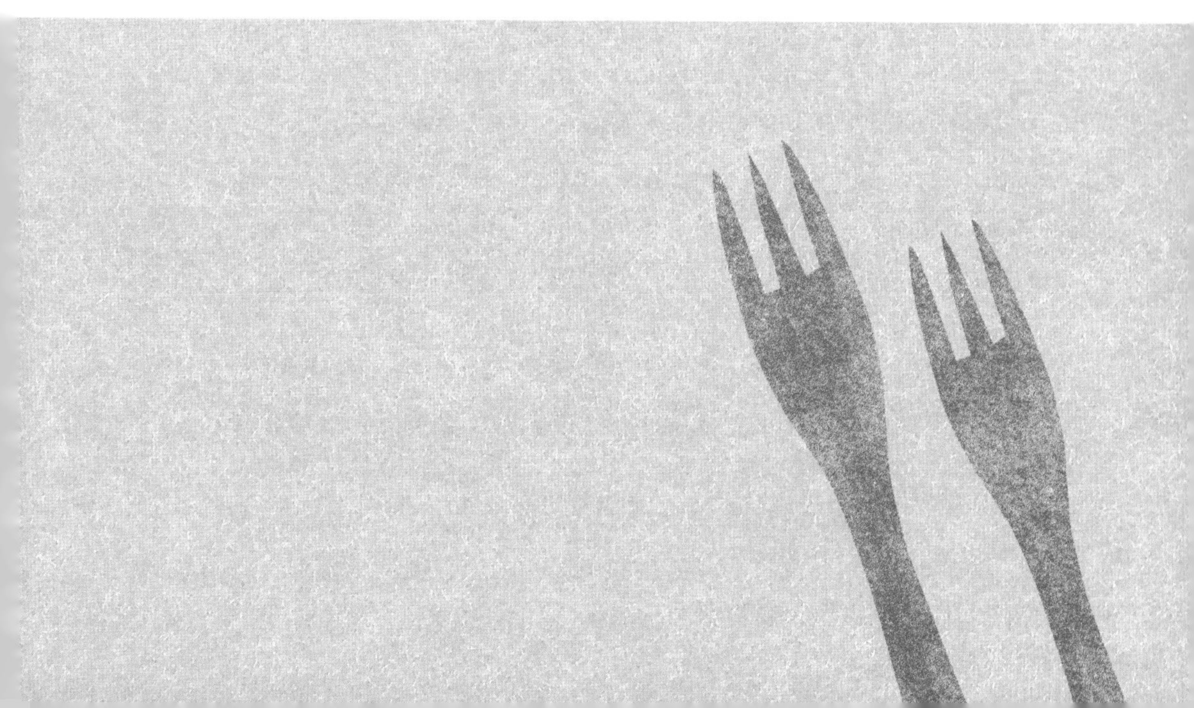

1. 糖尿病患者的飲食原則

到目前為止，糖尿病尚沒有藥物和其他方法能根治。若糖尿病患者不能很好地控制血糖，很容易併發全身各器官的疾病，即控制血糖是最好的預防併發症的方法，其關鍵是在適當用藥的同時控制飲食。

(1) 估算每天需要的能量

首先，按照本書的方法計算一下你的體重指數〔體重指數＝體重（公斤）/ 身高^2（公尺^2）〕，如果屬於「正常範圍，則按照每天每公斤體重 30 千卡能量攝取，如果屬於消瘦則是每公斤體重 35 千卡，而肥胖者是按每公斤體重 20 ～ 25 千卡計算。例如 60 公斤的糖尿病患者，他的體重指數是 20，屬於正常範圍，所以每天攝取的能量應該是 60 公斤 ×30 千卡 / 公斤＝ 1,800 千卡。

(2) 計算三大營養素

❶碳水化合物：每天碳水化合物的能量應該佔總能量的 55 ～ 65%，例如體重指數正常的 60 公斤體重的人，每天應攝取碳水化合物＝ 1,800×（55 ～ 65%）÷4 ＝ 247.5 ～ 292.5 克（因為每一克碳水化合物可以產生 4 千卡能量，所以計算時要除以 4）。

雖然每種碳水化合物產生的能量都是 4 千卡，但每種碳水化合物使血糖升高的速率 「血糖生成指數」是不同的（「血糖生成指數」是指含 50 克碳水化合物的食物與相當量的葡萄糖在 2 小時內體內血糖反應濃度的百分比值，反映食物與葡萄糖相比升高血糖的速度和能力。通常把葡萄糖的「血糖生成指數」定位 100）。高「血糖生成指數」的食物進入胃腸後消化快，吸收完全，分解後產生的葡萄糖會很快吸收進入血液而使血糖迅速升高；而低「血糖生成指數」則相反，該類食物進入胃腸後停留時間長，葡萄糖吸收慢，進入血液慢，有利於血糖平穩，所以

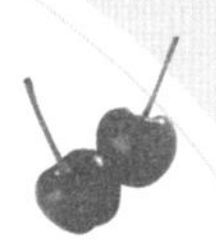

糖尿病患者應該選擇血糖生成指數低的食物，它們是全麥食物、雜糧、豆類，水果中的櫻桃、李子、柚子等；而血糖生成指數高的食物是用蔗糖、葡萄糖、麥芽糖製成的各種糖果、白麵包、白米飯及水果中的甜瓜、鳳梨、香蕉、芒果等。

❷**蛋白質：**按每天每公斤體重攝取 1 克蛋白質的計算，即 60 公斤體重的老年人每天應該吃進 60 克（1.2 兩）蛋白質。如果你是屬於消瘦的患者，那麼蛋白質的比例可以適當增加。

❸**脂肪：**佔總能量的 20 ～ 25%。例如體重指數正常的 60 公斤體重的人，他每天適宜攝取的能量是 1,800 千卡，計算攝取的脂肪佔總能量的 20 ～ 25%，因每克脂肪可產生 9 千卡的能量，所以宜攝取脂肪＝ 1,800×（20 ～ 25%）÷9 = 40 ～ 50 克。

糖尿病患者需另外注意攝取下列營養素：

❶膳食纖維：每天攝取的膳食纖維以 30 克左右為好。

❷微量元素：應注意鉻、鋅、硒等微量元素的攝取。苦瓜中富含鉻，鉻是胰島素的重要組成成分，能促進葡萄糖分解，利於降低血糖，對糖尿病患者治療有輔助作用。

❸維生素：應注意攝取適量具有抗氧化功能的維生素 C、維生素 E 和 β- 胡蘿蔔素等。

（3）飲食安排原則

❶一天至少應該保證三餐，按照全天總能量的 25%、40% 及 35% 分配三餐，如果是注射胰島素的患者或者是容易出現低血糖的患者應該在三餐之間加餐，加餐的能量應該從正餐中扣除，做到加餐不加量，以防止單餐後血糖快速升高。

❷每天用鹽不要超過 6 克。

❸不要用動物油加工食品，以使用玉米油、葵瓜子油、大豆油、橄

欖油、麻油等為好。

（4）特別提醒的事項

① 先喝湯，再吃飯

大多數居民的飲食習慣是先吃飯、吃菜，然後喝湯，這樣的吃飯順序對於正常人是沒有問題的，而糖尿病患者由於受到「定量」的限制，到先吃飯的定量「額度」時往往還感到饑餓，但已經出現餐後高血糖了。糖尿病者如果先喝湯，再吃菜，後吃飯，不但可以減少饑餓感，還可以使血糖緩慢上升。

② 不要吃得太鹹、太油

糖尿病患者應吃清淡食品，不要以為多吃素油無妨，在控制總能量的前提下，以採煮、蒸、燒、涼拌方法為好，最好不要用油炸的烹調法。

③ 喝酒需控制

有的糖尿病患者有喝酒的習慣，那麼須控制酒量，可以喝點紅葡萄酒，每天不超過 100CC，且不要空腹喝，不喝烈性酒。

④ 加餐不能加量

有的糖尿病患者容易出現低血糖，所以醫生會建議患者在三餐之間加一些點心，但是所加的食品應該算在總能量內，否則會使病情得不到控制。應注意不要以為加大用藥量就可以多吃。胰島素可以降低血糖，但是用量不是可以隨意增加的，否則會出現許多副作用。

⑤ 吃水果要有選擇

能夠有效控制血糖的患者可以有選擇的吃一些含糖分少的水果，例如李子、櫻桃、柚子等。

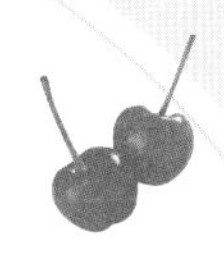

⑥ 不要被無糖食品騙了

真正的無糖食品應該不含蔗糖、葡萄糖、麥芽糖、果糖，實際上好吃的食品要完全無糖是難以做到的。且無糖食品所使用的糧食、包子裡的豆沙，都是供熱食物。不要以為患糖尿病是因為吃糖太多引起。但是，不是說只要減少食物中的糖的攝取量，血糖自然會降下來，因為我們吃的各種食物，其中的蛋白質、脂肪、糖類這三大營養素在體內是可以互相轉換的，攝取糖類不足，人體會透過消耗其他營養物質轉變成葡萄糖，以維持血糖含量（穩定血糖含量是維持人體正常生命活動所必需的，大腦和紅血球等組織細胞僅靠血糖來提供能量，如果血糖顯著下降，會造成大腦組織發生不可逆的損害）。即只要有能量攝取，就存在葡萄糖供給。應該承認，無糖食品比含糖食品提供的能量少，對控制糖尿病患者的血糖有一定的作用。但必須指出，無糖食品僅僅是糖尿病患者普通食品的替代品，是減少食品中糖類的攝取，不具降糖作用。

無糖食品含有的營養素，也能供應能量，在計算每天熱量攝取時應當將無糖食品與主食綜合考慮，吃無糖食品後應該減少相應的蛋白質、脂肪的攝取量。

2. 糖尿病患者的飲食盲點

糖尿病患者的治療效果的好壞與飲食有密切關係，飲食治療是糖尿病患者的基本治療方法，但是在實際操作上有不少患者有許多錯誤的做法，主要表現在：

① 主食控制 副食敞開

有的患者每頓飯吃得很少，但是雞、鴨、魚、肉等副食品則幾乎不受限制。平時如果感到肚子餓了就用瓜子、花生、核桃等堅果充饑，其

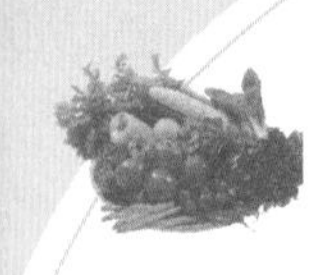

結果是血糖得不到很好控制。

為了維持良好的血糖標準，糖尿病患者不要以為副食、零食中含糖量少而隨意吃，因為它們中的蛋白質和脂肪進入人體後有一部分會透過「糖異生作用」轉變成葡萄糖致使血糖增高。例如 32 粒花生米約相當於一調羹食用油或 25 克（半兩）白米或麵粉產生的能量。

② 不吃細糧，只吃粗糧

由於粗糧富含膳食纖維，具有降糖、降脂、防治便祕等作用，所以有的糖尿病患者不吃細糧只吃粗糧，其實這種吃法是「矯枉過正」。吃粗糧是有一些好處，但是粗糧不是十全十美的主食，吃得太多，粗糧中的膳食纖維會加重胃腸的負擔，影響礦物質、蛋白質的消化吸收，從而造成營養不良，不利於身體健康。最好的辦法是粗糧細糧搭配吃。

③ 多吃稀飯，降低血糖

有的糖尿病患者以為稀飯中糧食少、體積大，既可以充饑，又可以防止血糖升高，這種想法是絕對錯誤的，因為稀飯會很快透過胃而到達腸道，而煮爛的米飯非常容易被腸道消化吸收，致使餐後血糖很快上升。所以糖尿病患者應該改變飲食習慣，包括早餐也不要吃稀飯，而吃乾飯，將有助於血糖緩慢升高，以利血糖控制。

④ 為降血糖，忍饑挨餓

有的糖尿病患者認為，既然血糖升高與飲食有關，所以不吃早餐，有的餓得心裡發慌、額頭及手心出汗，手抖眼花，最後出現低血糖昏迷。

實際上糖尿病患者的飲食原則是「定時定量，少食多餐」，飲食治療不是饑餓療法，如果不吃早餐，很容易引起低血糖，到了中餐時間必然會增加進食量，使血糖明顯增高，血糖濃度高低大起大落不利於血糖的平穩控制。忍饑挨餓不但容易出現低血糖或饑餓性酮症，還會出現低血糖後反饋性高血糖，反而不利於血糖控制，同時又會造成體內脂肪

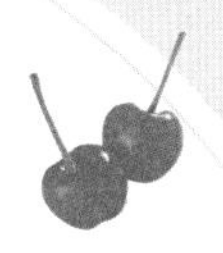

和蛋白質過量分解導致營養不良，身體消瘦，免疫力下降。所以糖尿病患者的三餐一定要定時定量，一般的糖尿病患者每餐主食在 50 ～ 100 克間，多吃低能量、高容積、富含膳食纖維的食品。有的需在三餐外的上午 9 點鐘，下午的 3 ～ 4 點鐘或晚上臨睡前加餐。睡前的加餐宜用牛奶、雞蛋等含蛋白質高的食品，因為其中的蛋白質轉變成糖的速度變得較慢，可以防止夜間低血糖。注意：加餐只是在全天的總能量中分出一部分（1/4 ～ 1/5）作為加餐用。

⑤ 水果含糖，絕對不吃

不少糖尿病患者認為水果含有較多的糖分，所以不敢吃它。其實不同水果含有的糖量是不同的，棗、山楂、甘蔗約含糖 20%，而櫻桃只含糖 10.2%、西瓜 5.8%，草莓 7.1%。它們宜放在兩餐之間吃，並將水果的能量計算在總能量之內，並從主食中扣除這部分能量。例如吃 200 克蘋果或橘子，就要少吃主食 25 克。也因水果中含有豐富的膳食纖維、維生素和礦物質，它們對糖尿病患者都是有益的，所以糖尿病患者在控制好血糖後可以吃些水果，而番茄、黃瓜等蔬菜可以當水果吃。

⑥ 減少小便，限制喝水

糖尿病患者有多吃、多喝、多尿和體重減少的「三多一少」的症狀，有的患者想透過減少喝水來減少小便，達到改善症狀的目的，這種做法只會加重病情。因為糖尿病患者的尿多是由於葡萄糖從尿中排出，出現「滲透性利尿」而致，口渴和多飲是患者對高血糖和體內缺水的一種保護性反應，如果不及時補充水分就會加重患者的高血糖、體內高滲情況、脫水、電解質紊亂、血黏度增高等內環境紊亂，結果可能發生昏迷而危及生命，所以糖尿病患者只要沒有腎臟、心臟疾患，就不應該盲目限制飲水，小便越多越應該補充更多的水。每天喝水不應少於 1,500 ～ 2,000CC。糖尿病患者最好採用少量多次的方法喝溫開水或茶水，不要等到口渴時才想到喝水，特別是老年糖尿病患者，對口渴的感覺比較遲鈍，更需主動補充水分，以改善血液循環，防止腦血栓的發生。

⑦ 吃「無糖食品」控制血糖

商家為了引誘糖尿病患者吃它的食品，大肆宣傳無糖蛋糕、無糖乾、無糖月餅等，不少患者以為既然是無糖食品就大吃一通，結果是血糖明顯增高。其實所謂的無糖食品只不過在食品中不加蔗糖，加了化學甜味劑而已，而糕點、餅乾都是用糧食做成的，吃它和吃飯、吃麵包一樣會升高血糖，只不過減少了蔗糖而已，所以不應該認為它是糖尿病患者的最佳食品。

糖尿病患者可以吃哪些水果

當糖尿病患者的血糖還沒得到有效控制時暫時別吃水果，待達到理想標準後可以吃一些，但是應該選擇含糖量低的水果。

❶不宜吃的水果：每100克水果中含糖量超過20克的柿子、梨、香梨、紅富士蘋果、甜葡萄、黃桃、紅棗、蜜棗、冬棗、桂圓、柿餅、杏乾、甘蔗、各種果脯等。這些水果每100克會產生超過100千卡的能量。

❷慎吃的水果：每100克水果中含糖量介於11～20克間的香蕉、甜瓜、一般蘋果、橘子、蘆柑、荔枝、芒果等。這些水果每100克會產生50～90千卡能量。

❸推薦適量吃的水果：每100克水果中含糖量少於10克的柚子、檸檬、李子、杏子、櫻桃、鳳梨、枇杷、西瓜等，這些水果每100克會產生20～40千卡能量。但是每天吃的量不要超過200克。

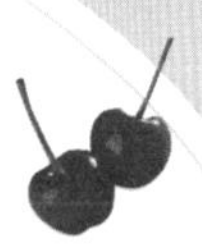

常見食物的血糖生成指數（GI）

名稱	指數	名稱	指數	名稱	指數	名稱	指數
葡萄糖	100	麥芽糖	105	蔗糖	65	綿白糖	84
果糖	23	乳糖	46	白麵包	88	米飯	83
糯米飯	87	麵條	82	玉米片	79	米餅	82
漢堡包	61	披薩餅	60	饅頭	88	油條	75
小米粥	71	熟番薯	77	生番薯	54	馬鈴薯	66
大麥粉	66	蕎麥麵粉	59	蘇打餅乾	72	藕粉	33
綠豆	27	大豆	18	花生	14	南瓜	75
胡蘿蔔	71	扁豆	38	四季豆	27	山藥	51
西瓜	72	菠蘿	66	芒果	55	熟香蕉	52
生香蕉	30	奇異果	52	柑橘	43	葡萄	43
蜂蜜	73	巧克力	49	梨	36	蘋果	36
鮮桃	28	柚子	25	牛奶	28	優酪乳	48
老年奶粉	41	可樂	40	橘子汁	57	水蜜桃汁	33
蘋果汁	41	冰淇淋	61				

3. 糖尿病患者應該多吃含鉻食物

糖尿病患者要控制血糖必須使用胰島素或相關的西藥、中藥，而最終還是要依靠胰島素來降低血糖。所以胰島素是唯一可以降低血糖、控制病情的生物成分。而三價鉻是葡萄糖耐量因子的成分（葡萄糖耐量因子是胰島素的輔助因子，可增加胰島素的效能，促進機體利用葡萄糖），如果缺少鉻就會使葡萄糖耐量因子生成減少。

糖尿病患者不論是否使用外源性胰島素，其體內三價鉻的消耗量都高於正常人，缺少鉻會影響糖耐量和胰島素的活性，所以糖尿病患者補充適量的鉻，特別是對缺鉻的糖尿病患者更可提高胰島素的敏感性，保護胰島功能，有利於病情的控制和穩定。

但是，糖尿病患者因為要控制飲食，往往造成鉻的攝取不足；疾病也使患者對鉻的利用率降低；又由於要發揮每個胰島素分子作用需消耗 2 個原子的鉻，而鉻一旦被動用，不像鈣那樣可以重複利用，其中有 90% 會從小便中排出，只有 10% 可以再利用，因此糖尿病患者應增加鉻的攝取量，每天需鉻量應是正常人的 2 ～ 4 倍，所以對於大多數糖尿病患者除了應從膳食中攝取外，還應專門補充鉻。

含鉻高的食品是蘑菇、酵母、動物肝臟、牛肉、蛋類等。其中蘑菇宜常吃，因為蘑菇不但富含三價鉻，而且含碳水化合物很少，不易導致血糖升高；蘑菇含有的蛋白質中的胺基酸成分與奶、蛋、肉相近，而脂肪含量極少；含有的維生素和多種礦物質參與糖代謝，有降低血糖的作用，並能調節血脂、降低血黏度，降低動脈硬化的進程。

4. 高血壓患者的飲食

研究調查，國內 15 歲以上民眾高血壓盛行率為 21.4%，也就是說，五個人就有一人是高血壓患者。而屬於高血壓前期的高危險群，即血壓亮起黃燈警訊的民眾，則為 24.8%，即每四人就有一人。

高血壓是一種以動脈血壓持續性過高為主要特徵的全身性的慢性病。原發性高血壓常會併發心、腦、腎等重要臟器損害，腦卒中（腦中風）、心肌梗塞和尿毒症是高血壓的三大併發症，也是高血壓的主要死亡原因，其死亡率居人類死亡的首位。

控制高血壓病情，除了需固定每天服藥外，正確的飲食方法也有非常重要的作用。高血壓患者的膳食原則是：

❶控制能量攝取：超重和肥胖比體重正常的人更易發生高血壓，它們是導致高血壓的一個重要危險因素，因此為了使體重維持在理想的範圍之內，應控制總能量的攝取。肥胖者應該減肥，在節食的同時需進

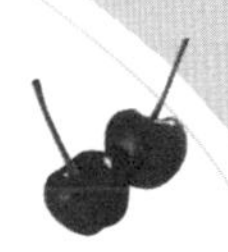

行一些體能運動，但體重減輕速率需適度，每週以 1 ～ 1.5 公斤為宜。每餐不要吃得太多，因為飽餐可使高血壓患者的血管調節功能降低，導致血壓顯著波動。你可能不知道，在攝取同等熱量的情況下，含脂肪越高的食物越不容易感到飽，而含蛋白質高的食物則容易感到飽；含膳食纖維多、粒子粗及咀嚼時間長的食物也容易產生飽腹感，所以吃硬度較高的麵包比鬆軟的白麵包容易感到飽；吃豆類比麵包、米飯容易感到飽。

❷多吃粗糧、蔬菜、水果：它們含有的膳食纖維、維生素 C、B 群維生素、礦物質和微量元素有利於控制血壓。含鉀多的豌豆苗、絲瓜、芹菜、茄子、龍鬚菜等，含鈣高的葵瓜子、核桃、蒜苗、花生、韭菜等都有一定的降壓和降血脂作用。番茄、大棗、芹菜、橘子等富含維生素 C 的蔬菜、水果有利於膽固醇氧化為膽酸而被排出體外，對改善血液循環和心臟功能都有好處。

❸控制食鹽攝取：每天每人食鹽攝取量宜低於 6 克，應少吃鹹菜、醬菜、鹹魚、鹹肉，少用醬油及味精等鈉含量高的食物。如果吃了含高鹽食物後應在燒菜時減少加鹽量，總之，食鹽總攝取量不該超過 6 克。

❹限制脂肪和膽固醇：高脂肪及高膽固醇容易引起或加劇動脈硬化，每天攝取的脂肪以 40 ～ 50 克為好。宜少吃富含飽和脂肪酸的肥肉、豬油、牛油等動物脂肪；宜吃含不飽和脂肪酸高的茶子油、麻油、玉米油、花生油、豆油等植物油，它們有降低低密度膽固醇（壞膽固醇）作用，但每天食用油的用量不要超過 25 克；不吃含膽固醇很高的魚子、動物內臟、烏賊等，每天膽固醇攝取量應小於 300 毫克。

❺適量蛋白質：以每天每公斤體重攝取 1 克蛋白質為宜，其中植物蛋白質宜佔 50%。動物蛋白以牛奶、魚類、雞肉為好，其中的酪蛋白及魚類蛋白可降低高血壓和中風發病率，優酪乳及大豆蛋白雖然沒有降血壓作用，但是有預防中風的作用。

❻適量飲茶：茶葉中的茶鹼和黃嘌呤有降壓及利尿作用，尤以綠茶更好。

❼戒菸禁酒：香菸中的尼古丁會使血管收縮，血壓升高，心跳增加，高度酒會加重動脈硬化，增加高血壓併發症的發生機率。

5. 高血脂、脂肪肝患者吃哪些食品最好

不少退休的老年人因吃得好，睡得好，活動少，又沒有心事，心寬體胖，體內脂肪堆積越來越多，以致體質越來越差。對於各種原因引起的高血脂、脂肪肝，除了用藥物降脂治療外，改善飲食和生活方式是最重要的防治舉措。

(1) 高血脂、脂肪肝患者的飲食原則

❶控制總能量攝取：限制總能量攝取，按照自己的體重計算，每天每公斤體重攝取的能量為 20 ～ 25 千卡，其中碳水化合物應佔總能量的 50 ～ 60%；脂肪佔總能量的 20 ～ 30%；蛋白質佔總能量的 20% 左右；讓體重降到標準範圍內；膳食組成中應該是以穀物為主，而且注意粗細搭配，主食中應該增加適當的燕麥、玉米或薯類，少吃或不吃甜食。

❷控制脂肪攝取：每天每人攝取的脂肪 25 ～ 30 克，少吃富含飽和脂肪酸的動物脂肪。

❸控制膽固醇攝取：每天每人攝取的膽固醇不要超過 250 毫克，不吃含膽固醇高的魚子、動物內臟、葷油。

❹多吃蔬菜和水果：每天吃 500 克左右新鮮蔬菜和 200 ～ 300 克水果，以保證有足量的維生素、礦物質和膳食纖維。

❺常吃乳製品和豆製品：從中獲得優質蛋白質、鈣和維生素。高血脂及脂肪肝者喝的牛奶應該是脫脂或低脂的。大豆與豆製品含有豐富的鈣、蛋白質、不飽和脂肪酸、維生素 B_1、維生素 B_2、尼克酸等營養素，豆製品還有降低膽固醇的作用。

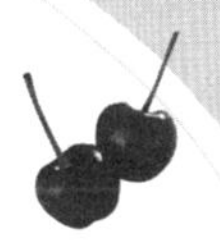

❻常吃魚類、蛋、瘦肉、禽類：每週吃 2 ～ 3 次以上深海魚類，每次 250 克，以增加 ω-3 多不飽和脂肪酸 DHA（二十二碳六烯酸）和 EPA（二十碳五烯酸）攝取，它們有降低三酸甘油脂和膽固醇，增高高密度脂蛋白膽固醇（即「好膽固醇」）的作用，吃禽類時應去除雞皮、鴨皮。

❼不吃動物內臟及冰淇淋、起酥油等人造奶油。

❽適當多吃富含維生素 E 的食物：富含維生素 E 的食物是堅果、豆類、植物油，蛋類等。

❾吃得清淡些：每天攝取的鹽不超過 6 克，多喝茶或開水。

❿多多運動：消耗過多的能量，防止超重和肥胖。

總之，高血脂、脂肪肝患者應提倡高維生素、低糖、低脂肪飲食。不吃或少吃動物性脂肪和甜食（包括含糖飲料）。多吃蔬菜和水果等富含膳食纖維的食物，少吃零食，睡前不加餐。飲酒者應戒酒。營養過剩者應嚴格控制飲食，使體重恢復正常。營養不良性脂肪肝患者應適當增加營養，特別是蛋白質和維生素的攝取，以去除脂肪肝發病的根源。

（2）吃下列蔬菜特別有益

⌘ 番茄

中醫學認為，番茄性微寒，味甘酸，有養陰生津、健脾開胃、清熱止渴、涼血平肝、解毒、去脂等功效。所以對脂肪肝者具有良好的防治作用。番茄可以生吃，也可以熟吃，對脂肪肝患者來說兩種方法都有相同的功效。

⌘ 蘑菇

中醫學認為，蘑菇性平，味甘，有悅神、化痰、健胃的功效，蘑菇的品種很多。現在知道，香菇、平菇、口菇、金針菇等都含有有益於人體健康的多糖、植物蛋白、多種胺基酸、維生素、礦物質。其中的多糖有調節免疫功能，減輕肝臟炎症，減少肝臟中的脂肪和抗肝臟纖維化作用。蘑菇中的核糖核酸可刺激人體產生干擾素，對病毒有抑制作用，對慢性肝炎引起的脂肪肝、肝硬化有一定的治療作用。

⌘ 百合

中醫學認為，百合性平，味甘微苦，有安心益智、清心安神、養五臟、潤肺、止咳、利尿等作用。百合含有多種胺基酸，具有去脂的抗氧化成分、維生素 C、B 群維生素和硒，其中的水解甲秋水仙鹼對去脂，防止纖維化、肝硬化、延緩衰老有一定作用。

⌘ 海帶

中醫學認為，海帶味甘鹹，性寒滑，有散結、利尿、軟堅散結作用。它含有海藻酸、甘露醇、多種維生素、胺基酸及其他有益成分，能抑制脂肪過氧化，防止肝臟硬化有一定作用。

6. 冠心病、中風患者的飲食

老年人的心血管功能會發生不同程度的退化，而威脅健康的動脈硬化、冠心病、中風等心血管疾病發生越來越多，並成為引起死亡的主要原因。脂肪代謝紊亂是形成冠心病及中風的病理基礎，而高血壓、糖尿病、抽菸、肥胖及缺少運動會更加重動脈血管的狹窄，使冠心病、中風發生和發展。

❶控制能量攝取：攝取過多能量會引起肥胖，而肥胖者合成膽固醇的能力會大大增加，這也是肥胖者更容易發生冠心病、中風的原因，保持適當體重則有利於降低總膽固醇和三酸甘油脂，所以必須控制體重，常用的體重評價方法是「體重指數」（男女都一樣）：體重指數（BMI）＝體重（公斤）÷ 身高 2（公尺 2）

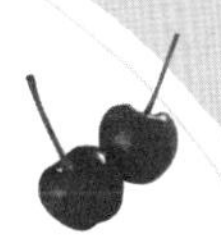

我國的體重指數（BMI）的評價標準是 18.5 ～ 24.0 為正常範圍；24.0 ～ 28.0 為超重，大於 28 為肥胖，而 15.0 ～ 18.5 為體重過低，低於 15.0 為消瘦。

❷控制脂肪攝取：大量的調查證實，攝取脂肪的質和量對血脂含量有很大的關係，如果飲食中攝取的脂肪佔能量 40% 以上的地區，居民動脈粥樣硬化發病率就會顯著增加，大多數日本人攝取的脂肪只佔總能量的 10%，所以動脈粥樣硬化很少見。冠心病、中風患者的脂肪攝取宜佔總能量的 20% 以下，其中不飽和脂肪酸（主要是植物油和魚油）的比例應適當增加，減少飽和脂肪酸的量（主要是除了魚油以外的其他動物油），每天攝取的膽固醇不能超過 250 毫克，最好低於 200 毫克。

❸不要吃含反式脂肪酸多的食物：如冰淇淋蛋糕、植物奶油、起酥油、咖啡伴侶、珍珠奶茶、夾心餅乾等，否則不利於疾病的控制，或會加重病情。

❹控制穀類攝取：穀類的主要成分是碳水化合物，攝取過多也是引起高血脂的原因之一，且是合成低密度脂蛋白膽固醇（壞膽固醇）的原料，所以應該控制碳水化合物的攝取量。穀類佔總能量的 50 ～ 60%，多吃含有較多膳食纖維的雜糧，也可用芋頭、番薯、荸薺、馬鈴薯代替主食，不要吃或少吃含蔗糖和果糖的食物。

❺控制蛋白質攝取的種類：研究證實，攝取太多的肉禽類動物蛋白容易引起高膽固醇血症，攝取動物蛋白質越多，越易形成動脈粥樣硬化，且病變越嚴重，而植物蛋白，尤其是大豆蛋白有降低血液膽固醇，預防動脈粥樣硬化的作用。每天攝取的蛋白質以每公斤體重 1 克為宜，約佔總能量的 15% 為好；每週吃 2 ～ 3 次以上魚類（最好每天吃魚），每次 200 ～ 250 克；牛奶含有抑制膽固醇合成因子，攝取牛奶中雖含有膽固醇，但是含量很少，所以不必禁食，每天喝脫脂牛奶 250CC；每週吃 2 ～ 3 個雞蛋，不要用油煎的烹飪方法，以蒸、煮、燉為好；常吃黃豆與豆製品。

❻食用蔬菜和水果：蔬菜和水果中的膳食纖維可以減少食物在小腸中的停留時間，減少膽固醇的吸收，降低血清膽固醇含量；蔬菜和水果中的維生素C可以幫助膽固醇更快地代謝，防止膽固醇在血管壁上沉積，使血管彈性增加，脆性減弱，所以有防治冠心病及中風的作用；每天攝取500克蔬菜、200克水果、30克膳食纖維。

7. 骨質疏鬆者怎麼吃

隨著社會的進步，生活條件的改善，人們的壽命越來越長，社會上老年人的比例越來越高，未來將會進入老年化社會。老年社會的特點之一就是老年病患者隨之增加，其中包括骨質疏鬆症。

(1) 什麼是骨質疏鬆

骨質疏鬆是由於骨中的鈣在整個骨質中的含量減少，骨組織結構受損，骨質變薄，骨的脆性增加、骨折危險度增加的一種全身骨代謝障礙的疾病。主要症狀是疼痛，特別是腰背痛更多見，並向脊柱兩側放射；因脊椎被壓縮，人會變矮，駝背，骨頭只要受很小的力就可能發生骨折。據統計，以在腰椎、股骨頸和前臂至少有一部位符合骨質疏鬆症診斷之盛行率，男性為22.57%、女性為41.17%。

(2) 為什麼會發生骨質疏鬆

這得先從人體中鈣的代謝說起。每個成人的體內共有鈣1,000～1,200克，約佔總體重的1/50，其中99%存在於骨骼和牙齒中，其餘1%分佈於肌肉、神經和體液中。鈣是構成人體骨骼和牙齒的主要成分，牙齒中的鈣基本是穩定的，而骨中的鈣與骨外的鈣是在不斷變化著的，即骨中的鈣不斷地釋放到骨外，而骨外的鈣又不斷地沉積於骨中，由於在

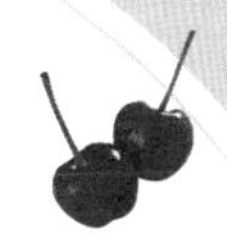

不斷地交換，才使骨中的鈣不斷更新。其更新的速率是隨年齡的增長而變慢——年輕時更新快，年老時慢。

在兒童及青少年時期，從骨外沉積於骨內的鈣是逐漸增加的，即鈣在骨頭上沉積的量比排出的多，所以骨頭會變長、變粗。到了青年和中年，人體對鈣的吸收量和排出量之間基本是呈動態平衡的，而到了老年，鈣的排出多於吸收，即骨中鈣會不斷減少。

以上的生理特點告訴我們：老年人對鈣的吸收能力會降低，而排出會增加，如果再不注意鈣的攝取，那麼就容易出現缺鈣和骨質疏鬆症，所以老年人每天應比年輕人攝取更多的鈣。

（3）為什麼會缺鈣

人們每天從糞便中會排出 100 ～ 150 毫克鈣，從小便中排出 160 ～ 500 毫克鈣，出汗排出 100 毫克左右，也就是每天約損失 800 毫克的鈣。所以，每天必須從食品中獲得相應量的鈣，如果攝取的鈣少於消耗及排出的鈣，那麼人就會缺鈣。從營養調查結果都證實，人群鈣的攝取量普遍偏低，再加上不當的生活習慣，鈣缺乏成為目前最常見的營養性疾病。具體原因是：

❶含鈣豐富的食品吃得太少：根據大量的調查資料證實，許多人不習慣喝牛奶，不吃乳製品。其他富鈣食品吃得也不多，他們每天從各種食物中實際攝取的鈣只有 300 ～ 400 毫克，不到應攝取量 800 ～ 1,000 毫克的一半，這是老年人容易缺鈣的主要原因。

❷高脂肪膳食影響鈣的吸收：現在大家吃得很好，但是許多人不知道正確的膳食方法，每天吃進的食用油達 35 ～ 40 多 CC，超過每天 25CC 的適宜攝取量，不少人超過 30CC 的上限。因脂肪中只含極少的鈣，且高脂肪飲食中的脂肪酸會與消化道中的鈣結合成不能被人體吸收的脂肪酸鈣，使鈣不能吸收，而排出的鈣又比正常多，勢必使人缺鈣更明顯。

❸蔬菜的不正確吃法：現在許多老人都知道多吃蔬菜的好處，但吃的方法不對，蔬菜中含的鈣雖較多，但是像菠菜、莧菜、蕹菜、竹筍中含的草酸也很高，在烹飪過程中，草酸會與鈣結合成為不能被人體吸收的草酸鈣，浪費了食品中寶貴的鈣。但是並不是說，大家不要吃蔬菜，更不是像有的人所說的那樣：不要吃菠菜燒豆腐。

菠菜是蔬菜中的佼佼者，富含維生素A、維生素C、B群維生素和葉酸等，所以應該經常吃，但應做到「興利除害」，關鍵在於正確的加工烹飪方法。菠菜等蔬菜中存在草酸是客觀事實，它總歸要與鈣結合的，豆腐中含有較多的鈣，菠菜燒豆腐的確會生成不能被人體吸收的草酸鈣，但是，即使菠菜不與豆腐一起煮，那麼這些草酸也會與腸道中其他食品中的鈣結合，影響鈣的吸收，如果消化道中沒有足夠的鈣被結合，草酸會被吸收至血液，與血液中的鈣結合成草酸鈣，使血鈣濃度降低，人體為了保持恒定的血鈣量，就要動用骨中的鈣，加劇了骨頭脫鈣。同時，血液中的草酸鈣含量太高會導致膽囊和泌尿道結石。

因此，在吃含草酸高的食品前都要先除去草酸。除去草酸的方法很簡單，只要把這些蔬菜先放在燒開的水中煮1～2分鐘，讓水溶性的草酸溶解於開水中，然後撈起蔬菜，再隨你採用清炒、燒豆腐、燉湯或其他加工方法都可。因為，這時的蔬菜裡只有很少草酸了。由於蔬菜經過短時間焯燒後仍能保留大多數營養素，且能保持綠色蔬菜的天然色，使蔬菜既好看，又安全。

❹吃得太鹹：吃得鹹的人，小便中鈣排出量會明顯增加，使人喪失更多的鈣。

❺出汗太多：出汗也會帶出鈣，出汗越多，排出的鈣也越多。所以容易出汗的人更應注意補鈣，特別是在夏天。

❻缺維生素D：人體除了每天吃進去足夠量的鈣外，還要保證鈣能被吸收、並使鈣在骨中沉積，只有這樣才能有效地防止缺鈣。鈣吸收需有一定量的維生素D，維生素D的來源主要有兩個：一是吃含維生

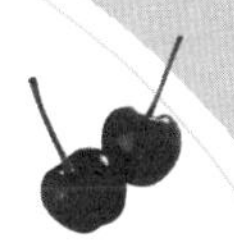

素 D 的食物或維生素 D 製劑；二是晒太陽，讓皮膚在太陽光紫外線的作用下自行合成維生素 D。有的人「深居簡出」，整天不見太陽，所以自身製造的維生素 D 太少，使已經攝取的少量鈣還不能被充分利用。

運動太少　運動能加速鈣在骨頭上的沉積，但不少老年人不願運動，使攝取的鈣不能沉積於骨頭上，這也是長期臥床的人更容易得骨質疏鬆症的原因。

❼年齡和性別：人體內的鈣儲備大約在 35 歲時達到最高峰，35 ～ 40 歲以後骨中的鈣開始逐漸流失，40 歲以後骨中鈣的交換速率會明顯減慢，而呈「出多進少」的不平衡狀態，即沉積於骨中的鈣少，從骨中釋放到骨外的鈣多，致使骨骼中的鈣越來越少。尤其是在婦女停經期後，由於雌激素分泌減少，骨質中的鈣丟失速度加快。到了 60 歲以後的男性，平均每 10 年會減少 4% 的鈣，而女性則常高於男性，有的可高達 10%。所以幾乎所有的老年人都有不同程度的骨質疏鬆。由於體內的鈣不斷減少，如果缺鈣太多，就會出現失眠、多夢、盜汗、易怒、手足麻木、腰痠、腰痛、腿軟、牙齒易鬆動及脫落等缺鈣症狀，甚至發展成骨質疏鬆症。

（4）骨質疏鬆者的飲食

❶常吃富鈣食品：既然知道骨質疏鬆主要是由於缺鈣引起，那麼採用正確的補鈣方法顯得非常重要。富鈣的食品有牛奶、豆與豆製品、蝦皮、海帶、堅果、芝麻醬等。在眾多的含鈣食品中，最好的補鈣天然食品是牛奶及其製品。因為每 100 克的牛奶中含鈣 100 多毫克，全脂奶粉為 676 毫克。乳製品中的鈣吸收率明顯地高於植物中的鈣。牛奶及乳製品中存在的維生素 D 也有促進鈣吸收及在血液中運輸的作用，

此外，維生素 D 還能促進腎臟對鈣的重吸收（減少鈣排出），使體內保留較多的鈣。其實，奶和乳製品除了是最理想的補鈣食品外，其中的蛋白質、脂肪、維生素 A、維生素 E、維生素 B_1、維生素 B_2、核

黃素、尼克酸、菸酸、葉酸、鉀、鋅、磷等都是老年人的最好營養素來源，它們與骨鈣的生成也有密切的關係。有的人喝牛奶後感到有腹脹、噁心、腹瀉等而不願喝牛奶，這是因為他們腸道內缺少乳糖酶不能分解牛奶中的乳糖所致，但他們可以改喝優酪乳，因為在優酪乳發酵過程中已把引起不適的乳糖分解了，所以吃後既可補鈣和多種營養素，又沒有副作用。

有的老年人因胃口較差，食量較少，吃的富鈣食品很少，使人體每天實際攝取的鈣不能達到 800 ～ 1,000 毫克，那麼可以透過吃專門的鈣製劑來獲得鈣。購買鈣製劑時要瞭解其含鈣量，鈣的來源，純度及安全性，溶解度及吸收率。

常見的鈣製劑的含鈣量依次是：碳酸鈣 40%；磷酸氫鈣 23%；檸檬酸鈣 21%；乳酸鈣 13%；葡萄糖酸鈣 9%。從上述資料可見，其中碳酸鈣含鈣量最多，食用也很安全，所以市場上這類產品最多，且這類鈣製劑的價錢也較便宜。

❷多吃豆製品：特別是老年婦女更應常吃豆製品，其優點是其中含有的異黃酮有類雌激素的作用，即異黃酮能增加鈣的重吸收，減少鈣的排出，防止骨骼脫鈣，有利於鈣在骨中沉積，所以老年人應多吃豆製品。許多研究證實，吃大豆異黃酮的同時又補充鈣和維生素 D，更有利於提高鈣的吸收利用率，增加骨密度，減少骨質疏鬆的發生和發展，其作用溫和，基本沒有雌激素的副作用。

對於因雌激素含量太低而引起骨質疏鬆症的更年期婦女，或有明顯骨質疏鬆症狀的人，如果用飲食的方法不能有效改善的話，應在醫生的指導和密切觀察下，在補充鈣劑的同時，使用某些藥物或雌激素，促進鈣的吸收，使骨鈣流失減慢，減輕症狀。

❸多進行戶外活動：即使在冬天每天也只要讓外露的面部、手部晒 20 分鐘太陽，在太陽紫外線的作用下，人體自身合成的維生素 D 就可滿足自己的生理需要，這也是人體增加維生素 D 的最經濟、最安全、

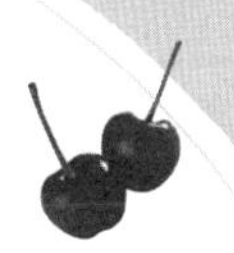

有效的方法。同時，戶外活動還可以提高鈣在骨骼上的沉積率。臥床不起的人也要多晒太陽，盡量活動可以活動的關節，以利鈣在骨中沉積。

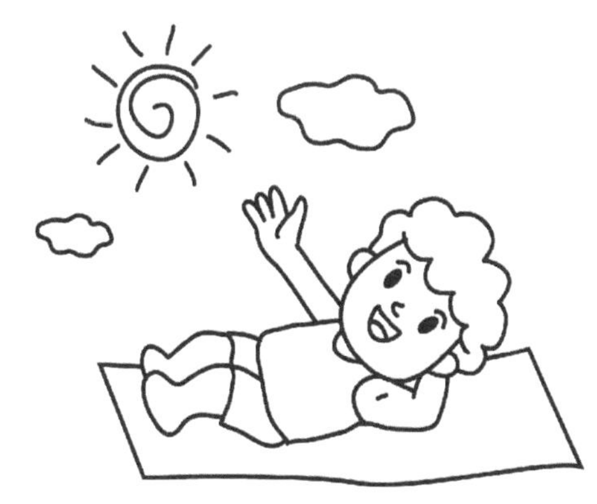

8. 痛風患者怎麼吃

痛風是一種由於嘌呤代謝障礙以及尿酸排出減少致使血液中尿酸升高而引起組織損傷的疾病。有的人只是高尿酸血症，沒有症狀，而不少高尿酸者會進一步發展，出現急性發作的關節炎，有的會導致關節畸形、腎結石、腎實質病變。

有 10 ～ 25% 的痛風患者有痛風病家屬史，更多的是因高嘌呤飲食、常喝酒、肥胖、高血壓、吃利尿藥等引起。患者除了需使用藥物治療外，更重要的是控制飲食，限制高嘌呤類、高熱量、高蛋白食物的攝取，以降低血清尿酸濃度；多飲水，對於減少尿酸鹽在體內的沉積，預防尿酸結石形成，防止或減輕痛風急性發作具有重要作用。

根據食物含嘌呤的多少可將食物分為四類：

第一類為含嘌呤很高的食物：即每 100 克食物含嘌呤 151 ～ 1,000 毫克。如肝、腎、心、腦、胰、腸等動物內臟；黃豆、肉餡、肉湯、肉滷；鳳尾魚、帶魚、沙丁魚、鯉魚、牡蠣、魚卵、酵母粉、黑豆等。

第二類為含嘌呤較高的食物：即每 100 克食物含嘌呤 75 ～ 150 毫克。如鯉魚、鱸魚、鰻魚、鱔魚、蝦、蟹和貝殼類水產品，雞、鴨、鵝、鵪鶉、兔肉、火雞、牛、豬及綿羊肉等。

第三類為嘌呤中等的食物：即每 100 克食物含嘌呤小於 75 毫克。如麥片、麵包、麥麩、花椰菜、豌豆、豌豆、菠菜、蘑菇、青魚、白魚、鯡魚、龍蝦、蟹、火腿、山羊肉、牛肉湯、芝麻、瓜子、栗子、木耳等。

第四類為含嘌呤很低或無的食品：如白米、玉米、蘇打餅乾、饅頭、麵條、牛奶、優酪乳、雞蛋、糖、高麗菜、胡蘿蔔、馬鈴薯、泡菜、番薯、鹹菜、黃瓜、茄子、芹菜、刀豆、南瓜，糖及糖果，飲料中的茶、咖啡、汽水、可可、巧克力等。

痛風患者要禁止食用每 100 克含嘌呤 150 毫克以上的食物，每週最多吃兩次的是每 100 克含嘌呤 75 ～ 150 毫克的食物；平時可食用每 100 克含嘌呤 75 毫克以下的食物。

多吃低嘌呤的蔬菜既能促進尿酸排出，又能供給豐富的維生素和無機鹽，有利於痛風的康復。據一份研究認為，即使是吃含嘌呤較多的蘑菇、花椰菜、豌豆、菠菜、豌豆等蔬菜，由於它們含有較多的膳食纖維、葉酸和維生素 C，對痛風病患者有保護作用，所以可以使發作減少。絕大多數水果的主要成分是水分、糖類（既碳水化合物）、維生素、膳食纖維及礦物質，而嘌呤含量較少，故對痛風患者來說，水果不屬於禁忌之列，而櫻桃是唯一可以降低尿酸的水果。

痛風患者適宜吃的食品主要是：包括白米、麵包、玉米粥、麵條等穀類；高蛋白質的食物如牛奶、各種乳酪類和蛋類。

據美國研究報導，每天喝 2 杯牛奶（每杯 220CC）可以使痛風發病率降低 50%；痛風患者有症狀時只能吃第四類食品，若尿酸能控制的時候可擴大到第三類，也可以吃少量第二類的蔬菜，但不要吃第一類。喝水最好是白開水，也可以喝茶、果汁、汽水、巧克力和可可茶。患者應多飲水，若是心腎功能良好者每天液體攝取總量可達 2,500 ～ 3,000CC，使排尿量每天達 2,000CC 以上，用更多的水稀釋尿液中的尿酸，防止結石的形成。為防止尿液濃縮，患者在睡前或半夜最好也能飲水。

痛風患者應戒酒，因飲酒易使體內乳酸堆積，乳酸對尿酸的排泄有競爭性抑制作用，不利於尿酸的排出，如果在飲酒（特別是啤酒）的同時進食高嘌呤飲食，例如進食蝦類，大多會使關節疼痛腫脹明顯。優酪

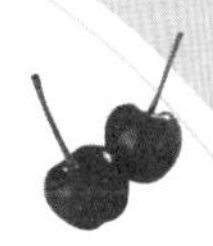

乳雖然含嘌呤不高，但是含有較多的乳酸，故也不宜多吃。茶葉鹼在體內代謝後不形成尿酸鹽，不會生成痛風結石，所以可以喝，但不要喝濃茶。應盡量少食蔗糖及糖果，因為它們分解代謝後的一半產物是果糖，而果糖能增加尿酸生成，蜂蜜含果糖亦較高，也不宜多吃。咖啡中雖含嘌呤很少，但含有強烈興奮劑——咖啡鹼，易導致失眠、心悸、血壓上升等副作用，故痛風患者不宜飲用咖啡類飲料。

正確的烹調方法可以減少食品中的嘌呤量，例如將肉禽類先用水煮，讓嘌呤溶解於湯中，棄湯後取出再行烹調就可以減少嘌呤的攝取，這是痛風患者解饞的好方法，但是也不能吃得太多。

因辣椒、芥末，生薑、咖喱、胡椒等調味品能興奮自主神經，誘使痛風急性發作，所以應盡量避免應用。

痛風患者除了要控制嘌呤的攝取外，還應限制碳水化合物和脂肪的攝取量（每天每公斤體重攝取的能量為 20 ～ 25 千卡），因為只有控制體重，降低體重才能改善尿酸血症，而攝取太多的能量容易引起肥胖，致使尿酸水準難以控制，所以痛風患者需少吃甜食、少喝飲料，不要吃太多特別甜的水果，控制總能量的攝取，讓體重保持在標準範圍內。

痛風患者以食用植物油為宜，因為素油中嘌呤含量比葷油的更少。

只要遵循上述飲食原則，持之以恆，大部分患者可降低血漿中尿酸含量，減少痛風發作。

9. 腎功能不全者怎麼吃

腎臟是人體泌尿系統的重要器官，具有排泄體內代謝產物、毒物、藥物及解毒後產物的功能，並能調節體內水、電解質、酸鹼的平衡。另外，腎臟還能分泌腎素、前列腺素、促紅血球生成素等，具有調節機體多種生理功能的作用。所以腎臟不但是一個排泄器官，還在維持人體內

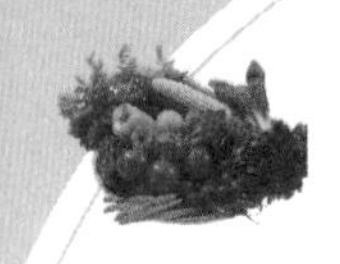

環境的穩定性發揮重要的作用。當急性、慢性腎小球腎炎，腎盂腎炎，腎結核，化學毒物和生物性毒物引起的急性腎小管變性、壞死，腎臟腫瘤和先天性腎臟疾病以及全身性血液循環障礙（休克、心力衰竭、高血壓病），全身代謝障礙（如糖尿病），尿路結石，腫瘤壓迫等多種病因可引起腎功能嚴重障礙，這時人體內環境就會發生紊亂，出現代謝產物在體內蓄積，水、電解質和酸鹼平衡紊亂，並伴有尿量和尿質的改變以及腎臟內分泌功能障礙引起一系列病理生理變化——腎功能不全。

老年人得了腎功能不全後除了需要藥物治療外，正確的日常飲食對控制疾病的發展和轉歸有著非常重要的作用。

腎病患者在安排每天的飲食前，先要瞭解自己的整體情況，然而再計算各類食物的攝取量。

第一步：先計算自己的體重指數。體重指數＝體重（公斤）÷身高^2（公尺^2），正常範圍是18.5～24.0，15～18.5為體重過低，小於15為消瘦；大於24為超重，超過28的為肥胖。

第二步：計算每天應該攝取的能量，標準體重的腎功能不全者，每公斤體重宜攝取30千卡能量；消瘦者每公斤體重攝取35千卡；肥胖者20～25千卡。

第三步：根據醫生對患者的血肌酐指數作出的腎功能不全分期計算蛋白質攝取量。慢性腎功能不全第一至第三期的患者，每天蛋白質攝取量為每公斤體重0.75克；不作透析的第四及第五期患者每天蛋白質攝取量為每公斤體重0.6克；作腹膜透析的患者每天蛋白質攝取量為每公斤體重0.8～1.2克。

第四步：根據上述計算值配置各種食物。由於食物品種繁多，每種食物含的蛋白質及產生的能量是不同的特點，所以只能按照「食物交換份」原則進行折算，凡是能產生90千卡能量的食物稱為一個「食物交換份」，——500克蔬菜、200克水果、25克

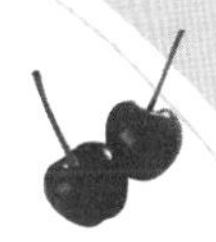

糧食、一顆雞蛋、1 杯牛奶、50 克肉、一片麵包產生的能量均為 90 千卡。

患者所需的「食物交換」份數＝患者每天需要的能量÷90（千卡／份）。瞭解了上述知識後就可以根據自己情況掌握每天應該攝取與總能量相同的份數，並可在主食之間、副食之間、主副食之間、蔬菜之間、水果之間的不同品種實行交換。

常見食物的「食物交換」份數換算計算方法如下：

⌘ 穀類

25 克大米、小米、糯米、麵粉、米粉、蕎麥麵、燕麥片、各種掛麵、龍鬚麵、紅豆、綠豆、四季豆、乾蓮心、高粱、油條、油餅、蘇打餅乾＝ 35 克饅頭、燒餅、窩頭、生麵條＝ 100 克馬鈴薯＝ 200 克帶芯玉米。

⌘ 豆類

25 克大豆、黃豆粉、豆腐皮＝ 30 克油豆腐＝ 50 克豆腐乾、豆腐絲＝ 100 克北豆腐＝ 150 克南豆腐＝ 400 克豆漿。

⌘ 肉蛋類

50 克豬瘦肉、牛肉、羊肉、雞肉、鴨肉、鵝肉、雞蛋、鴨蛋、皮蛋＝ 20 克香腸、熟火腿＝ 35 克午餐肉、醬牛肉、醬鴨、肉腸＝ 80 克帶魚、黃魚、鯉魚、鯽魚、甲魚、對蝦＝ 100 克水發魷魚＝ 350 克水發海參。

⌘ 奶類

160 克牛奶＝ 130 克優酪乳＝ 20 克奶粉＝ 25 克乳酪、脫脂奶粉。

⌘ 油脂類、堅果類

10 克豆油、花生油、菜子油、玉米油、沙拉油、橄欖油、豬油、黃油、牛油、羊油＝ 15 克花生米、核桃、杏仁＝ 25 克帶殼葵瓜子＝ 40 克帶殼西瓜子。

⌘ 蔬菜類

500克青菜、芹菜、韭菜、油菜、番茄、西葫蘆、冬瓜、茄子、黃瓜、絲瓜、莧菜、菠菜、豆芽、鮮蘑菇＝ 400 克青椒、茭白筍、冬筍、白蘿蔔＝ 350 克南瓜＝ 200 克胡蘿蔔＝ 150 克荸薺、鮮蓮藕＝ 100 克芋頭、慈姑＝ 70 克毛豆＝ 50 克百合。

⌘ 水果類

200 克生梨、蘋果、柚子、橘子、柳丁、奇異果、杏子、葡萄、李子＝ 300 克草莓＝ 150 克香蕉、柿子、鮮荔枝＝ 500 克西瓜。

另外，慢性腎功能不全患者每天攝取的鹽不應超過 3 克，同時需控制醬油、醬菜等含鈉高的食物；三期以上的腎病患者，因從尿液中排出的磷減少，容易出現高磷血症，導致繼發性甲狀旁腺功能亢進、腎性骨病、軟組織鈣化等，導致骨骼變脆，容易骨折，皮膚瘙癢。因此應該限制磷的攝取，不吃或少吃海帶、馬鈴薯、芋頭、番薯、扁豆、山藥、瓜子、蝦米、蝦皮、雞肉、雞蛋、乳酪、芝麻醬及含磷高的新鮮水果等。

10. 控制好自己的食欲是預防膽結石的重要舉措

膽結石是膽管樹內（包括膽囊）形成的凝結物，是臨床最常見的消化系統疾病之一。臨床表現主要包括發作性腹痛、急性炎症，如果結石進入膽總管後就會出現黃疸、膽管炎和胰腺炎等。依據結石化學成分不同，結石通常分為膽固醇結石、膽色素結石或兩者的混合物（混合型結石）。下述食品最容易誘發膽結石。

❶**高糖食物**：吃太多的食糖，在體內容易轉變成三酸甘油脂和膽

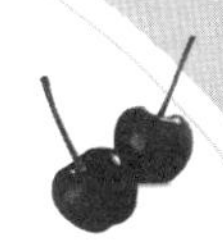

固醇，並促使人發胖，因胖的人膽囊排空的能力差，而淤積的膽汁容易形成結石。

❷高脂肪、高膽固醇食物：動物的肝臟、腎臟、腦等內臟；奶油、雞油、豬油等葷油；普通的各種植物油也應控制，瑪琪琳淇淋、氫化植物油等反式脂肪酸更宜少吃，太多的脂肪會促使膽囊收縮，從而使疼痛發作。

❸乙醇（酒精）：酒精會引起肝臟功能損害，嚴重會併發肝硬化，更會誘發膽結石。

（1）應該適當多吃的東西

日常飲食應注意葷素搭配，粗細糧搭配，攝取蛋白質和脂肪應適量，少吃含膽固醇高的食物，多吃可以抑制膽固醇形成的食物，例如大白菜、香菇、木耳、南瓜子、生薑等。而富含能維持膽道上皮細胞功能的維生素A、E的食物，如帶魚、豬肝、雞肝、雞肫、羊肝、鴨肝、鴨肫、雞蛋、鴨蛋、河蝦、黃鱔、田螺、核桃仁、牛奶、胡蘿蔔、韭菜、芒果、萵筍、沙丁魚、魚肝油等可以適當多吃。

（2）提倡幾個好的飲食習慣

❶適量喝水：少喝水者，由於體內缺水，使血液、膽汁變得黏稠，更容易形成結石，所以每天除了食物中攝取的水以外，還要喝1,500CC水（約6杯）。

❷合理飲食，不能過分節食：經過大量的觀察研究發現，過分節食以及不吃早餐的人，膽汁中的膽固醇飽和度會增加，容易形成結石。

❸講衛生：對膽石症患者的觀察發現，有不少人的膽囊中有寄生蟲或有寄生蟲卵，這些人都是因吃東西不注意衛生，吃之前沒有洗手習慣，吃瓜果前不洗乾淨。蔬菜和魚、肉類等不煮熟易感染寄生蟲，成蟲鑽入膽道系統，蟲卵及帶進的細菌成為膽結石的核心。

（3）膽結石的預防

❶良好的飲食習慣是預防膽石症、膽囊癌發生的最理想的方法。預防膽結石應注意飲食調節，膳食要多樣。此外，生冷、油膩、高蛋白質、刺激性食物及烈酒等易助濕生熱，使膽汁淤積，也應該少食。

❷富含維生素A和維生素C的蔬菜和水果、魚類及海產類食物則有助於清膽利濕、溶解結石，應該多吃。

❸生活要有規律，注意勞逸調合，經常進行體能活動、按時吃早餐也是預防膽結石非常重要的措施。正常人每晚喝一杯牛奶或早餐進食一個雞蛋，可以使膽囊定時收縮、排空，減少膽汁在膽囊中的停留時間。注重食品衛生，防止膽結石「病從口入」。

11. 癌症患者需要忌口嗎？

患了癌症後，患者都會很關心自己的「吃」，家屬及親朋好友也會幫助出主意：有哪些食物有利於提高抗癌能力，有助於康復，又有哪些食品可能會促進癌細胞生長和轉移，哪些是「發物」應忌口等。

很久以來，民間對食物就有「發物」忌口的說法，某些食物若被定為「發物」就會忌口而不吃。「發物」忌口是中醫的重要內容，但是各派中醫對腫瘤「發物」並沒有統一的清單。

不同「發物」的認識也有很大的差異，綜合各地的「發物」名單後發現它幾乎包羅了所有的食品：牛奶、牛肉、豬肉、羊肉、豬肉皮、豬肝、豬蹄、豬肚、雞肉、雞蛋、鴨蛋、海魚、蝦、螃蟹、鯽魚、草魚、鯰魚、海帶、豆腐、豆腐乾、芹菜、花菜、韭菜、薑、蔥、辣椒、胡椒、南瓜、醬油等。如果上述「發物」是真的，那麼，癌症患者可以吃的東西就少得可憐了。由於癌症本來就是「消耗性疾病」，理應獲得更多的營養，結果是為了忌口「發物」而得了營養不良。試想，患者如果沒有

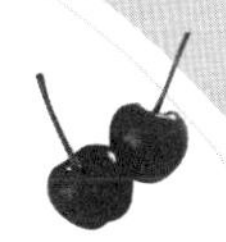

很好的營養作為抗病基礎怎麼可能提高免疫力，抑制腫瘤細胞繁殖，恢復健康。其實，腫瘤患者可以吃的食物與正常人差不多。

癌腫是一種很容易復發的疾病，在經過大量癌腫復發患者的觀察統計後發現，沒有能找出哪種食物與癌症病情惡化有肯定的關聯，因此大多數學者都認為「發物」的說法是沒有科學依據的。但是人們及患者常會根據「傳說」，擔心「發物」可能會導致腫瘤轉移而「寧信其有，不可不信」，從而遠離美味而又有營養的多樣食品，有的患者吃著單調乏味的少數食品，致使胃口越來越差，營養失衡，抵抗力越來越低。也有的患者為了增強免疫力，走向另一個極端，拚命吃蛋白粉、蜂王漿、野山人參、冬蟲夏草等多種「滋補品」，結果為殘存的腫瘤細胞提供了太好、太多的營養，導致增殖過快而出現復發。也有的患者是因營養過剩而出現肥胖，增加了心臟、腎臟、肝臟的負擔，也不利於康復。

中醫對腫瘤及各種疾病都會根據患者具體情況「辨證論治」，在此期間，中醫會因各人處於不同的「辨證論治」階段，提出需要忌口的食物和宜吃的食物，這種忌口嚴格的講屬於某個治療階段的需要，過了某個階段可能就不需要忌口了，所以忌口是有階段性的、個性化的，不是絕對的。

導致癌腫發生的原因很複雜，其中與長期攝取某些致癌成分及不當飲食是有關的，從這個角度分析可以認為，對會引起致癌的食物忌口是應該的，這與傳統的「發物」無關。不吃、少吃燒烤、醃臘、鹽醃、變質、過分漂亮的加工食品及外形特別肥大、形狀怪異的天然食物；不偏食、少喝酒，不抽菸是應該的。而多吃新鮮的、品質好的食物，吃多種食品，對於預防和防止癌腫惡化都是有益的。

癌症患者應該做到營養均衡，攝取的能量蛋白質和維生素必須充足，適量的膳食纖維。水產類、禽類、牛奶、雞蛋、豆製品是患者很好的蛋白質來源，一般患者每天需要喝 1 ～ 2 杯牛奶，1 ～ 2 個雞蛋，150 克水產品或畜禽類，50 克豆製品，4 ～ 5 種蔬菜共 300 ～ 400 克，2 ～

3 種水果共 200 ～ 300 克，200 ～ 300 克穀物，2 ～ 3 升水。

如果患者特別忌諱某種食品，可以選擇其他替代食品，但是應該保證攝取足夠的能量和營養素。

12. 老年性癡呆患者的飲食

一般人所說的老年性癡呆就是醫學上的阿茲海默症，它是指在老年發病、病因不明、主要表現為腦功能進行性退化的疾病。老年人因智慧缺失而出現了記憶極差甚至喪失、定向障礙、計算能力減退、言語障礙、生活能力降低，常會做出令人煩惱的行為，個人衛生狀況差、理解力明顯減退等一系列表現，到了晚期，個人生活也會完全不能自理，連親人也不認識。

老年性癡呆的發病原因現在並不完全了解，一般認為是與自由基產生過多，導致神經組織被氧化，神經細胞老化，神經遞質生物合成酶的活性降低有關。而不當膳食也是發生老年性癡呆的環境因素之一——脂肪攝取過多，優質蛋白質、維生素、微量元素補充不足或比例不當有關。而患了老年性癡呆後由於生活不能自理，所以更容易發生營養不良，致使癡呆症狀發展加劇。

為老年性癡呆患者提供合適的飲食，其目的是為了維持各組織器官的功能，延緩癡呆的發展進程，改善病人的生活品質。膳食原則是應該保證患者的生理過程有足夠的營養支持，並以素食為主。

❶提供優質蛋白質攝取：以提供優質的大豆蛋白為主，每天不少於 60 克，最好是容易消化的豆腐等豆製品，各種食物都應該切細，宜燒煮爛軟，不要採用油　、油煎的加工方式。

❷限制脂肪的攝取：脂肪的攝取量在總的能量供應中減少為 20 ～ 25%，包括烹調油在內，共 50 ～ 60 克。烹調用油以豆油、麻油、玉米油、

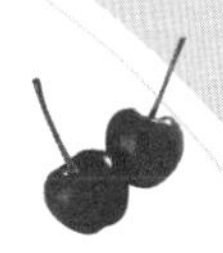

茶子油為好，不要用動物油。膽固醇控制在 300 毫克左右，不要過分限制，因為膽固醇攝取太少會影響患者的免疫功能及組織的修復。

❸**限制碳水化合物的攝取：**碳水化合物應佔總能量的 60% 左右，不要提供只能產生熱量的食糖及酒類。

❹**增加維生素攝取：**因為維生素 E 及維生素 C 有抗氧化、延緩衰老作用，B 群維生素是多種重要酶及輔酶的成分，參與體內重要的生理氧化還原反應過程，促進蛋白質、碳水化合物和脂肪代謝，所以應該多攝取。麥胚及新鮮蔬菜、水果富含這些維生素。

❺**適當的礦物質攝取：**限制鈉鹽的攝取，少用味精；適當增加鈣、鐵和鋅的供給。

進食方式宜少食多餐，增加進食餐次。自己不能進食的患者需多次餵食，或採用流質或半流質飲食方式，必要時只能用鼻胃管餵食。

13. 便祕老年人的飲食

大多數老年人的大便不像年輕時那麼「爽快」，表現為大便乾燥或幾天才排便一次。便祕一般是指糞便在腸道裡停留時間太長而致的大便乾結，且超過 2 天還沒有糞便排出。但是，有的人長期有每隔 2 ～ 3 天才排便一次的習慣，雖然這種習慣是不好的，但這種情況不能算便祕。便祕雖是一種症狀，它可以是人體健康情況的一種反映，同時也可能會誘發成為其他疾病的誘因。

便祕的主要症狀不但是排便困難，如果是慢性便祕者還常有口苦、腹脹、噯氣、食欲下降、發作性下腹痛，或併發肛裂、痔瘡（有的是加重）等，還有一些便祕老年人因排便用力不當而導致高血壓、心血管疾病加重，甚至會出現冠心病發作、腦溢血等更為嚴重的後果。

(1) 造成便祕的主要原因

根據引起便祕的不同原因，基本上可將便祕分為： 弛緩性便祕；藥物性便祕； 痙攣性便祕； 梗阻性便祕四種，老人便祕的直接原因也是如此。

❶弛緩性便祕：是老人便祕的最常見原因。不少老人攝取的食物太少或太精，因缺乏膳食纖維和食物殘渣對結腸運動的刺激，從而使人不能產生便意，讓大便在腸道內停留的時間延長，其中的水分被腸道黏膜不斷地吸收，使糞便更趨乾燥而出現排便困難。同時，由於老人的各種生理功能都趨下降，並缺少體能活動，使與排便功能相關的腹壁肌肉、腸平滑肌和肛提肌收縮力降低，以致沒有足夠的力量將大便排出。

❷藥物性便祕：是患者使用了某種藥物，如降壓藥、止痛藥、肌肉鬆弛藥、抗帕金森病藥、抗膽鹼藥、利尿藥及含鋁、鉍等的止酸藥等，在藥物的作用下，使糞便的含水量減少，降低了與排便相關因素的功能而使糞便排出困難。

❸痙攣性便祕：常是由於飲用太濃的咖啡、茶和酒類，食用過多辛辣調味品、吸菸以及攝取太多的過分粗糙食物（如糠和野菜）導致腸壁交感神經過分興奮、亢進，腸壁肌肉過分收縮，導致腸腔變得狹窄，大便難以通過而致。

梗阻性便祕大多是由於腫瘤、腸黏連及某種原因使糞便團阻塞了腸道，導致糞便無法運行而致。

(2) 不同原因的便祕應採用不同的防治方法

由於產生便祕的原因多樣，所以應根據引起便祕的不同的原因採取不同的飲食和處理方法。在大多數情況下最好不要常用瀉藥，因為「是藥三分毒」，常用瀉藥還會致使用藥量不斷增加，如仍不能排出大便，會增加藥物的副作用。慢性便祕者更不要食用有劇烈導瀉作用的番瀉葉，否則極易引起頭痛、嘔吐、血壓升高或下降，嚴重的可導致嘔血和

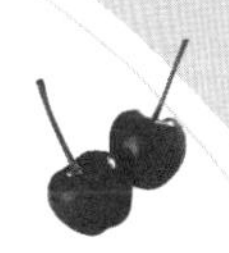

黑便等，對老年人健康可能會產生極為嚴重的危害。

❶弛緩性便祕：造成老年人便祕的原因大多屬於這類。這些老年人應食用多渣食物：要以麥片、糙米為主食，根據市場供應情況和各人的喜好，每天吃一些富含纖維素的番薯、蒟蒻、麥片、粗糧、帶皮水果、青菜、茭白筍、菠菜、芹菜、絲瓜、蓮藕、筍、海帶及菌菇類等。吃些生蘿蔔、生蒜、生蔥、豆類等食物也特別有好處，因為它們屬於「產氣食物」，所產生的氣體對腸道起「鼓脹」作用，有利於增加腸蠕動，從而促進排便。適當吃一些麻油等植物油，不但可起到潤滑作用，同時脂肪代謝產物也有刺激腸蠕動的作用。吃蜂蜜、芝麻有一定的潤腸功能。清晨空腹喝 250 ～ 300CC 白開水，一天保證飲用 4 杯以上的水，讓腸道中糞便保持有一定量的水分，使大便變得柔軟，容易排出。對弛緩性便祕者來說，多吃豌豆、葵瓜子、大豆、綠豆等富含維生素 B_1 的食物，或每天吃維生素 $B_1$10 ～ 20 毫克，可促進腸道神經傳遞，促使腸道蠕動。

❷藥物性便祕：應根據各人的病情和使用的不同藥物在徵得醫生的同意下作出適當調整。需特別提醒的是：在停藥前一定要徵求醫生的意見，千萬不要自作主張亂停治療藥物，以免延誤原有疾病的治療。雖然不同藥物導致便祕的機制不同，而多喝水和進食水果、蔬菜以增加糞便的含水量和體積是有益的。蜂蜜也有潤便作用。如因病情需要而不能停用原來使用的藥物，那麼可以食用本節後面所介紹的有利於潤腸通便的食品，必要時也可加用一些緩瀉藥物。

❸痙攣性便祕：首先需改變導致便祕的相關飲食習慣，不要喝濃茶、濃咖啡、酒及食用含纖維素量太多的食物和香料類調味品。並應多吃牛奶及其製品，多喝水、水果汁、蔬菜汁等無粗纖維的低渣飲食。每天吃蜂蜜有促使糞便在腸道中運動的潤滑作用，使大便容易排出。

❹梗阻性便祕：如果是由於腫瘤、腸黏連等器質性病變引起，那麼應及時治療，不能依賴吃食品或藥物徹底解決這類原因引起的便祕。如果不屬於禁食的患者，也應盡量少吃茭白筍、韭菜、竹筍、豆類、蘿

蔔等含粗纖維素多及容易產氣的食品，以減少食物殘渣量及產氣造成的不良刺激，防止病情加重。

為了能有效地解除便祕，老年人應保持良好的心態和養成每天定時大便的生活習慣，即使沒有便意也要在固定時間如廁 10 分鐘左右，讓中樞神經系統到時產生排大便的條件反射，以利排便；進行適當的體能活動，特別是有利於腹肌收縮力量的活動（如仰臥起坐），以增加排便動力。當然，平時若有便意也不要憋著。

下列幾種食品搭配食用對緩解非梗阻性便祕有一定的作用，供你選用：

❶在慢性便祕者的腸道中，細菌群的組成常是紊亂的，如果每天能喝 1 ～ 2 杯優酪乳或吃乳酸菌製品可以改善便祕症狀。因乳酸菌不但有利於抑制腐敗菌的繁殖、促進有益菌的生長，並有幫助增強食物消化功能和通便作用。

❷將炒熟的核桃仁 100 克、黑芝麻 50 克混合搗細，每天早晚各服 1 調羹，用溫開水送服。

❸韭菜葉和根徹底洗淨，擠壓成汁，稍加溫，每天一杯。

❹炒熟的芝麻、松子仁、核桃仁各 25 克，搗碎後加適量蜂蜜調服，早晚各一次。

❺番薯葉 125 克，加油燒熟，早晚各一次。

❻蓮子 100 克、紅棗 25 枚、山藥 100 克燒爛，可當點心吃，隨意服用。

便祕的原因很多，如果你不清楚自己是由什麼原因引起的，或者是用上述方法仍不能緩解則應求助於醫生。

平時要多喝水，食物別太精細，多吃粗糧、蔬菜水果，不吃辛辣食物；進行適當的運動。最好有固定的排便時間，每天養成早晨起床後或

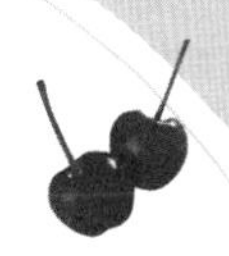

早餐後排便，形成到時條件反射，按時排便；平時一旦有便意應立刻上廁所，不要強忍；老年人應使用座式便器，以防久蹲且用力過大而致虛脫。

14. 營養性貧血患者的飲食

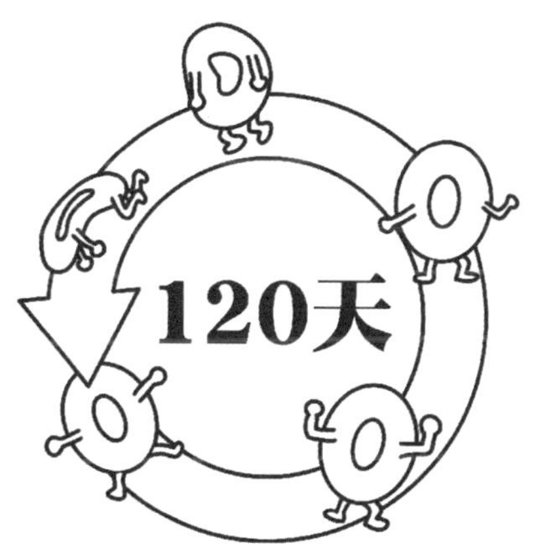

營養性貧血是指因營養因子造成血液中紅血球過少。飲食攝取量較少以及常吃素的老年人容易得營養性貧血。

血液中的紅血球其主要功能是攜帶氧氣和二氧化碳，把氧送到全身各組織，滿足每個細胞對氧的需求，並把經過新陳代謝產生的二氧化碳送到肺部排出體外。當血液中缺少紅血球時，各組織就會因缺氧而造成功能障礙。最早出現的是乏力、心悸、氣短、耳鳴、眼花等症狀，隨後有怕動、食欲不振、消化不良、腹脹、腹瀉等。

正常紅血球的壽命是 120 天，人體每星期約有 10% 的紅血球會衰亡，同時有同樣多的紅血球在新生，保持了血液中比較恒定的紅血球數。當人體缺乏蛋白質、鐵、銅、葉酸、維生素 C、維生素 B_{12} 等營養素時，就會出現營養性貧血。所以老年人平時不要偏食，應注意吃多種食品。一旦得了營養性貧血應根據患者缺少的造血原料，及時補充相關營養素是防治營養性貧血的關鍵措施。特別應該重視以下幾方面。

❶攝取高鐵食物　動物血（雞血、鴨血等）、肉類、魚類、家禽等含有較多的血紅蛋白鐵，其吸收率比較高，可達 40%。菠菜、穀類、豆類等雖然含有一定量的鐵，但是這些植物鐵的吸收率不到 10%，所以

發生缺鐵性貧血後應該攝取富含血紅蛋白鐵的上述動物類食品。

❷攝取高維生素 C 的食物　維生素 C 可以增加血紅蛋白鐵吸收率 2～3倍，所以宜多吃富含維生素C的奇異果、橘子汁、檸檬汁、紅棗等。

❸攝取高葉酸食物：主要包括：新鮮蔬菜如萵苣、番茄、胡蘿蔔、青菜、龍鬚菜、花椰菜、小白菜、扁豆、蘑菇等；新鮮水果如橘子、草莓、櫻桃、香蕉、檸檬、桃子、楊梅、酸棗、山楂、石榴、葡萄、奇異果、梨等；動物食品如動物的肝臟、腎臟、禽肉及蛋類；堅果類食品如核桃、腰果、栗子、杏仁、松子等；黃豆及其製品等。

❹少吃含咖啡因、草酸、鞣酸高的食物：茶葉、柿子、葡萄、石榴、山楂、橄欖含有較高的鞣酸；綠豆、菠菜、咖啡、可可含有較高的草酸；咖啡、可可及茶葉都含有較高的咖啡因，它們會降低食物中鐵的吸收。

15. 帕金森病患者的飲食

帕金森病又稱「震顫麻痺」，是一種常見的神經系統退化性疾病，多見於 60 歲以上的老人。據調查統計，在 40 歲以上的人群中患帕金森病的約佔 0.4%，而在 65 歲以上的老人中則高達 1%。患者的主要表現為動作緩慢，手腳或身體的其他部分發生震顫。這種顫抖的特點是緩慢的、有節律性的和靜止性的震顫，當肢體處於安靜或靜止時震顫明顯，每分鐘 4 ～ 6 次，當患者情緒激動或精神緊張時會加劇，而運動時會減弱或消失，睡眠中則會完全消失。除了震顫外，還有肌肉僵直、身體失去柔軟性，另一特點是在寫字時字會越寫越小。

發生帕金森病的主要病因是位於中腦部位「黑質」中的細胞發生病理性改變後，多巴胺的合成減少（多巴胺是一種神經傳導物質，其功能是負責大腦的情欲、感覺，幫助細胞傳送脈衝訊息），多巴胺不足會使大腦失去對肌肉的控制能力，嚴重時會令患者的手腳不自主地震動等，

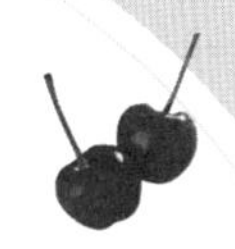

所以帕金森病的治療就是服用多巴胺，讓多巴胺進入腦部，彌補傳導介質的不足，而蛋白質中的一些胺基酸成分會妨礙多巴胺進入腦部，所以必須合理地安排好他們的膳食。據研究還發現，有一半以上的帕金森病患者存在能量和多種營養素攝取不足，因此會出現消瘦及血漿蛋白、維生素 A、維生素 E、維生素 B_2、菸酸、鈣、鐵、磷等營養素缺乏。

帕金森病患者的飲食需注意以下幾點：

❶多吃穀類和蔬菜水果：每天應吃 300 ～ 500 克包括白米、麵粉、雜糧在內的各種穀類食物，300 ～ 400 克蔬菜，100 ～ 200 克水果，可使患者獲得相當的能量和多種維生素、礦物質及膳食纖維，這些食物不會影響多巴胺的藥效，還可防止便祕發生。

❷適量吃蛋白質：蛋白質是人體的重要組成成分，不能不吃，但是蛋白質中的胺基酸又會影響多巴胺藥物的治療作用，因此必須處理好兩者的「矛盾」。每天可以攝取 50 克肉類，最好是精瘦的禽肉、魚肉、畜肉或豆製品。為了使白天吃的藥物能發揮更好的作用，上述肉類宜放在晚餐時食用，以免影響藥效。

❸適量喝牛奶：帕金森病基本上是一種老年性疾病，老人大多有骨質疏鬆，而患者更不例外。由於他們的疾病特點，極容易發生缺鈣和骨折，因此需為他們安排富鈣食物，其中最好的補鈣食物是牛奶。每天喝 200 ～ 250CC 牛奶或優酪乳，優酪乳還可以為患者補充益生菌，有利於腸道內菌群平衡。由於牛奶中的蛋白質會影響多巴胺藥物的作用，因此也宜在睡前喝。

❹少吃或不吃肥肉、動物油及動物內臟：防止這些食物中的飽和脂肪及膽固醇過多攝取而造成的不良影響。

❺多喝水：每天宜喝 6 ～ 8 杯水。由於帕金森病患者容易得礦物質缺乏症，所以他們最好喝礦泉水，以便能從中獲得一些礦物質和微量元素。帕金森病患者也可喝些綠茶和咖啡，因為其中的多酚類化合物對神經系統有保護作用，可以延緩疾病的進展。

怎樣吃最長壽：延緩衰老，先要吃對，後要吃好/蔣家騉編. -- 初版. -- 新北市：華志文化，2015.05

面；　公分. --（健康養生小百科；33）

ISBN 978-986-5636-19-7（平裝）

1.長生法　2.健康飲食

411.18　　104005052

華志文化事業有限公司

系列／健康養生小百科033

書名／怎樣吃最長壽：延緩衰老，先要吃對，後要吃好

編　　者　蔣家騉醫師
執行編輯　林雅婷
美術編輯　簡郁庭
封面設計　黃雲華
文字校對　陳麗鳳
企劃執行　康敏才
總 編 輯　黃志中
社　　長　楊凱翔
出 版 者　華志文化事業有限公司
電子信箱　huachihbook@yahoo.com.tw
地　　址　116台北市文山區興隆路四段九十六巷三弄六號四樓
電　　話　02-22341779
印製排版　辰皓國際出版製作有限公司

總經銷商　旭昇圖書有限公司
地　　址　235新北市中和區中山路二段三五二號二樓
電　　話　02-22451480
傳　　真　02-22451479
郵政劃撥　戶名：旭昇圖書有限公司（帳號：12935041）

出版日期　西元二〇一五年五月初版第一刷
售　　價　二六〇元

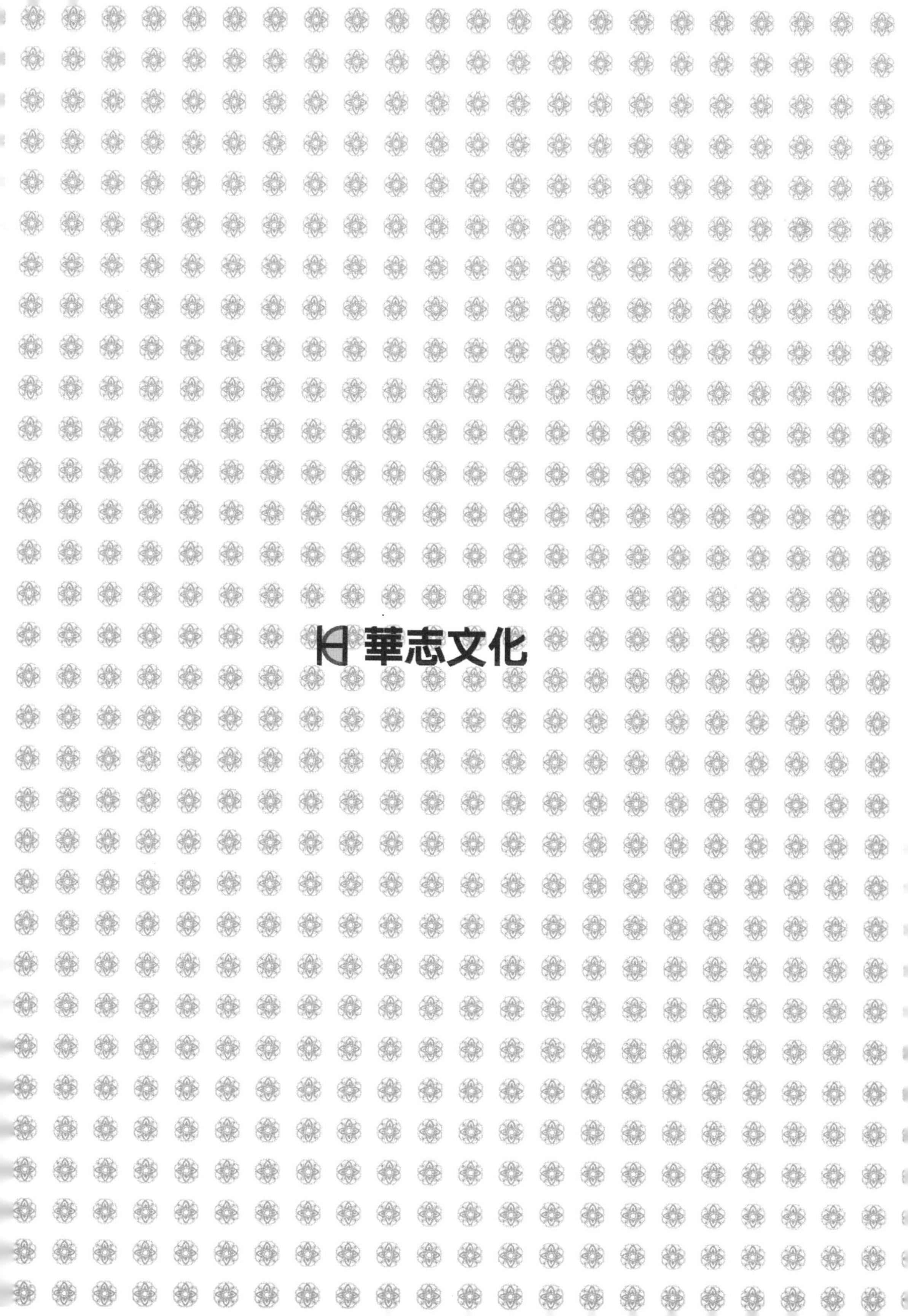
華志文化

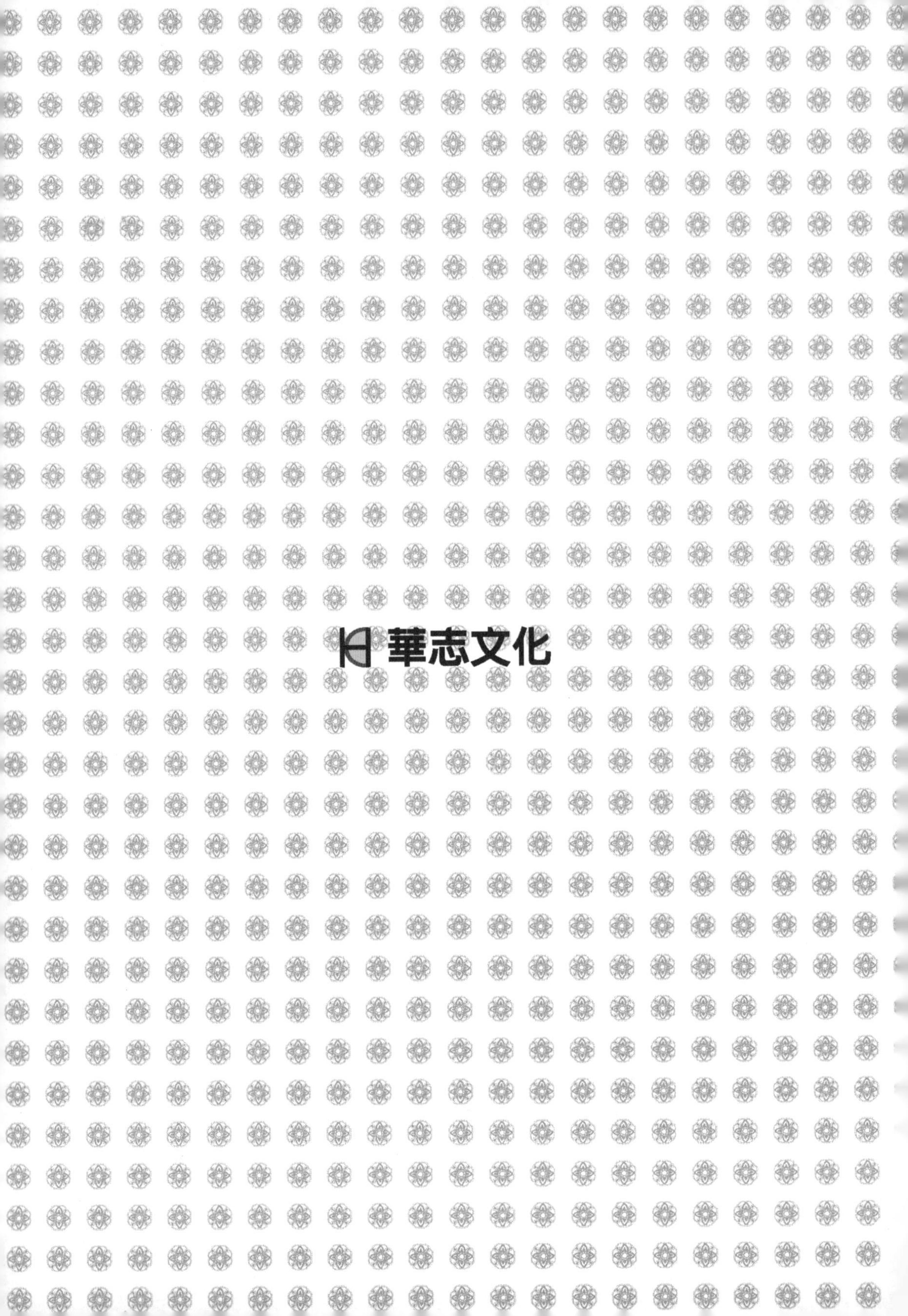
華志文化